W0228747

DAS
ALMASED®
PROGRAMM

BASIC KNOW-HOW MIT
MINI-WORKOUTS UND GENUSSREZEPTEN

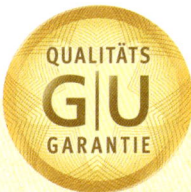

QUALITÄTS
G|U
GARANTIE

DIE GU-QUALITÄTSGARANTIE

Wir möchten Ihnen mit den Informationen und Anregungen in diesem Buch das Leben erleichtern und Sie inspirieren, Neues auszuprobieren. Bei jedem unserer Produkte achten wir auf Aktualität und stellen höchste Ansprüche an Inhalt, Optik und Ausstattung.
Alle Informationen werden von unseren Autoren und unserer Fachredaktion sorgfältig ausgewählt und mehrfach geprüft. Deshalb bieten wir Ihnen eine 100 %ige Qualitätsgarantie.

Darauf können Sie sich verlassen:
Wir legen Wert darauf, dass unsere Gesundheits- und Lebenshilfebücher ganzheitlichen Rat geben. Wir garantieren, dass:
• alle Übungen und Anleitungen in der Praxis geprüft und
• unsere Autoren echte Experten mit langjähriger Erfahrung sind.

Wir möchten für Sie immer besser werden:
Sollten wir mit diesem Buch Ihre Erwartungen nicht erfüllen, lassen Sie es uns bitte wissen! Wir tauschen Ihr Buch jederzeit gegen ein gleichwertiges zum gleichen oder ähnlichen Thema um. Nehmen Sie einfach Kontakt zu unserem Leserservice auf. Die Kontaktdaten unseres Leserservice finden Sie am Ende dieses Buches.

GRÄFE UND UNZER VERLAG. *Der erste Ratgeberverlag – seit 1722.*

KGS

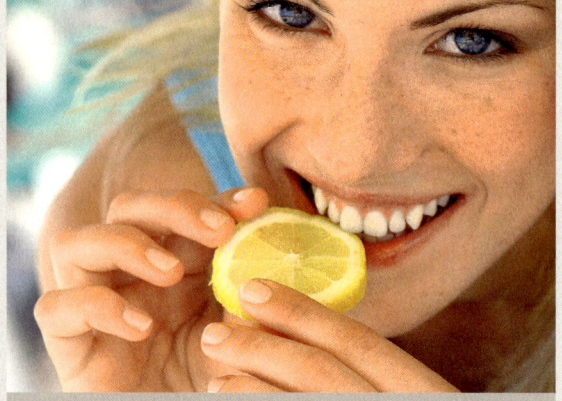
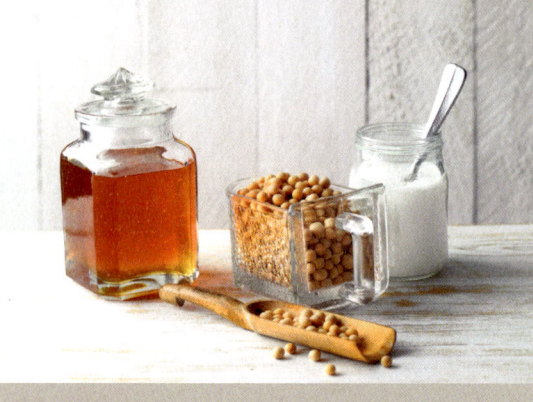

KALORIEN UND KILOS
UNSER STOFFWECHSEL 5

ALMASED®
WIE UND WARUM ES HILFT 33

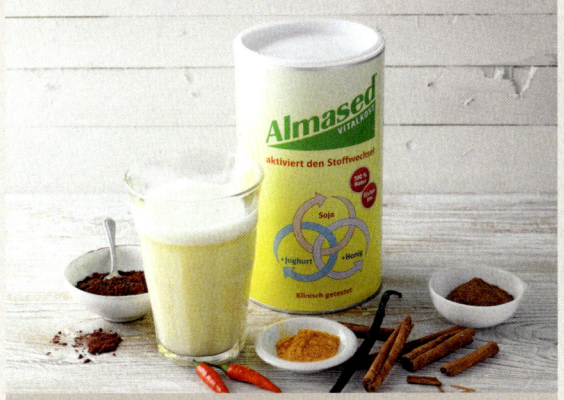
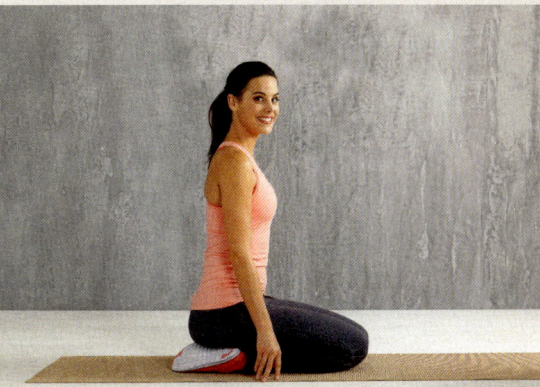

MIT GENUSS
ZUR WUNSCHFIGUR   81

Über 50 leichte Rezepte.
Von Smoothies und anderen Getränken über Rezepte fürs Frühstück zu sättigenden, abwechslungsreichen Hauptgerichten für mittags und abends.

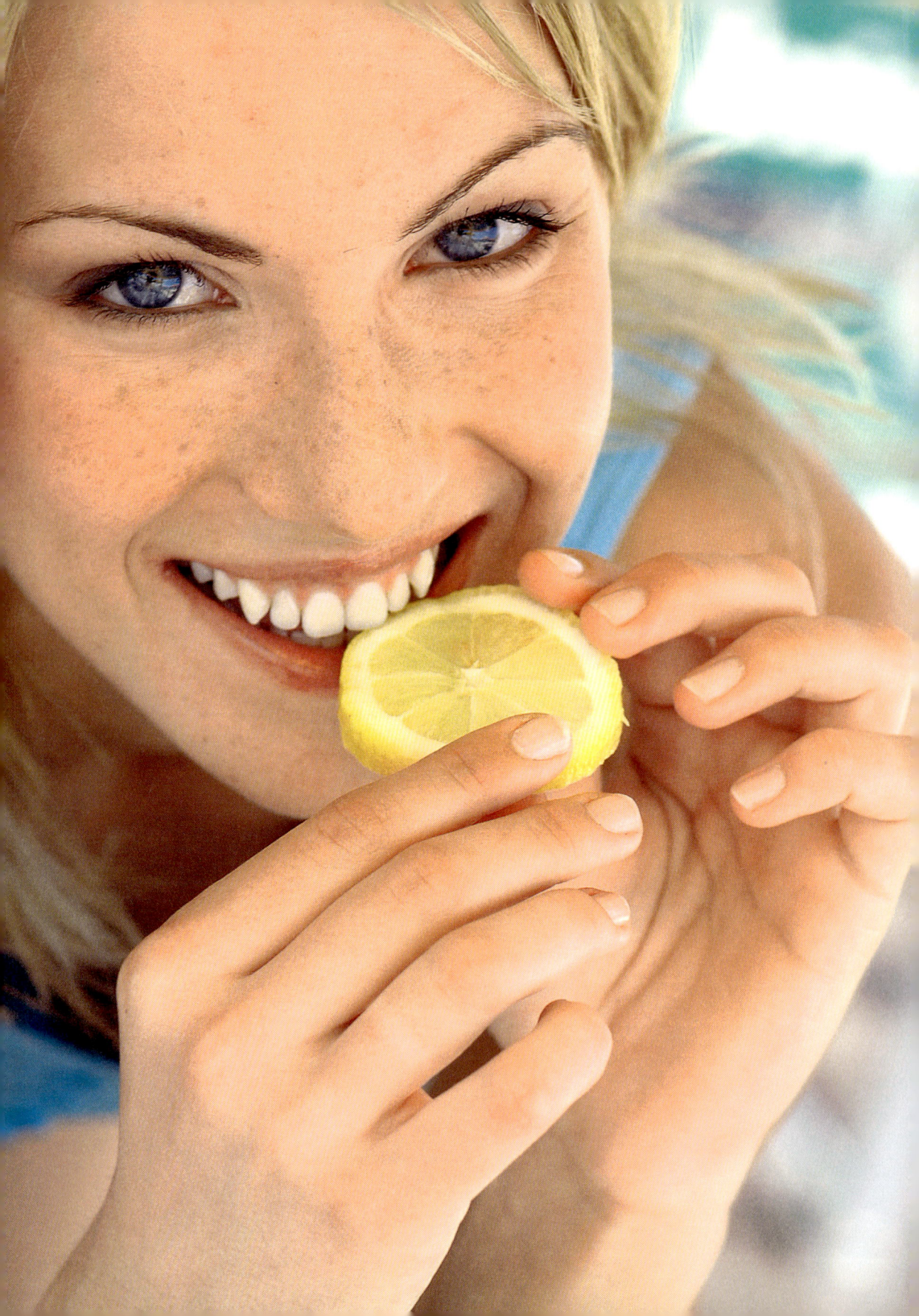

KALORIEN & KILOS
– UNSER STOFFWECHSEL –

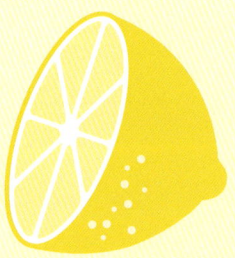

Unser Körper braucht Bausteine für die Zellbildung und Energie für alle Lebensvorgänge. Dabei hat er im Laufe der Evolution gelernt, mit wenig auszukommen. Heute leben wir im Überfluss, und das wird uns zum Verhängnis, denn wir legen Energiereserven an in Form von Fett. Wer die Tricks unseres Stoffwechsels versteht, dem fällt es leichter, das Richtige zu essen und Fallen zu vermeiden. Wichtig ist, sich selbst zu (er-)kennen, so können wir lernen, damit anders umzugehen. Das Know-how bekommen Sie in diesem Kapitel über den Stoffwechsel und die Rolle von Nährstoffen und Lebensstilen.

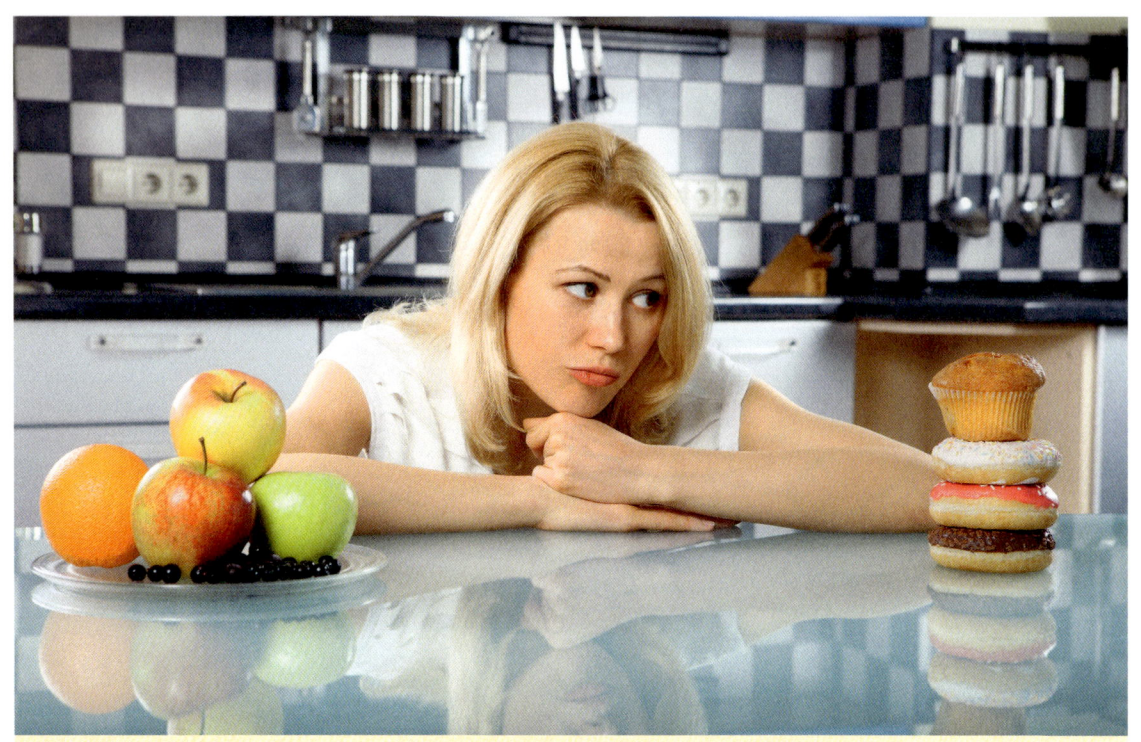

KALORIEN
– GUTE ODER SCHLECHTE? –

Natürlich essen wir keine Kalorien, sondern Brot und Butter, Fleisch und Gemüse, Obst und Käse. Aber wenn wir den Stoffwechsel betrachten, dann geht es um die chemischen Grundsubstanzen. Vier Nährstoffe versorgen uns mit Energie, also mit Kilokalorien. Offiziell wird auch von Kilojoule (eine Kilokalorie entspricht 4,184 Kilojoule) gesprochen, aber das hat sich im Alltag nicht durchgesetzt. Die Energielieferanten in unserem Essen sind: Kohlenhydrate, Eiweiß, Fett und Alkohol. Schauen wir uns ihren Kaloriengehalt an, so scheint der Bösewicht klar: Während Kohlenhydrate und Eiweiß etwa 4 Kilokalorien enthalten, bringt Fett mehr als doppelt so viel mit, nämlich 9. Alkohol mit etwa 7 Kilokalorien wird oft ganz vergessen. Aber so einfach, wie wir uns das gedacht haben, ist es nicht. Reines Kalorienzählen hilft nicht weiter. Jeder dieser Bausteine löst komplexe Stoffwechselprozesse im Körper aus – und wird anders verwertet. Vor allem sind die Bausteine heute industriell intensiv verarbeitet und »denaturiert« – das kann zum Problem werden.

WOFÜR WIR ENERGIE BRAUCHEN

An der Entstehung von Übergewicht sind also eine Menge Faktoren beteiligt. Egal, wie man es dreht und wendet: Energiezufuhr, also Essen, muss in einem ausgeglichenen Verhältnis zum Energieverbrauch stehen. Dieser Verbrauch setzt sich folgendermaßen zusammen:

GRUNDUMSATZ

Das ist die Energie, die der Körper benötigt, um seine Lebensfunktionen aufrechtzuerhalten. Wir brauchen selbst im Tiefschlaf Energie für Herz, Hirnfunktion, Atmung, Zellerneuerung und die Körpertemperatur. Dabei verbraucht Muskelmasse mehr Energie als Fett. Deshalb haben Männer einen höheren Grundumsatz als Frauen, denn ihr Körper hat von Natur aus mehr Muskulatur, der von Frauen relativ mehr Fettgewebe. Auch Kinder haben einen höheren Grundumsatz, denn sie wachsen, bilden also ständig neue Zellen.

THERMOGENESE (WÄRMEBILDUNG)

Sie entsteht durch die Verdauung der Nahrung. Dabei wird Energie verbrannt, dieser Vorgang produziert Wärme. Kinder haben relativ gesehen eine größere Körperoberfläche als Erwachsene, brauchen also auch relativ mehr Energie, um warm zu bleiben. Übrigens: Auch der Umbau von Nährstoffen trägt zur Erwärmung unseres Körpers bei.

AKTIVITÄTSUMSATZ

Das ist die Summe aller Bewegungen. Sie denken dabei sicher zuerst an Sport. Aber mindestens genauso wichtig wie der wöchentliche Gang ins Fitnessstudio ist die Bewegung im Alltag. Jedes Aufstehen, Gehen, Treppensteigen, Schaukeln, Putzen oder Hausaufgabenmachen verbraucht Energie, je nach Tempo und Anstrengung mehr oder weniger. Deshalb wird der Energiebedarf in Nährwertempfehlungen immer abhängig vom Lebensstil festgelegt. Der Grundumsatz wird mit dem PAL-Wert (Physical Activity Level, also körperliches Aktivitätsniveau) multipliziert. Während der Nachtruhe liegt er bei 0,95, bei durchschnittlicher körperlicher Aktivität (bequeme Lebensweise am Schreibtisch) bei 1,2, bei Hausarbeit bei etwa 1,6; bei körperlicher Schwerstarbeit kann er auf bis zu 2,4 steigen.

FAKTOR ALTER & GESCHLECHT

Der Grundumsatz sinkt im Lauf des Lebens um etwa 20 Prozent: **Beim Mann** beträgt er zwischen 19 und 25 Jahren 1820 Kalorien, sinkt bis 50 auf 1740 und bis 65 Jahre auf 1580 Kalorien. Über 65-Jährige benötigen nur 1410 Kalorien.

Bei Frauen beginnt er bei 1460 Kalorien, sinkt bis 25 Jahre auf 1390, bis 50 auf 1340, bis 65 Jahre auf 1270 und danach auf 1170 Kalorien.

Der Grund ist **Sarkopenie**. Das ist Griechisch; »Sarx« heißt Fleisch und »Penie« Mangel, gemeint ist damit der Muskelabbau. Dieser Prozess beginnt mit 30 Jahren und beschleunigt sich ab 55 Jahren. Dabei wird Muskelmasse durch Fett und Bindegewebe ersetzt: Im Lauf des Lebens nimmt die Muskelmasse auf diese Weise um 30 bis 40 Prozent ab. So lässt die Fähigkeit der Muskelzelle nach, Eiweiß aufzubauen. Das hängt wahrscheinlich mit hormonellen Veränderungen zusammen. Die Gründe dafür sind noch nicht ausreichend untersucht. Durch die Sarkopenie sinkt die stoffwechselaktive Körpermasse und mit ihr der Kalorienbedarf, denn eine Fettzelle braucht viel weniger Energie als eine Muskelzelle.

FETT MACHT NICHT IMMER FETT – WORAUF ES ANKOMMT

Einerseits ist Fett die Form, in der unser Körper Energie speichern kann. Im Gegensatz zum Wasserspeicher, der nur höchstens 48 Stunden reicht, können Energievorräte dank gut gefüllter Fettzellen länger als einen Monat reichen! Fett hilft also, schlechte Zeiten zu überstehen. Das bereitet uns im heutigen Leben im Überfluss Probleme. Daran ist aber nicht das Fett schuld, sondern insgesamt das Zuviel. Es wandert nur in unsere Polster, wenn wir insgesamt mehr Kalorien aufnehmen, als wir brauchen. Fett ist ein wichtiger Teil in unserer Ernährung: Es macht etwa ein Drittel der Energiezufuhr aus. Und das ist gut so, denn es ist nicht nur Energielieferant, sondern auch Träger der wichtigen fettlöslichen Vitamine A, D, E und K sowie einer Vielzahl von bioaktiven Pflanzenstoffen wie den Carotinoiden. Jedes Fettteilchen besteht aus Glycerin, an dem drei Fettsäuren hängen. Die entscheiden zwischen gut und böse!

DIE SCHLECHTEN FETTE

Sie enthalten gesättigte Fettsäuren, die sich in unseren Gefäßen ablagern. Außerdem treiben sie den Cholesterinspiegel hoch und erhöhen das Risiko, Herz-Kreislauf-Erkrankungen zu bekommen. Als Speisefett erkennt man die gesättigten Fette auf den ersten Blick: Sie sind bei Zimmertemperatur fest. Palmfett, Butter und Schmalz gehören zu dieser Gruppe. Sie sind versteckt in Fleisch- und Wurstwaren, Aufstrichen, Käse und Gebäck – deshalb können wir sie nicht völlig vom Speisezettel streichen. Das ist auch nicht unbedingt nötig. Wichtig ist nur, dass diese Fette nicht mehr als ein Drittel unserer gesamten Fettzufuhr ausmachen.

SUPERFOOD KOKOSÖL?

Kokosfett gehört zu den gesättigten Fetten, allerdings hat es relativ kurze, mittelkettige Fettsäuren (die MCT), die keinen so negativen Effekt auf den Blutfettspiegel haben. Zum Braten bei hohen Temperaturen eignet es sich gut. Andere heilsame Wirkungen konnten bisher nicht eindeutig belegt werden – dazu gehört auch der oft behauptete Schlankeffekt.

DIE GUTEN FETTE

Ja, die gibt es auch. Ungesättigte Fettsäuren sind durch lose, sogenannte ungesättigte Verbindungen biegsam, wirken sich positiv auf den Blutfettspiegel aus und können unsere Adern buchstäblich blank halten. Aber auch hier gibt es Unterschiede. Fangen wir mit den **einfach ungesättigten Fettsäuren** an, die vor allem in Olivenöl, aber auch in Raps-, Erdnuss- oder Sesamöl reichlich enthalten sind. Sie verbessern den Blutfettspiegel und wirken positiv auf den Fettstoffwechsel. Die **mehrfach ungesättigten Fette** dagegen sind die Gesundheitsstars: Sie sind lebensnotwendig, weil wir sie nicht selbst »bauen« können, aber als Bestandteil unserer Zellwände brauchen. Sie wirken positiv auf den Cholesterinspiegel und können die Gefahr, an Herz-Kreislauf-Erkrankungen, Bluthochdruck und vielleicht sogar Darmkrebs und Diabetes zu erkranken, reduzieren. Auch hier gibt es zwei Klassen: Die **Omega-6-Fettsäuren** wirken nicht ganz so positiv wie die **Omega-3-Fettsäuren**, kommen aber häufiger vor. Die Deutsche Gesellschaft für Ernährung (DGE) empfiehlt ein Verhältnis von

Omega-6- zu Omega-3-Fettsäuren von 5:1. Das lässt sich vor allem durch die richtige Auswahl von Ölen in der Küche erreichen. Denn jedes Öl hat ein anderes Fettsäuremuster. In der Tabelle unten finden Sie unsere Hitliste der Öle.

LOW FAT IST OUT

Obwohl Fett reich an Kalorien ist, wird es heute nicht mehr als Dickmacher gebrandmarkt. Man erkannte: Wenn Menschen fettarm aßen, nahmen sie langfristig kaum ab. Denn Fett macht richtig satt – seine Verdauung braucht länger als die von anderen Nährstoffen. Wer fettarm isst, wird also schneller wieder hungrig – und ein Griff zu fettarmen Kohlenhydraten, also Brot, Nudeln, Reis, Süßem, hat negative Folgen, wie wir sehen werden.

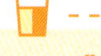

TRANSFETTSÄUREN

Sie gehören zwar zu den mehrfach ungesättigten Fettsäuren, sind aber extrem gesundheitsschädlich, denn bei ihnen liegen die ungesättigten Bindungen an der »falschen« Stelle. Dadurch erhöhen sie das schlechte Cholesterin und das Risiko für Herz-Kreislauf-Erkrankungen. Früher entstanden die Transfettsäuren bei der Härtung von Fett, zum Beispiel für Margarine. Gute Margarine enthält aber so gut wie keine Transfette. In Gebäck oder in Fertigprodukten können sie aber noch vorkommen.

Fettvergleich

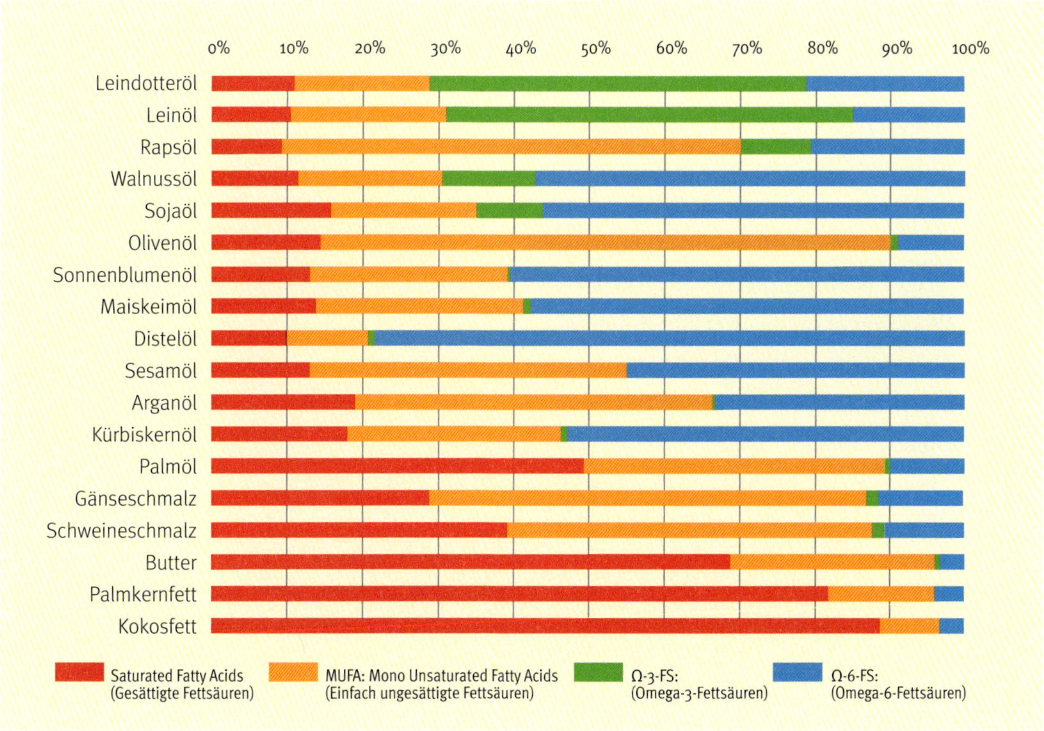

	0%	10%	20%	30%	40%	50%	60%	70%	80%	90%	100%
Leindotteröl											
Leinöl											
Rapsöl											
Walnussöl											
Sojaöl											
Olivenöl											
Sonnenblumenöl											
Maiskeimöl											
Distelöl											
Sesamöl											
Arganöl											
Kürbiskernöl											
Palmöl											
Gänseschmalz											
Schweineschmalz											
Butter											
Palmkernfett											
Kokosfett											

Saturated Fatty Acids (Gesättigte Fettsäuren)   MUFA: Mono Unsaturated Fatty Acids (Einfach ungesättigte Fettsäuren)   Ω-3-FS: (Omega-3-Fettsäuren)   Ω-6-FS: (Omega-6-Fettsäuren)

MÖGLICHST NATÜRLICH: KOHLENHYDRATE

Sie sind eigentlich unsere Lebensgrundlage: Pflanzen bauen aus Sonnenlicht, Kohlen- und Wasserstoff die Zuckermoleküle Trauben- (Glucose) und Fruchtzucker (Fructose), aber auch Stärke, wie sie in Getreide und Kartoffeln enthalten ist. Das sind sogenannte Mehrfachzucker. Kohlenhydrate sind die Basis unserer Kost – etwa die Hälfte der täglichen Energiezufuhr. Das ist im Prinzip nicht verkehrt – wenn wir die Kohlenhydrate in ihrer ursprünglichen Form essen würden: als Gemüse, Obst, Getreide und Nüsse. Doch davon ist unser Speisezettel weit entfernt – das macht einen Teil unserer Probleme aus.

SCHNELLE ENERGIE

Kohlenhydrate dienen in erster Linie unserer Energieversorgung. Sie sind relativ leicht verdaulich, landen schnell im Blut und werden von dort aus überallhin transportiert, wo unser Körper sie braucht. Nicht nur die Muskulatur, sondern sämtliche Stoffwechselvorgänge benötigen Energie. Am wichtigsten sind Kohlenhydrate dabei für unser Gehirn: Nur Glucose kann die Blut-Gehirn-Schranke überschreiten. Deshalb wird Zucker auch als Nervennahrung bezeichnet. Das ist ein Irrtum, wie wir noch sehen werden. Weil Glucose für das Gehirn so wichtig ist, können wir sie nämlich aus Eiweiß oder Kohlenhydraten nachbauen.

DIE WERTVOLLEN

Abgesehen von Milchzucker (Lactose) stammen Kohlenhydrate von pflanzlichen Lebensmitteln. Das macht sie auch so wertvoll. Denn Pflanzen bilden in ihren Zellen nicht nur Kohlenhydrate, sondern eine Vielzahl essenzieller Nährstoffe. Da sind zunächst die Vitamine: Vor allem das antioxidative Vitamin C ist enthalten, aber auch Folsäure für gesundes Wachstum und die anderen B-Vitamine sind reichlich darin. Ohne sie würden wir nicht überleben. Dazu kommen noch eine Vielzahl Stoffe, sogenannte sekundäre Pflanzeninhaltsstoffe, die die Pflanzen selbst bilden. Sie sind für uns nicht lebensnotwendig, gelten aber als gesundheitsfördernd (siehe Seite 21). Dazu gehören auch die Ballaststoffe, die der Pflanze Halt geben und sie schützen. Deshalb sitzen sie vor allem in Schale und Außenschichten. In unserem Körper sorgen sie für zügige Verdauung und bilden den Nährboden für die Darmmikrobiota (siehe Seite 46), die die Immunabwehr stärkt. Außerdem liefert Pflanzenkost die ganze Palette an Mineralstoffen. Mit anderen Worten: Wer Gemüse, Getreide, Obst, aber auch Saaten, Nüsse und Kerne möglichst unverfälscht genießt, der kommt in den Genuss all dieser wertvollen Substanzen.

KAUEN IST GUT!

Wenn wir kräftig zubeißen müssen, ist das ein gutes Zeichen, denn dann sind Ballaststoffe im Essen. Die sind es, die den Zähnen Arbeit machen. Dafür belohnen sie uns mit wertvollen Inhaltsstoffen und dem guten Gefühl, richtig satt zu sein. So ergaben Studien mit kalifornischen Mandeln, dass schon das pure Kauen zur Sättigung beiträgt: Wenn ungeschälte Mandeln im Speiseplan waren, aßen die Studienteilnehmer insgesamt weniger.

DIE PROBLEMATISCHEN

Das Schlabber-Lutsch-Bedürfnis wird zum Alptraum. Weißes Mehl, pudrige Stärke, feiner Zucker: Reine Kohlenhydrate bleiben übrig, wenn alle wertvollen Bestandteile aus Gemüse, Obst und Getreide entfernt wurden. In Hungerzeiten Luxus, denn sie sättigen schnell. Doch im »Schlaraffenland« werden sie zum Problem: Sie liefern pro Kalorie zu wenige wertvolle Nährstoffe. Außerdem machen sie Appetit auf mehr. Und wir merken viel zu spät, dass wir satt sind.

ALTERNATIV SÜSSEN?

Das süße Problem hat zu vielen Ersatzlösungen geführt. Doch keine ist so richtig überzeugend – jeder Zuckerersatz hat seine Nachteile.

- **Süßstoffe** sind kalorienfrei und werden vor der Zulassung streng geprüft. Trotzdem kursieren wilde Gerüchte über sie im Netz. Ein Kritikpunkt ist wirklich schlagkräftig: Wer mit Süßstoffen süßt, ist weiterhin an süßen Geschmack gewöhnt – und wird im Zweifelsfall deshalb immer zu süßen Lebensmitteln greifen.

- **Zuckeraustauschstoffe** wie Xylit und Mannit enthalten weniger Kalorien als Zucker, süßen aber auch schwächer! Man nimmt also mehr davon und kommt letztlich auf genauso viele Kalorien wie mit Zucker. Außerdem können sie zu Blähungen führen!

- Und **Stevia**? Als Blatt im Tee kann es helfen, auf natürliche Weise Zucker zu sparen. Doch Steviazucker ist genauso künstlich wie Süßstoff und meist nicht kalorienfrei.

- **Fruchtzucker** hat seine Rolle als Diätsüße für Diabetiker verloren – zu Recht. Ein Zuviel scheint sogar zu schaden, weil die Leber dadurch belastet wird. Als »High Fructose Corn Syrup« wird Fructose in großem Stil zum Süßen von Getränken eingesetzt und ist als wichtiger Auslöser für das zunehmende Übergewicht in Verdacht. Experten halten ihn mittlerweile für schädlicher als Zucker.

- Natürliche Süße, sparsam eingesetzt, ist am besten: Honig, Agaven- oder Obstdicksaft oder zuckerfreie Sirupe. Mit der Zeit wird Ihre »Süßschwelle« sinken. Wichtig: Vermeiden Sie saure Zutaten, die gesüßt werden wollen.

ZUCKER & MEHL

- Haushaltszucker besteht aus Fructose und Glucose – mehr ist da nicht. Und das ist ein Problem, wenn er in Mengen gegessen wird. Denn er liefert nicht die Vitamine mit, die der Körper zu seiner Verarbeitung braucht. Deshalb wird er auch als Vitaminräuber bezeichnet. Die WHO empfiehlt, nicht mehr als 5 Prozent unserer Kalorien als Zucker zu genießen – das sind nur 25 Gramm, also 5 Teelöffel. Zucker ist also eher ein Gewürz als Sattmacher!

- Weißes Mehl (Type 405) hat etwa 80 Prozent weniger Vitamine und Mineralstoffe als das volle Korn – und noch weniger Ballaststoffe. Wenn also helles Gebäck, Pizza und Pasta auf dem Speisezettel den Ton angeben, wird es eng. Es kommt auf den Grad der Ausmahlung an! Nehmen Sie Mehl der Type 1050 oder Vollkornmehl, das hat noch mal 70 Prozent mehr an Vitaminen und Mineralstoffen zu bieten.

KRAFTNAHRUNG EIWEISS

Seine wichtigste Rolle spielt es als Baustein für unsere Zellen, die regelmäßig erneuert werden: Muskelzellen leben immerhin 15 Jahre, Hautzellen zwei bis vier Wochen, rote Blutkörperchen höchstens drei Monate, weiße dagegen nur einige Tage und die Zellen der Magenschleimhaut etwa eine Woche. Sie alle werden aus Protein gebildet! Aber auch an allen Schaltstellen unseres Körpers spielt Eiweiß eine entscheidende Rolle. Es ist Baustein für das Erbmaterial, die DNS, für Enzyme, Hormone und Antikörper. Es dient als Transporter für viele Substanzen – wie den roten Blutfarbstoff Hämoglobin, der den Sauerstoff aus der Lunge bis in die entfernteste Körperzelle transportiert. Eiweiß besteht aus Aminosäuren. Wir nutzen 22 von ihnen; acht davon sind lebensnotwendig oder »essenziell«. Wir können sie nicht selbst bilden. Der Mindestbedarf eines Erwachsenen liegt laut DACH-Referenzwerten (herausgegeben von den Ernährungsgesellschaften Deutschlands, Österreichs und der Schweiz) bei 0,8 Gramm pro Kilo Körpergewicht pro Tag. Bei einer insgesamt ausgewogenen Kost essen wir tatsächlich mehr – und das ist gut so.

FETTE BEGLEITER!

In der Natur kommt Eiweiß meist in Begleitung von Fett vor. Die gesundheitliche Qualität dieser »versteckten Fette« ist sehr unterschiedlich.

- Mit Milchprodukten – vor allem Sahnigem und Käse – können viele gesättigte (also ungesunde) Fette auf den Teller kommen.
- Auch Fleisch und Geflügel, vor allem Schweinefleisch, liefert jede Menge »schlechte« Fette. Fett vom Rind oder Lamm ist ungünstiger als das vom Schwein und dieses noch mal ungünstiger als das von Ente und Gans.
- Seefisch wie Lachs und Hering bringt neben Eiweiß die wertvollen Omega-3-Fettsäuren auf den Teller.
- Nüsse, Kerne und Saaten enthalten ebenfalls viele wertvolle mehrfach ungesättigte Fette (siehe Tabelle zum Fettvergleich auf Seite 9): Deshalb sollten wir reichlich davon essen. Ebenso wie von Soja und Lupine.

AUS PFLANZE ODER TIER

Nicht nur wir, auch Tiere sind aus Eiweiß aufgebaut. Deshalb sind Fleisch und Fisch, Geflügel und Eier, aber auch Milch sehr hochwertige und konzentrierte Eiweißquellen. Und nicht nur das: Sie enthalten zusätzlich viele Vitamine und noch mehr Mineralstoffe. Auch Pflanzen bilden Eiweiß – vor allem in ihren Samen, denn darin stecken ja die DNA und die Grundbausteine für eine neue Pflanze. So sind Nüsse, Kerne und Saaten prallvoll mit Aminosäuren. Getreidekörner und Hülsenfrüchte sind ebenfalls perfekte Eiweißlieferanten und dienen mittlerweile als wichtiger Ausgangsstoff für Fleischersatzprodukte wie Tofu aus Soja, Seitan aus Weizen oder die neuen Produkte aus den heimischen Süßlupinen. Eiweiß und Mineralstoffe aus Pflanzen werden allerdings nicht ganz so intensiv verwertet – Ballaststoffe und andere Substanzen, die auch wichtig für den Stoffwechsel sind, binden einen Teil davon.

Außerdem enthalten pflanzliche Eiweiße weniger von den essenziellen Aminosäuren. Doch wenn im Essen bunt gemischt wird – auch mit tierischem Eiweiß –, steigt deren Anteil, weil sich die verschiedenen Eiweiße ergänzen. Da kommt sogar die Kartoffel groß raus. Deshalb haben auch Vegetarier oder sogar Veganer selten Eiweißmangel. In vielen Kulturen finden sich solche Kombinationen: Müsli, Linsen mit Spätzle, Kartoffeln mit Quark, Maistortilla mit Roten Bohnen, Reis mit Dal (Linsen), Tofu mit Nudeln oder ein Käsebrot.

Die biologische Wertigkeit

Sie legt fest, in welchem Maß ein Eiweiß unsere Körperzellen ersetzen kann. Das hängt davon ab, in welchem Maß es die essenziellen Aminosäuren enthält. Je besser ein Eiweiß diese Zusammensetzung trifft, desto höher ist seine biologische Wertigkeit und die Zahl in der Tabelle.

ENERGIE AUS EIWEISS

Doch Eiweiß kann tatsächlich auch als Energielieferant einspringen und sogar Glucose für unser Gehirn zur Verfügung stellen, wenn die Kohlenhydratvorräte erschöpft sind. Das tut Eiweiß auch während Hungerphasen – selbst wenn noch genug Reserven in Form von Fettzellen vorhanden sind. Denn Eiweiß lässt sich schneller umbauen als die Fettzellen knacken. Deshalb verlieren wir auch Eiweiß-, also Muskelmasse, wenn wir abnehmen. Und das hat fatale Folgen, wie wir später sehen werden (siehe Seite 42).

Andererseits kann Eiweiß auch zu Fett umgebaut und eingelagert werden. Das ist für unseren Körper eine aufwendige Geschichte, er verbraucht wiederum Energie. Wir merken das daran, dass uns warm wird. 20 Prozent der Energie gehen dabei verloren. Das bedeutet: Von jeder Eiweißkalorie werden nur etwa 80 Prozent verwertet.

Biologische Wertigkeit von Nahrungsmitteln

Ein Lebensmittel bzw. Gericht mit der Wertigkeit 100 kann körpereigenes Eiweiß 1:1 ersetzen.

Einzeleiweiß	Biologische Wertigkeit
Vollei	100
Kartoffel	86
Milch	84
Soja	84
Rindfleisch	83
Reis	83
Bohnen	71
Weizen	58
Eiweißkombinationen	**Biologische Wertigkeit**
Vollei/Milch (5:2): z.B. in Eier in Senfsauce, Omelett	122
Milchprodukt/Weizen (3:1): z.B. in Müsli	106

Werte aus: Biesalski: Ernährungsmedizin, Thieme Verlag
Leitzmann: Ernährung in Prävention und Therapie, Hippokrates Verlag

LEBENSELIXIER WASSER

Wir bestehen zu 50 bis 60 Prozent aus Wasser. Säuglinge haben sogar einen Anteil von 70 Prozent. Ohne Wasser würde kein Leben existieren, es ist essenziell für uns und in allen Körperflüssigkeiten enthalten. Im Blut transportiert Wasser Nährstoffe zu den Zellen und nimmt Abbauprodukte mit. Es sorgt für Temperaturausgleich im Körper und durchs Schwitzen für Abkühlung an der Hautoberfläche. Letzten Endes sorgt Wasser auch für eine zügige Verdauung und hilft den Nieren bei ihrer Entgiftungsarbeit. Auch unser Gehirn braucht Wasser, um leistungsfähig zu bleiben. Das merken wir schon bei einem Flüssigkeitsverlust von etwa zwei Prozent: Wir bauen ab, können uns nicht mehr konzentrieren und werden müde. Gleichzeitig sinkt der Blutdruck. Erstes Warnsignal ist ein trockener Mund. Später zeigt ein konzentrierter, sehr gelber Urin, dass wir zu wenig getrunken haben. Denn unser Durstgefühl ist nicht ganz so ausgeprägt wie die Hungersignale. Auf Vorrat zu trinken bringt nichts – deshalb ist eine kontinuierliche Zufuhr optimal. Mit etwa 1,5 Litern Flüssigkeit sind Sie auf der sicheren Seite. Über den Durst zu trinken bringt ebenso wenig, sondern macht nur den Nieren Arbeit. Pro Tag verlieren wir über unsere Ausscheidungen via Darm und Niere und über die Verdunstung via Haut und Lunge 2 bis 2,5 Liter Wasser. Diesen Verlust müssen wir ausgleichen. Etwa einen Liter Flüssigkeit nehmen wir über feste Nahrung auf – schließlich ist in Obst und Gemüse, in Suppen und Eintöpfen, in Müsli und Joghurt viel Wasser enthalten. 300 Milliliter entstehen durch Stoffwechselreaktionen. Der Rest muss getrunken werden.

DIE BESTEN GETRÄNKE

Das ist in erster Linie Wasser. Süße Getränke sind nämlich in den Augen der Wissenschaft der Dickmacher Nummer 1: Unser Körper ist gewöhnt, mit Wasser seinen Durst zu löschen. Dass man mit den entsprechenden Getränken auch Hunger stillen kann, dafür hat er keine Sättigungssensoren. Aber selbst Saft enthält als Durstlöscher zu

KLEINE WASSERKUNDE

- **Magnesiumhaltiges Wasser** enthält mehr als 50 mg/l (Tagesbedarf etwa 375 mg). Erhöhter Bedarf besteht bei schweißtreibender Tätigkeit, eiweißreichem Essen oder Stress. Dieses Wasser ist gut für die Muskelspannung, reguliert den Energiestoffwechsel und stärkt die Nerven.
- **Kalziumhaltiges Wasser** enthält mehr als 150 mg/l (Tagesbedarf etwa 800 mg). Es ist gut für Veganer, Menschen mit Laktoseintoleranz und für Milchmuffel. Hält Zähne und Knochen stabil (beugt Osteoporose vor).
- **Natriumhaltiges Mineralwasser** enthält mehr als 200 mg Natrium/l (Tagesbedarf etwa 550 mg). Gut nach schweißtreibenden Aktivitäten. Mineralwasser mit dem Hinweis »geeignet für eine natriumarme Ernährung« enthält weniger als 20 mg/l.
- **Sulfathaltiges Wasser** enthält mehr als 200 mg Sulfat/l (zum Tagesbedarf gibt es bisher keine Empfehlung). Es kurbelt auf sanfte Weise die Verdauung an und fördert den Gallefluss.
- **Hydrogencarbonathaltiges Wasser** enthält mehr als 600 mg/l. Es neutralisiert die Magensäure und bringt den Säure-Basen-Haushalt wieder in Balance, weil es basenbildend (siehe Seite 31) wirkt. Ein guter Ausgleich bei eiweißreicher Diät! Das Wasser muss aber kein stilles sein!

viel Süße. Allenfalls eine dünne Schorle im Verhältnis 1 Teil Saft : 4 Teile Wasser ist okay. Das ideale Alltagsgetränk ist Leitungswasser. Es fließt bei uns in bester Qualität aus dem Hahn. Hartes Wasser ist besonders gesund, weil es viel Kalzium und Magnesium enthält. Auch Tees und Kaffee ohne Süße sind deshalb gute Flüssigkeitslieferanten. Die Vermutung, Kaffee sei ein Flüssigkeitsräuber, wurde eindeutig widerlegt.

Früher musste Mineralwasser mindestens 1000 Milligramm Mineralstoffe enthalten, heute sind nur noch 50 Milligramm vorgeschrieben! Da hat Trinkwasser oft mehr zu bieten. Achten Sie deshalb auf die Angabe »reich an Mineralstoffen« – das bedeutet einen Gehalt von über 1500 Milligramm pro Liter. Der Grund für die Unterschiede liegt im Boden, den das Wasser durchsickert hat. Deutschland hat da besonders viel zu bieten. Das ist wunderbar: So können Sie Ihre Mineralstoffzufuhr ganz kalorienfrei erhöhen. Das Etikett gibt Ihnen Auskunft darüber, was im Wasser drin ist. Quell- und Tafelwasser dagegen stammen von der Erdoberfläche und enthalten in der Regel viel weniger Mineralstoffe. Das gilt auch für viele Wässer aus England und Skandinavien. Greifen Sie lieber zu Trinkwasser!

WASSER MIT ODER OHNE?
Prickelndes Wasser galt als säurebildend. Diese Ansicht ist widerlegt: Die Kohlensäure aus dem Wasser wird im Körper zu Wasser und Kohlendioxid gespalten; Letzteres atmen wir über die Lunge aus. Der Säure-Basen-Haushalt wird dadurch also nicht belastet.

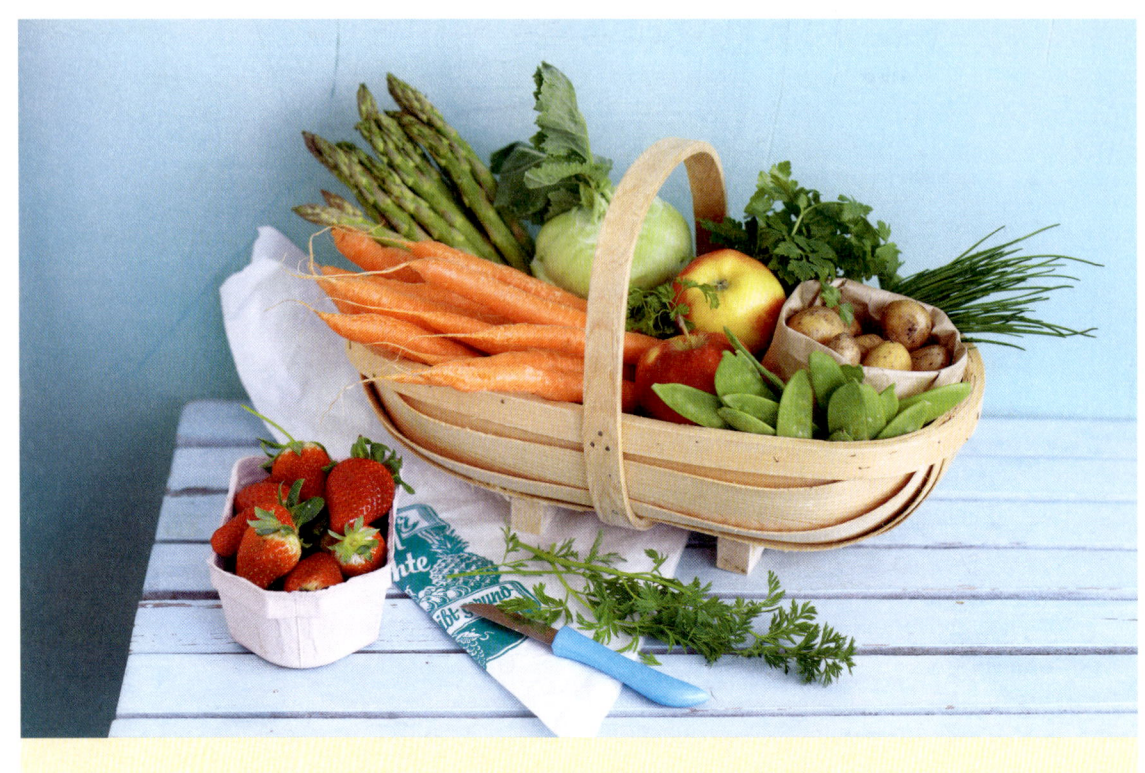

NÄHRSTOFFE
– WIE WIRKEN SIE IM KÖRPER? –

Ebenso lebensnotwendig wie die energieliefernden Nahrungsbausteine Kohlenhydrate, Eiweiß und Fett sind Flüssigkeit – also Wasser –, Mineralstoffe und Vitamine. Sie liefern dem Körper keine Energie, aber ohne sie können wir nicht existieren. Sie sind ebenso lebensnotwendig wie die essenziellen Fett- und Aminosäuren. Mineralstoffe wirken einerseits als Bausteine, andererseits als Regulatoren. Vitamine dagegen sorgen dafür, dass unsere Stoffwechselprozesse ablaufen – sie sind sozusagen der zündende Funke. Manche dieser Stoffe (die fettlöslichen Vitamine A, D, E und K sowie die Mineralstoffe, die je nach Bedarf im Körper ein- und abgebaut werden), können wir speichern, andere wie Vitamin C und die B-Vitamine brauchen wir täglich. Flüssigkeit ist das Medium, in dem sich alles abspielt – und gleichzeitig ist es »Füllstoff« für unsere Zellen. Als Trockensubstanz sähen wir ganz schön alt aus … Zu wenig Flüssigkeit macht krank – aber ein Zuviel davon tut auch nicht unbedingt gut, denn zu viel Flüssigkeit kann die Nieren belasten (siehe Seite 14).

VITAMINE

Ohne Vitamine geht nichts: Sie halten unseren Stoffwechsel am Laufen, den Ab- und Umbau der Nährstoffe und damit die Energiegewinnung. Sie bieten Schutz vor freien Radikalen, stärken unsere Zellen und das Immunsystem. Vitamine sorgen für Konzentrations- und Denkvermögen. Sie regeln den Mineralhaushalt und sind am Aufbau von Zellen, Blutkörperchen, Knochen und Zähnen beteiligt. Trotz der teilweise sehr geringen benötigten Mengen – von manchen nur einige Tausendstel oder sogar nur Millionstel Gramm – müssen wir sie mit der Nahrung aufnehmen. Denn bis auf Vitamin D können wir sie nicht selbst herstellen. Und die Speicherkapazitäten sind je nach Vitamin begrenzt: Bei Vitamin B_1 beispielsweise sind es maximal zwei Wochen.

Die 13 Vitamine werden in zwei Gruppen eingeteilt: in die fettlöslichen A (mit seiner Vorstufe Betacarotin), D, E und K und in die wasserlöslichen B-Vitamine sowie Vitamin C. Damit die fettlöslichen Vitamine, zum Beispiel Carotin in Möhren, auch zum Einsatz kommen können, sollte man immer etwas Öl zum Dünsten oder zu einer Rohkost dazugeben.

Bis auf Vitamin K können wir die fettlöslichen Vitamine jahrelang im Körper speichern, die wasserlöslichen mit Ausnahme von B_{12} und Folsäure aber nur einige Wochen. Hier ist eine regelmäßige Zufuhr sehr wichtig.

A – C – E: SCHUTZ VOR FREIEN RADIKALEN

Alle drei Vitamine haben eine entscheidende Aufgabe gemeinsam: Sie zählen zu den wirkungsvollsten Antioxidantien (Bioaktivstoffe; siehe Seite 21).

Die Vitamine A, C, E und Betacarotin (die Vorstufe von Vitamin A) fangen freie Radikale ab, die unsere Zellen altern lassen. So stärken die Vitamine A, C und E unser Immunsystem, die Gefäße und die Haut samt Bindegewebe. Vitamin E wirkt wie ein Jungbrunnen für die Haut. Und alle drei Vitamine schützen einander gegenseitig vor der Oxidation durch Sauerstoff.

Vitamin-C-Quellen: Kohl, Zitrusfrüchte, Beeren, Paprika und Kiwis

Vitamin-A-Quellen: Fleisch, Käse, Fisch

Betacarotin-Quellen: gelbes Obst und Gemüse

Vitamin-E-Quellen: Sonnenblumenöl und -kerne Weizen- und Maiskeimöl, Palm- und Olivenöl, Avocado

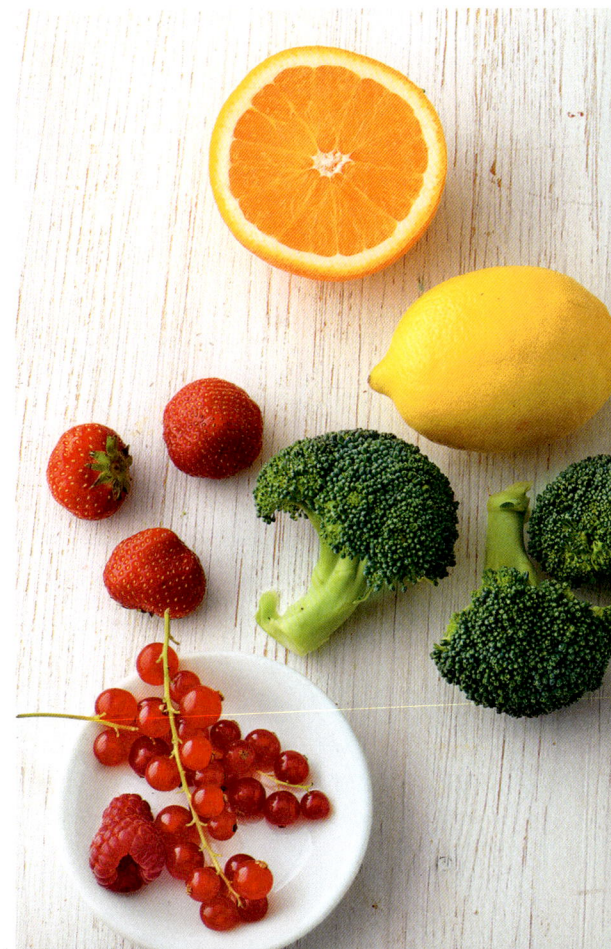

FÜR NERVEN UND GESUNDES WACHSTUM: B-VITAMINE

Die meisten B-Vitamine sind Bestandteile von Enzymen, sie regeln den Auf- und Abbau von Eiweiß und Fett und sorgen für einen ausgeglichenen Energiehaushalt. Vor allem Kinder und Heranwachsende sollten ausreichend damit versorgt sein. Denn die B-Vitamine sind entscheidend für gesundes Wachstum, eine funktionierende Schilddrüse und ein intaktes Nervensystem. Sie fördern Wachheit und Konzentration.

FÜR KNOCHEN UND ZÄHNE: VITAMIN D & K

Kalzium ist der Baustoff für Knochen und Zähne. Um es einzulagern, ist Vitamin D nötig. Wir nehmen nur dessen Vorstufe, das Provitamin, mit der Nahrung auf. Für den Umbau zu Vitamin D brauchen wir ausreichend Sonne.

Provitamin-D-Quellen: Fisch und Muscheln
Lange glaubte man, dass Vitamin K nur für die Blutgerinnung zuständig ist. Aber es ist ebenso wichtig für stabile Knochen und kann Osteoporose entgegenwirken.

Vitamin-K-Quellen: Spinat und Brokkoli

FÜR DIE SCHÖNHEIT: PANTOTHENSÄURE & BIOTIN

Sie sind der Geheimtipp für schöne Haare, kräftige Nägel und geschmeidige, weiche Haut. Pantothensäure entgiftet außerdem den Körper.

Gute Quellen: Fisch, Geflügel, Hülsenfrüchte, Brokkoli und Hefe

KNAPPES GUT: FOLSÄURE

Folsäure ist wichtig für das Zellwachstum und die Entwicklung des Embryos; sie senkt aber auch das Risiko für Herz-Kreislauf-Erkrankungen und eventuell das für Demenz. Das Vitamin ist sehr hitzeempfindlich und kommt vor allem in rohem Obst und Gemüse vor. Deshalb ist etwa die Hälfte der Bevölkerung damit unterversorgt.

Folsäure-Quellen: frisches Obst und Gemüse. Mit Folsäure angereichertes Salz. Wissenschaftler empfehlen außerdem die Anreicherung von Bäckermehlen mit Folsäure.

MANGEL IM ÜBERFLUSS

Ernährungsexperten sind sich einig: Wer sich ausgewogen nach den Regeln der Deutschen Gesellschaft für Ernährung (DGE) ernährt, ist auch bestens mit Vitaminen versorgt, denn Obst, Gemüse, Vollkorn- und Milchprodukte, mageres Fleisch und Fisch decken die Vitaminpalette ab. Vorausgesetzt, wir essen unsere Lebensmittel so natürlich wie möglich. Denaturierte, also stark bearbeitete Lebensmittel wie Weißbrot, Kuchen und Haushaltszucker enthalten kaum noch die Vitamine des Ausgangsprodukts. Aber es gibt auch Personengruppen, die durch bestimmte Umstände einen höheren Vitaminbedarf haben:

- Kinder und Jugendliche brauchen mehr von den Vitaminen B_6, C, D und E.
- Schwangere und Stillende brauchen unbedingt ausreichend Folsäure, aber auch Vitamin A und B-Vitamine.
- Rauchen zerstört die Vitamine C und A, das erhöht den Bedarf.
- Bei hohem Alkoholkonsum fehlen dem Körper B-Vitamine.
- Diabetiker haben einen erhöhten Bedarf an Vitamin C.
- Wer unter Stress leidet, sollte reichlich B-Vitamine tanken.

- Ältere Menschen benötigen generell mehr von allem, weil sie Vitamine nicht mehr so gut verwerten können.
- Hungerkuren können zu einem allgemeinen Vitamindefizit führen.
- Medikamente wie Antibiotika, Antibabypillen und einige Schmerzmittel hemmen die Wirkung diverser Vitamine.

BAU- UND ZÜNDSTOFFE: MINERALSTOFFE

Kalzium für die Knochen, Fluor in den Zähnen und Eisen als Kern der roten Blutkörperchen – viele Mineralstoffe sind uns als Bausubstanz für unseren Körper bekannt. Darüber hinaus haben sie jedoch zahlreiche weitere lebensnotwendige Funktionen. Ähnlich wie Vitamine sind sie Bestandteile von Enzymen und Hormonen, sie kontrollieren und stimulieren Stoffwechselvorgänge. Allein durch ihre Anwesenheit wirken sie in Blut, Gewebe und in den Zellen. Sie regulieren den Wasserhaushalt, ermöglichen Muskelkontraktion und Reizübertragung zwischen den Nerven. Sie sorgen für den Druckausgleich zwischen den Körperflüssigkeiten, nehmen Sauerstoff Huckepack und befördern Abbauprodukte aus dem Körper. Selbst Vitamine könnten ohne Mineralstoffe nicht wirken.

IN SPUREN WIRKSAM

Mineralstoffe sind Mengen- und Spurenelemente. Kalzium, Magnesium, Kalium, Natrium und Phosphor braucht der Körper in Grammmengen. Spurenelemente wie Eisen, Jod, Fluor, Zink, Selen und Kupfer werden aber nur in kleinen Mengen (Mikro- oder Milligramm), in Spuren also, benötigt.

FÜR KNOCHEN UND NERVEN: KALZIUM & PHOSPHOR

Kalzium ist zusammen mit Phosphor der Baustoff für Knochen und Zähne. Skelett und Zähne machen 99 Prozent des Körpers aus. Man weiß heute, dass eine gute Kalziumversorgung bis zum 25. Lebensjahr das Risiko für Osteoporose im Alter deutlich mindern kann. Studien zeigten außerdem, dass es besser ist, wenn Osteoporose-Patientinnen ihre Kalziumportionen über den Tag verteilt einnehmen (also nicht nur am Morgen eine Brausetablette trinken). So kann der Körper die benötigte Menge am besten aufnehmen. Ideal ist deshalb abends eine Mahlzeit mit Joghurt oder Milch, weil dadurch der ruhebedingte nächtliche Knochenabbau optimal verhindert wird. Ebenfalls gemeinsam mit Phosphor sorgt Kalzium außerdem für die reibungslose Reaktion zwischen Nerven und Muskeln und für eine geregelte Herzfunktion.

Kalzium-Quellen: Milch und alle Milchprodukte, Getreide, Kohl und Blattgemüse

Phosphor-Quellen: Getreide, Fisch, Fleisch

FÜR DEN WASSERHAUSHALT: NATRIUM & KALIUM

Natrium bindet Wasser im Gewebe. Bei einem Zuviel kann der Blutdruck ansteigen. Natrium ist Hauptbestandteil von Speisesalz und daher auch in Brot, Wurst, Käse, Fertiggerichten und Knabbereien enthalten. Damit nehmen wir bereits den täglich empfohlenen Tagesbedarf an Natrium auf. Deshalb sollte man seine Gerichte möglichst wenig zusätzlich salzen.

Kalium schwemmt Wasser aus dem Gewebe, was bei Diäten erwünscht ist, nicht jedoch bei starkem Flüssigkeitsverlust durch Sport oder bei Magen-Darm-Problemen. Kalium ist ebenfalls an der Muskelkontraktion beteiligt und wichtig für die Weiterleitung von Reizen. Es ist auch für die Aktivierung einiger Enzyme zuständig.

Kalium-Quellen: Gemüse und Obst (v. a. Beeren)

BEI STRESS UND SPORT: MAGNESIUM

Magnesium aktiviert rund 300 Enzyme, die den Eiweiß- und Energiestoffwechsel steuern. Es ist am Aufbau von Knochen und Zähnen beteiligt, ebenso an der Muskelkontraktion und der Reizübertragung. Bei Stress regt es die Ausschüttung von Adrenalin an, um unsere Reaktionsfähigkeit zu steigern. Folglich erhöhen Stress, Schwangerschaft und Sport den Magnesiumbedarf, ebenso intensiver Alkoholgenuss. Magnesium stärkt außerdem das Immunsystem, hemmt die Blutgerinnung und schützt uns so vor Thrombose und Herzinfarkt.

Magnesium-Quellen: grüne Gemüse, Vollkorn, Hülsenfrüchte und Nüsse. Vitamin C verbessert die Aufnahme im Körper.

FÜR EINE GUTE DURCHBLUTUNG: EISEN

Rund 75 Prozent des körpereigenen Eisens befinden sich im Blut. Als Kern der roten Blutkörperchen transportiert Eisen den Sauerstoff aus den Lungen dorthin, wo er benötigt wird: in Muskeln, Organe und Gehirn. Es macht außerdem einige B-Vitamine erst verfügbar, stärkt die Abwehr und kräftigt bei Stress. Trotzdem sollte man den Bedarf möglichst über die Nahrung decken und Eisenpräparate nur nach Absprache mit dem Arzt einnehmen. Der Grund: Massiv gefüllte Eisenspeicher können zur Bildung freier Radikale führen. Amerikanische Wissenschaftler fanden bei ihren Untersuchungen unter Menschen, die gut mit Eisen versorgt waren, zwei- bis dreimal mehr Krebspatienten. Eisen aus tierischen Lebensmitteln wie Fleisch, Leber, Herz, Blutwurst und Schalentieren ist besser verfügbar als das aus pflanzlichen Lebensmitteln wie grünem Blattgemüse, Kräutern, Vollkorn, Pilzen und Hülsenfrüchten.

Vitamin C verbessert die Aufnahme im Körper.

FÜRS WACHSTUM: JOD

Jod ist Bestandteil des Schilddrüsenhormons und damit wichtig für ein gesundes Wachstum und die Gehirnfunktion. Jod reguliert die Körperwärme und stimuliert den Kreislauf. Die ehemals schlechte Jodversorgung in Deutschland hat sich inzwischen verbessert. Der Grund ist die Verwendung von jodiertem Salz im Haushalt und bei der Herstellung von Wurst und Brot. Daher unbedingt jodiertes Speisesalz im Haushalt verwenden.

FÜR FESTE ZÄHNE: FLUOR

Fluor ist ein wesentlicher Bestandteil von Zähnen und Knochen. Durch Zufuhr kleiner Mengen kann der Zahnschmelz gehärtet und außerdem der Karies vorgebeugt werden.

Fluor-Quellen: Trink- und Mineralwasser, fluoridiertes Salz, Fisch, Fleisch und Getreide

SCHUTZ UND ENTGIFTUNG: ZINK, KUPFER & SELEN

Alle drei Spurenelemente schützen unsere Zellen als wirksame Antioxidantien vor schädlichen Umwelteinflüssen. Zusätzlich entgiften sie, da sie aufgenommene Schwermetalle wie Kadmium, Blei und Quecksilber binden und aus dem Körper befördern können.

Gute Quellen: Fisch, Fleisch, Vollkorn, Nüsse, Hülsenfrüchte; Zink auch in Milch

BIOAKTIVE SUBSTANZEN: GESUNDHEITSFÖRDERND

Sie sind nicht lebensnotwendig, aber inzwischen wissenschaftlich anerkannt als gesundheitserhaltend. Sie werden vorwiegend von Pflanzen selbst gebildet und deshalb auch als »sekundäre Pflanzeninhaltsstoffe« bezeichnet. Mit zunehmendem Wissen gewinnen Lebensmittel, die besonders viel davon enthalten, als »Superfood« immer mehr Bedeutung (siehe Seite 24 und 25). Eine große Gruppe sind die Ballaststoffe. Denn sie unterstützen den Abtransport schädlicher Substanzen aus dem Darm – und dienen gleichzeitig der Darmmikrobiota (siehe Seite 46) als Nahrung. Das stärkt wiederum unser Abwehrsystem.

Die Verdauung spielt für den Stoffwechsel zudem eine Riesenrolle. Forscher stellten in großen Langzeitstudien fest, dass Menschen länger leben, wenn sie viel Gemüse und Obst essen. Mit der Wirkung von Vitaminen allein war das Phänomen nicht zu erklären. Durch immer bessere Untersuchungsmethoden entdeckten sie eine ganze Reihe von sekundären Pflanzenstoffen, die bioaktiv wirken: Sie schützen unsere Zellen vor freien Radikalen, die durch Stress, Ozon, Smog und UV-Strahlen entstehen. Sie stärken Immunsystem, Herz und Gefäße, stabilisieren den Stoffwechsel und senken das Risiko, zu erkranken.

Rund 30 000 Wirkstoffe werden in Pflanzen vermutet, davon 10 000 in essbaren. Doch zunächst einmal nützen sekundäre Pflanzenstoffe den Pflanzen selbst: Farben und Düfte locken Insekten an und gewährleisten damit die Fortpflanzung. Pflanzenhormone regulieren das Wachstum. Und wieder andere Substanzen wehren Bakterien, Viren und Pilze ab; deshalb sitzen viele Bioaktivstoffe direkt unter der Schale von Gemüse und Obst.

DIE BUNTEN STOFFE

Rund 600 **Carotinoide** färben Obst und Gemüse gelb, rot und grün. Sie schützen als Antioxidantien unsere Zellen. Außerdem hemmen sie die Bildung von Tumoren, indem sie die Zellinformation stärken und so vom Wuchern abhalten.

Gute Quellen: Möhren, Tomaten, Brokkoli, Salat, Kürbis, Aprikosen, Mango, Kiwi, Orangen

Mit etwa 4000 Farbstoffen sind die **Flavonoide** in Obst und Gemüse vertreten: gelbe Flavonole, rote, blaue und violette Anthozyanine und das gelbe und grüne Quercetin. Vermutlich sind sie die potentesten Antioxidantien im Pflanzenreich überhaupt. Sie stärken das Immunsystem und die Gefäße und wirken, wie auch die Carotinoide, der Zellalterung entgegen.

Gute Quellen: Kohl, Blattsalate, Lauch, Rote Bete, Weintrauben, Beeren, Kirschen, Orangen

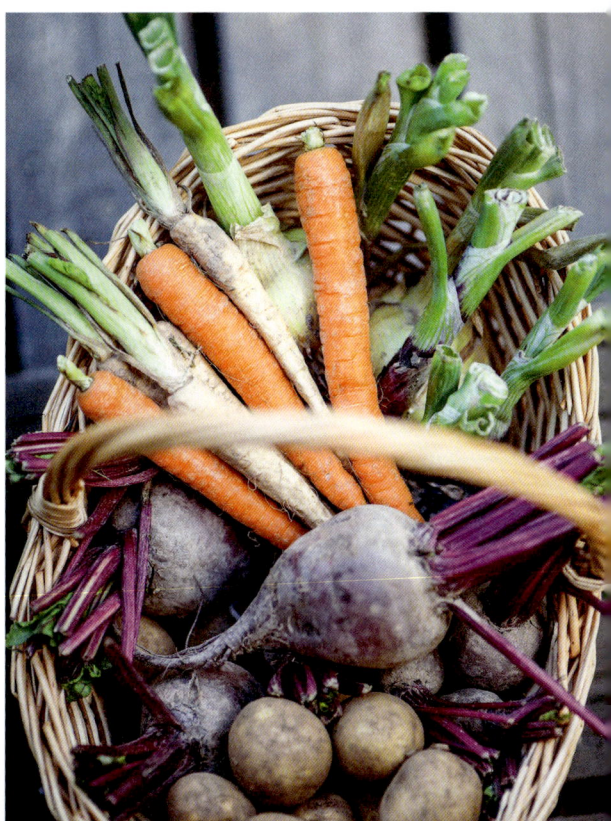

DUFT UND GESCHMACK

Terpene sind charakteristische Duftstoffe, wie Menthol in der Minze. Sie fördern die Entgiftung unseres Körpers und können das Krebsrisiko mindern. Als ätherische Öle verfliegen sie rasch. Deshalb sollten Sie alles möglichst frisch verwenden.

Sulfide sorgen für den scharfen Geschmack in allen Lauchgewächsen und für Tränen beim Zwiebelschneiden. Die Volksmedizin nutzt diese Schwefelverbindungen schon lange: Als natürliche Antibiotika bekämpfen sie Viren, Bakterien und Pilze, hemmen die Blutgerinnung, senken Bluthochdruck und den Cholesterinspiegel.

Gute Quellen: alle Zwiebeln, Lauch, Knoblauch

Glucosinolate sind Senföle. Sie schützen vor Infekten, sind aber hitzeempfindlich. Deshalb auch Kohl nicht zu lange erhitzen.

Gute Quellen: alle Kohlarten, auch Kohlrabi, Rettich, Radieschen, Meerrettich, Kresse

Saponine (vom lateinischen »Sapo«, Seife) sind Bitterstoffe, die so heißen, da sie beim Kochen aufschäumen. Sie kommen vor allem in Hülsenfrüchten vor und sind unter anderem für deren cholesterinsenkende Wirkung verantwortlich. Sie mindern außerdem Entzündungen und das Risiko für einige Krebsarten. Da sie wasserlöslich sind, sollte man das Einweich- und Kochwasser möglichst mitverwenden, aber nur abgekocht.

Gute Quellen: Linsen, Bohnen, Erbsen, Soja, Getreide, Reis

Phenolsäuren geben als Gerbsäuren Tee, Nüssen und Trauben einen herben Geschmack. In den Randschichten von Getreide, Beeren und Gemüse schützen sie das darunterliegende Gewebe vor dem Verderb durch Sauerstoff. Diese Wirkung stärkt auch im menschlichen Organismus die Abwehr und mindert das Krebsrisiko.

Gute Quellen: Vollkorngetreide, Kartoffeln (mit Schale), Hülsenfrüchte, Kohl, Spinat, Radieschen, Beeren, Weintrauben

HORMONE UND CO.

Phytoöstrogene sind Substanzen, die unseren Hormonen ähnlich sind. Japanerinnen, deren Blut viele Phytohormone enthält, weil sie traditionell sehr viele sojareiche Lebensmittel essen, erkranken laut Statistiken seltener an Brustkrebs als Europäerinnen. Die Stoffe scheinen auch die Ausschüttung von Insulin zu bremsen.

Gute Quellen: Soja und seine Produkte, Getreide, Linsen, Bohnen, Leinsamen und Kohl

Phytosterine fungieren in Pflanzen als Botenstoffe. Sie sind im Aufbau dem Cholesterin ähnlich und können im menschlichen Körper den Cholesterinspiegel senken.

Gute Quellen: Samen, Nüsse, Getreidekeime, kalt gepresste Öle und Diätmargarine mit Sterinen, die den Cholesterinspiegel senken.

Proteaseinhibitoren sind aktive Antioxidantien, die antiviral wirken, Entzündungen hemmen und den Blutdruck regulieren.

Gute Quellen: Getreide, Hülsenfrüchte und deren Sprossen, Kartoffeln, Tomaten und Kohl

BALLASTSTOFFE FÜR SCHUTZ UND SCHÖNHEIT

Sie zählen auch zu den Bioaktivstoffen. Als Quell- und Faserstoffe bilden sie das Gerüst von Obst, Gemüse, Getreide und Hülsenfrüchten. Was da so knuspert und knackt in Apfel, Möhre und Vollkornbrot, reguliert unseren Blutzuckerspiegel, senkt die schlechte Cholesterinfraktion und das Risiko für Krebs und Herz-Kreislauf-Erkrankungen. Und sie machen schön und schlank. Denn

Ballaststoffe bringen Schwung in die Verdauung, transportieren Abfallprodukte aus dem Körper und verhindern so, dass Gifte überhaupt entstehen. 30 Gramm sollten wir jeden Tag zu uns nehmen in Form von Vollkornbrot, -nudeln, -reis, Müsli, Obst, Hülsenfrüchten, Kohl, Kartoffeln und Rohkost. Und, da Ballaststoffe quellen, reichlich dazu trinken. Leider konsumieren Männer laut Nationaler Verzehrsstudie tatsächlich nur 25 Gramm und Frauen 23 Gramm täglich.

Ballaststoffe gehören zu den Kohlenhydraten, genauer gesagt zu den Polysacchariden (Mehrfachzuckern). Es wird unterschieden zwischen unverdaulichen Kohlenhydraten, resistenter Stärke und Holzstoffen (Lignin). Wie sie wirken, hängt von ihrer Wasserlöslichkeit ab.

- **Unlösliche Ballaststoffe** (Cellulose, Hemicellulose, Lignin) gelangen in den Dickdarm, wo sie zum Teil von Bakterien fermentiert werden. Zum Teil verlassen sie den Körper aber auch unverdaut. Sie binden im Dickdarm Wasser, wodurch der Speisebrei quillt und weicher wird. Die Darmbewegung wird dadurch gefördert und die Transitzeit des Stuhls verkürzt. Unlösliche Ballaststoffe kommen zum Beispiel in Haferflocken, Weizen, Hülsenfrüchten, Vollkornprodukten, Kleie, Kartoffeln und in der Schale von Obst und Gemüse vor.
- **Lösliche Ballaststoffe** (Polysaccharide wie Inulin, Pektin, resistente Stärke, Alginate wie Agar-Agar, Carrageen, Guar- und Johannisbrotkernmehl) bilden einen zähflüssigen Schleim, der sowohl die Magenentleerung als auch die Aufnahme von Zuckern verlangsamen kann. Zudem können sie Fette binden und dadurch den Cholesterinspiegel positiv beeinflussen. Darmbakterien wandeln sie in kurzkettige

Fettsäuren um, die als Nahrungsgrundlage für Darmbakterien, vor allem Milchsäurebakterien, dienen. Lösliche Ballaststoffe kommen beispielsweise in Äpfeln, Quitten, Zwetschgen, Zitrusfrüchten, Topinambur, Pastinaken, Schwarzwurzeln, Artischocken, Chicorée, Gerste, Floh-, Lein- und Chiasamen vor.

PREBIOTIKA

Sie dienen bestimmten gesundheitsfördernden Darmbakterien wie den Bifidusbakterien als Nahrung. Zu dieser Gruppe gehören auch die löslichen Ballaststoffe wie das Inulin. Es gibt aber auch Prebiotika, die aus Milch hergestellt werden. So wunderbar Prebiotika wirken: Ein Zuviel kann zu Blähungen führen. Und Menschen mit Darmkrankheiten reagieren oft besonders empfindlich auf diese Substanzen.

PROBIOTIKA

Eine weitere Gruppe der Bioaktiven sind Milchsäurebakterien und Milchsäure. In Sauerkraut und Joghurt sorgen sie für den frischen Geschmack. Er entsteht, indem die Bakterien Kohlenhydrate in Milchsäure umwandeln. Beide, Bakterien und Milchsäure, stabilisieren unsere Darmbakterien (zum Beispiel nach einer Behandlung mit Antibiotika) und stärken unsere Abwehr. Außerdem werden unerwünschte Stoffe schneller aus dem Körper transportiert. Für probiotische Produkte werden Bakterien eingesetzt, die auch die Magen- und Gallensäuren überstehen. So gelangen im Schnitt 40 Prozent von ihnen lebend in den Darm und können dort ihre Wirkung tun. Es wird empfohlen, regelmäßig Joghurt (naturbelassen oder probiotisch) zu essen, außerdem frisches Sauerkraut und Säfte aus mit Milchsäure vergorenem Gemüse.

SUPERFOOD

Als Superfood bezeichnet man Lebensmittel, die einen überdurchschnittlich hohen Gehalt an wertvollen Inhaltsstoffen haben. Oft sind es antioxidative Substanzen – also Vitamine und Bioaktivstoffe. Ein wichtiges Maß ist dabei der ORAC-Wert (»Oxygen Radical Absorbing Capacity«). Er gibt an, wie schnell ein Lebensmittel freie Radikale neutralisiert. Kritiker wenden ein, dass ein Laborwert wenig Aussagekraft für die Praxis hat. Außerdem wird kritisiert, dass gerade die exotischen Produkte nur getrocknet oder als Pulver im Handel sind. Einheimische Lebensmittel wie Brennnesseln, Beeren oder Grünkohl kommen frisch auf den Tisch, was ihre antioxidative Wirksamkeit gegenüber den Importen erhöht. Kaufen Sie also lieber auf dem Wochenmarkt frische saisonale und regionale Gemüse und wenn Importware, dann Rohkostqualität.

Acaibeere Die Frucht der Kohlpalme liefert viel Kalzium. Ihr Fruchtfleisch wirkt stark antioxidativ. Die Beeren sind getrocknet, als Saft, Pulver oder Tabletten erhältlich.

Brennnessel Das Kraut hat eine anregende Wirkung auf Darm und Harnwege und stärkt die Abwehrkräfte. Reich an Vitamin A, B, K und Eisen. Die Blätter sind frisch oder getrocknet auf dem Markt (oder im Garten). Das Rezept Detox-Smoothie dazu finden Sie auf Seite 83.

Chiasamen Die Heilpflanze der Maya ist eine gute Quelle für essenzielle mehrfach ungesättigte Fettsäuren und Ballaststoffe. Sie reguliert den Blutzucker, macht satt und ist ein Ei-Ersatz für Veganer. Als Körner erhältlich.

Chlorella Die Süßwasseralge enthält Ölsäure, ist reich an Ballaststoffen, Eiweißen, vielen Vitaminen sowie Kalzium, Eisen und Zink. Wirkt entgiftend, antibakteriell und hilft bei Mundgeruch. Als Pulver und Kapseln erhältlich.

Gojibeere Die Beere des Bocksdornstrauchs liefert reichlich Vitamin B_1, B_2, Antioxidantien und

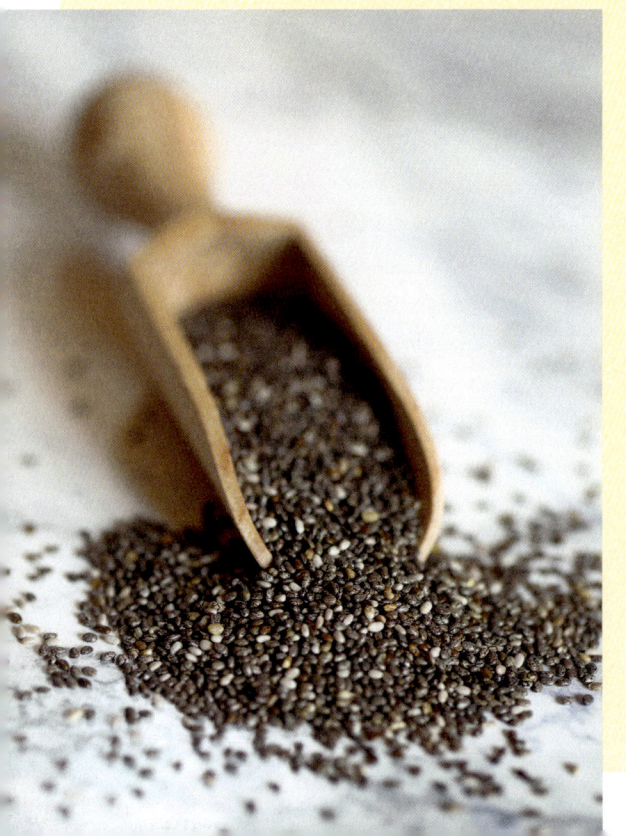

Betacarotin. Man verspricht sich von ihr langsame Alterung und positive Auswirkung auf das Immunsystem. Als Trockenfrüchte und auch als Pulver, Kapsel und Saft erhältlich.

Granatapfel Seine verzehrbaren Kerne hemmen Entzündungen und beugen Herz-Kreislauf-Erkrankungen und Prostataproblemen vor. Sie sind reich an Vitaminen, Polyphenolen und Antioxidantien. Als Frucht und Saft zu kaufen.

Grünkohl Kein Gemüse enthält mehr Kalzium und Eisen, außerdem Vitamin C, Betacarotin und Folsäure. Und natürlich viele Flavonoide. Selbst Omega-3-Fettsäuren sind dabei. Am besten gedünstet oder roh im Smoothie oder Salat.

Heidelbeeren Sie helfen mit ihren Ballaststoffen nicht nur bei Durchfall, sondern enthalten große Mengen an Antioxidantien. Diese beugen Herz-Kreislauf-Erkrankungen vor und verbessern nachweislich das Erinnerungsvermögen bei Senioren sowie die Lernleistung bei Kindern.

Matcha Der aromatische Grüntee in Pulverform aus Japan hat eine belebende Wirkung durch etwas Koffein und viel Chlorophyll. Enthält viel Vitamin A, B_1, B_2 und B_3, K und Eisen. Flavonoide dienen dem Zellschutz, regen den Stoffwechsel an und senken das Schlaganfallrisiko.

Moringa Tropischer Baum mit nährstoffreichen Blättern. Diese enthalten viel Kalium, Kalzium, Vitamin C und K sowie essenzielle Aminosäuren. Sie wirken positiv auf die Cholesterinwerte, können die Konzentration fördern und Falten mindern. Als Pulver und Kapseln erhältlich.

Quinoa Ein glutenfreies Pseudogetreide mit viel Eisen, Magnesium und Protein. Es enthält die essenzielle Aminosäure Lysin und schützt vor Krebs. Als Samen im Lebensmittelhandel (Bioladen, Reformhaus) erhältlich.

Spirulina Die Mikroalge kauft man als Pulver oder Tabletten. Sie besteht zu 60 Prozent aus Eiweiß, ist eine gute Quelle für Eisen, Kalzium, Vitamin A und C. Stärkt das Immunsystem und unterstützt die Blutbildung.

Weizengras Das ausgekeimte, zarte Grün in der Weizenpflanze hat viel Vitamin B_{12}, C, E, Kalzium sowie Betacarotin, Folsäure und Eisen. Der Pflanzenfarbstoff Chlorophyll enthält entzündungshemmende Eigenschaften. Weizengras ist als Pulver, Saft und Kapseln erhältlich.

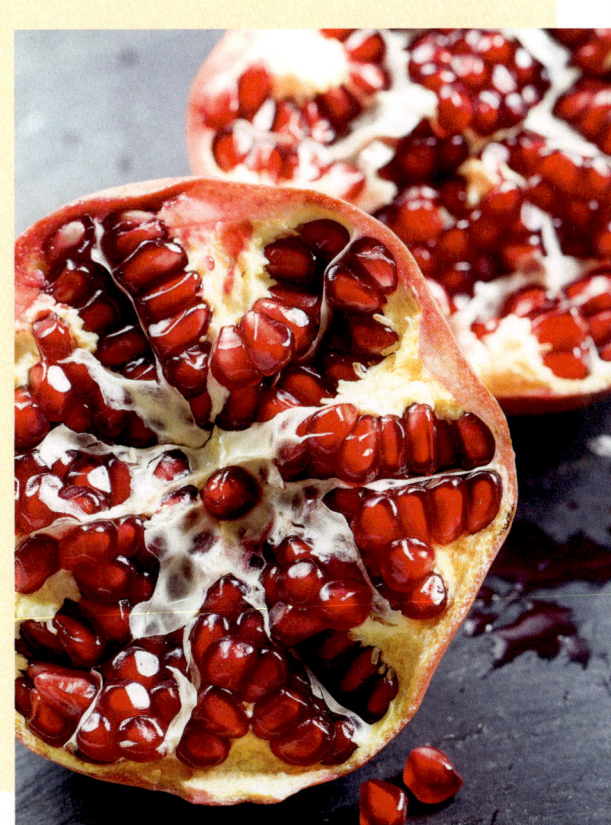

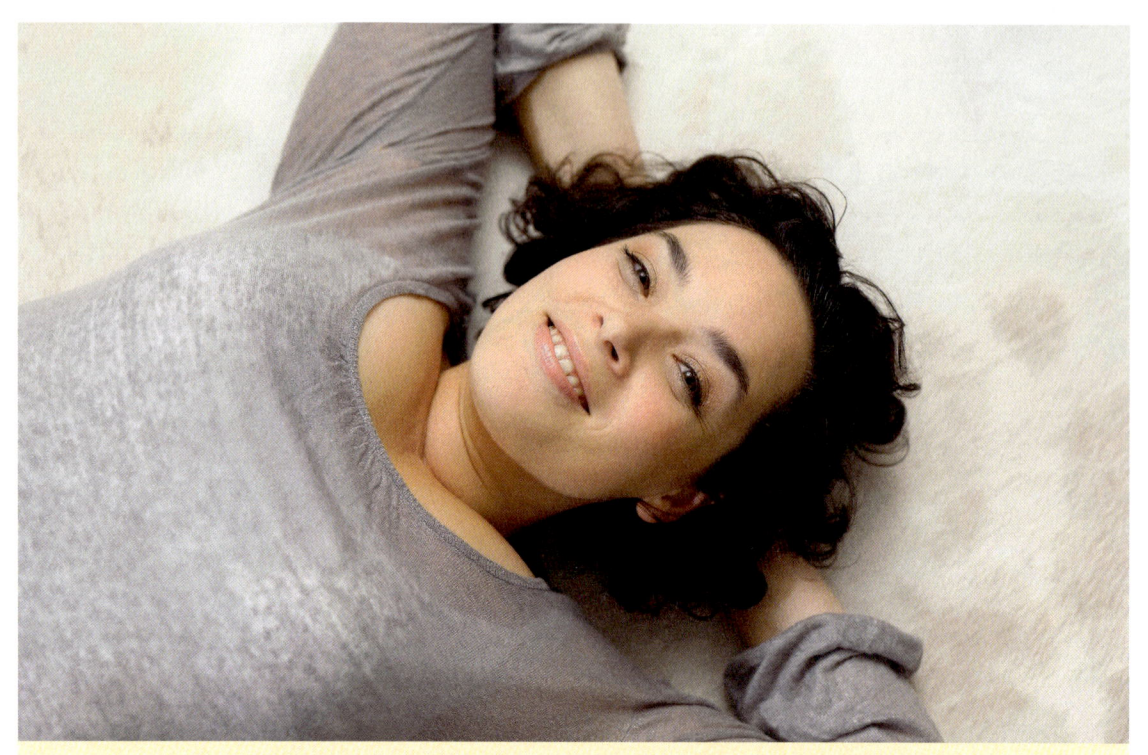

HORMONE & CO
– REGULATOREN IM STOFFWECHSEL –

Kohlenhydrate, Eiweiß und Fett werden im Körper ganz unterschiedlich verarbeitet und lösen unterschiedliche Reaktionen aus. Natürlich kommen die Nährstoffe in Lebensmitteln meist in Mischungen vor: Ein Butterbrot enthält hauptsächlich Kohlenhydrate, aber auch Eiweiß und viel Fett; Milch liefert nicht nur Flüssigkeit, sondern auch Eiweiß, Fett und ein wenig Kohlenhydrate. Trotzdem gibt es bei den einzelnen Nährstoffen und ihrer Wirkung ganz entscheidende Unterschiede. Eiweiß wird auch als Fatburner bezeichnet, Kohlenhydrate gelten als Dickmacher und Fette als durchaus erwünscht. Zu diesen Einflüssen der Nährstoffe selbst kommen noch andere Faktoren wie die »circadianen Rhythmen« (siehe Seite 29) und die Verteilung der Mahlzeiten über den Tag: Auch das hat Einfluss darauf, wie gut wir unser »Futter« verwerten. Denn die Hormone, die am Energiestoffwechsel beteiligt sind, sind je nach Tageszeit unterschiedlich aktiv. Die Wissenschaft ist einigen Phänomenen auf die Spur gekommen. Vor allem langfristige Studien (siehe Seite 156) sind wichtig.

DIE SCHNELLEN DICKMACHER

Kohlenhydrate sind schnelle Energiespender. Schon wenn wir ein Stück Brot kauen, wandeln Amylasen im Speichel die Stärke in Zucker um: Es schmeckt süßlich und Zuckerteilchen wandern ins Blut. Und im Darm, wo direkt nach dem Magen die Fettspaltung und Eiweißverdauung erst beginnen, können die Glucoseteilchen im Nu ins Blut übergehen. Wenn sie in süßen Getränken stecken, passieren sie den Magen noch schneller und der Effekt ist noch größer.

»GI« UND INSULIN

Der glykämische Index (GI) misst, wie ein Lebensmittel den Blutzuckerspiegel beeinflusst. Bei einem hohen GI steigt der Blutzuckerspiegel steil an und in der Folge auch der Insulinspiegel. Das Insulin sorgt dafür, dass der Zucker in der Zelle verarbeitet wird: Er liefert die Energie für ihre Aktivität. Gleichzeitig fördert Insulin die Bildung von Fettzellen und hemmt den Fettabbau. Insulin schleust übrigens auch Amino- und Fettsäuren in die Zellen. Wird nun der Zucker aus dem Blut transportiert, sinkt der Blutzuckerspiegel und es entwickelt sich relativ schnell wieder Hunger. Diabetes ist ein Insulinmangel – deshalb müssen Diabetiker zur Verdauung der Kohlenhydrate Insulin zu sich nehmen. Übergewicht führt bei vielen Menschen auf Dauer zu Diabetes Typ 2. Durch eine ständige Insulinflut im Blut reduziert die Zelle ihre Insulinrezeptoren – Insulin kann dann nicht mehr in die Zelle gelangen, obwohl jede Menge davon im Blut kreist. Die Bauchspeicheldrüse produziert immerzu Insulin nach – und macht irgendwann schlapp. Dieser Vorgang wird dann über kurz oder lang zum krank machenden Teufelskreis.

Praxisnäher als der GI ist der glykämische Load (GL), bei dem der Wert auf eine Portion bezogen ist. Denn die GI/GL-Werte sind individuell sehr unterschiedlich und hängen von Menge, Konsistenz und der Lebensmittelkombination ab. Limonade, Saft, Weißbrot, Süßigkeiten und Fertiggerichte haben eher einen hohen GL.

ES GEHT AUCH LANGSAM

Neben den »schnellen« Kohlenhydraten in hellem Brot, zuckrigem Gebäck, süßen Getränken und Nudeln gibt es auch Kohlenhydrate, die den Blutzuckerspiegel nicht so explodieren lassen. Und das ist gut so, denn schließlich sollten wir nicht nur von Eiweiß und Fett leben. Gemüse enthält so viel Wasser, Ballaststoffe und langkettige Kohlenhydrate, dass auch unser Darm Zeit braucht, sie zu knacken. Deshalb sollten wir mindestens drei Portionen (= je eine Handvoll) Gemüse am Tag genießen – und zwar roh in Smoothies, Salaten, zum Knabbern und gedünstet, gedämpft oder gewokt.

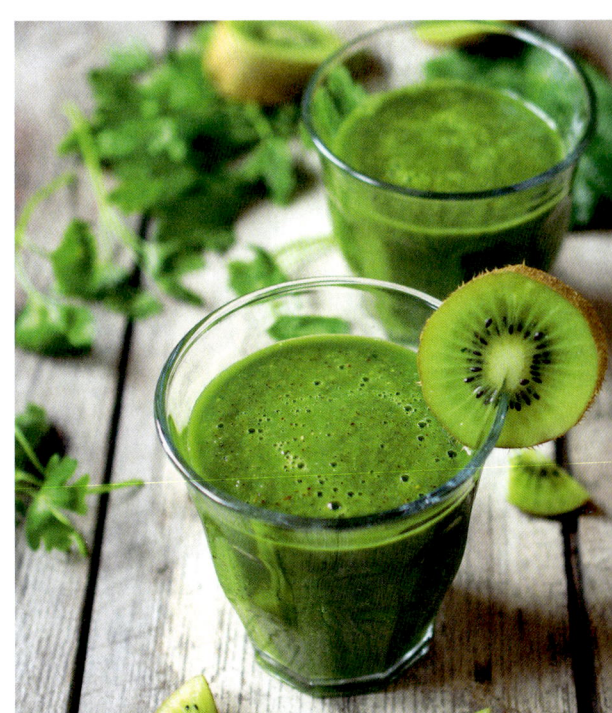

Getreide ist der kohlenhydratreiche Sattmacher per se – aber bitte als Vollkornprodukt. Dann sorgen nämlich Ballaststoffe, Eiweiß und Fett im Korn dafür, dass es langsam verdaut wird. Und wie ist es mit Früchten? Sehr süße Früchte wie Banane, Trauben oder Ananas haben einen hohen GI. Mehr als zwei Portionen pro Tag sollten es nicht sein. Wer Gewichtsprobleme hat, greift besser zu Beeren und Äpfeln. Und verzichtet völlig auf Saft.

DIE SCHLANKEN AKTIVIERER

Eiweiß dient in erster Linie dem Bau unserer Zellsubstanz. Doch was über diesen Bedarf hinausgeht, wird zum Energielieferanten. Dabei entfaltet Eiweiß eine – wie die Wissenschaft sagt – »spezifisch dynamische Wirkung«. Beim Umbau von Eiweiß entsteht Wärme: Nach dem Essen wird uns deshalb warm. Ein Teil der Kalorien verpufft also, gleichzeitig läuft unser innerer Motor auf Hochtouren. Die Hebel stehen auf Verbrennung – gut fürs Abnehmen. So wird Eiweiß auch als »Fatburner«, Fettverbrenner, bezeichnet. Ein etwas höherer Eiweißgehalt der Nahrung scheint nach neuesten Forschungen die Gewichtsabnahme positiv zu beeinflussen. Allerdings haben eiweißreiche Lebensmittel (Fleisch, Milchprodukte, Nüsse) oft viel Fett. Verwenden Sie deshalb eiweißreiche und zugleich fettarme Lebensmittel wie fettarme Milch, Magerquark, Sojaprodukte, Geflügel und Fisch.

DIE TRÄGE RESERVE

Unsere Zellen brauchen Fett vor allem als Reserve: So kann der Körper das Zuviel an Kalorien für schlechte Zeiten speichern. Auch dafür ist Insulin zuständig: Es schleust zunächst alle Nährstoffe – Glucose, Fettsäuren und Aminosäuren – in die Zellen, solange diese Bedarf anmelden. Irgendwann sind sie voll. Aber die Bauchspeicheldrüse produziert weiter Insulin, das am Ende überschüssiges Fett in die Fettzellen drückt. Und dort sitzen sie zunächst einmal fest. Bis sie durch Energiebedarf wieder abgezogen werden. Ein langwieriger Prozess, der aber durch Bewegung aktiviert und unterstützt werden kann.

SPANNENDE HYPOTHESEN

Die Dionysos-Studie ergab, dass diejenigen Menschen, die nach einer Diät etwas mehr Eiweiß und »komplexe« Kohlenhydrate aßen, ihr Gewicht am besten hielten. Andere Studien konnten einen Zusammenhang zwischen zu viel und zu wenig Schlaf einerseits und Übergewicht andererseits feststellen. Auch die Psyche spielt eine wichtige Rolle: Die »Hungry-Brain-Hypothese« vermutet eine Fehlsteuerung bei Stress, die zu unstillbarem Appetit führt. Dass bei allem die Bewegung eine Riesenrolle spielt, steht außer Frage. Deshalb finden Sie in diesem Buch auch einen Bewegungsteil (ab Seite 133) für zu Hause.

HUNGER-STOFFWECHSEL

Wenn wir weniger Kalorien zu uns nehmen, als wir brauchen, muss der Körper auf seine Reserven zurückgreifen. Leider sind das nicht nur die Fettpolster: Unser Gehirn braucht ja Glucose, um zu funktionieren – das hat absoluten Vorrang. Dafür wird die Eiweißreserve in der Muskulatur angezapft. Wenn aber die Muskelmasse abnimmt, sinkt auch der Kalorienbedarf: ein Teufelskreis. Erst wenn der Hunger länger anhält, können auch die Fettreserven für die Versorgung des Gehirns herhalten: Bis zu 60 Prozent seines Bedarfs kann das Gehirn mit sogenannten »Ketonkörpern« (siehe Seite 43) decken, die der Körper aus seinen Fettreserven bildet. Auch die Muskeln können mit diesen Energiereserven sehr gut arbeiten.

DIE ROLLE VON APPETIT, HUNGER UND SÄTTIGUNG

Appetit und Hunger sind nicht so einfach voneinander zu unterscheiden. Richtiger Hunger tritt erst mehrere Stunden nach der letzten Mahlzeit auf – Appetit dagegen ist ziemlich unabhängig von der letzten Mahlzeit. Hunger strahlt vom oberen Bauchbereich aus – der Appetit dagegen beginnt im Mundbereich: Das Wasser läuft uns buchstäblich im Mund zusammen. Richtiger Hunger beginnt langsam und wächst, wenn er nicht gestillt wird – Appetit dagegen ist urplötzlich da. Hunger verschwindet, wenn man satt ist, und hinterlässt ein Gefühl der Zufriedenheit. Appetit dagegen bleibt, auch wenn wir satt sind. Wer ihm nachgibt, fühlt sich danach eher schuldig. Mit anderen Worten: Hunger ist ein klares Körpersignal, Appetit hat oft auch tiefer liegende seelische Ursachen. Außerdem wird er in unserem Schlaraffenland überall und ständig angeregt: Essen als duftende Verlockung lauert an jeder Straßenecke.

DER RICHTIGE RHYTHMUS

Eine große Studie der Max-Planck-Gesellschaft über »circadiane Rhythmen« (siehe Seite 156) ergab, dass wir in einem 24-Stunden-Rhythmus leben, ein Drittel dieser Zeit verschlafen und in der Wachphase etwa alle fünf Stunden Hunger bekommen. Unsere innere Uhr ist auf drei Mahlzeiten am Tag geeicht. Überlegen Sie selbst, wie oft Sie essen, wenn Sie ausgelastet und erfüllt von einer Tätigkeit sind. Oft futtern wir nämlich aus Langeweile. Zwischenmahlzeiten sind nur bei körperlich anstrengender Arbeit sinnvoll sowie für Kinder. Die überwältigende Mehrheit aber kommt mit drei Mahlzeiten am Tag aus.

SÄTTIGUNGSSIGNALE

Am einfachsten ist die Auswirkung der Magendehnung zu verstehen: Sogenannte Mechanorezeptoren in Speiseröhre und oberem Dünndarm, vor allem aber in der Magenwand, reagieren auf Dehnung und melden das an die Zentrale: Der Mensch ist satt! Die Kalorien spielen dabei keine Rolle. Es kommt allein aufs Volumen an. Das ist eine Chance! So hilft das berühmte Glas Wasser tatsächlich vorübergehend, den Magen zu füllen. Und der Salat oder das rohe Knabbergemüse vor der Mahlzeit dämpfen den ersten Heißhunger.

Manchmal verwechseln wir auch Durst mit Hunger durch eine Überlappung der Sinneseindrücke.

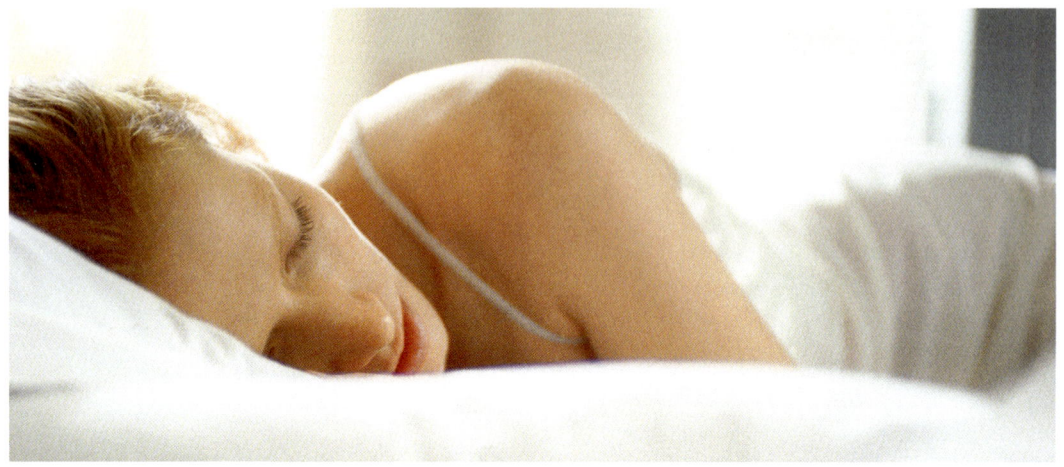

Die einfachste Methode, damit fertigzuwerden: Trinken Sie ein Glas Wasser, wenn Sie sich hungrig fühlen. So merken Sie am besten, ob es nicht vielleicht nur der Durst ist.

Auch Erschöpfung oder Müdigkeit werden oft mit Essen beantwortet, weil wir das Gefühl haben, etwas fehle uns. Mag sein, dass die Wurzel für dieses Missverständnis in der Kindheit liegt. Haben Sie nicht auch schon versucht, ein quengelndes Kind durch Essen oder Trinken zu beruhigen? Und das Kind lernt: Wenn ich mich unwohl fühle, gibt's was zu essen. Das behalten wir dann – unbewusst – bei. Die Folge: Zum Beispiel stärken wir uns nach einer durchwachten Nacht mit einer Extraportion Nervennahrung, statt zu schlafen!

DIE HORMONE

Eine wichtige Rolle scheinen zwei Hormone zu spielen: **Leptin**, das Sättigungssignale sendet, und **Ghrelin**, das Hunger signalisiert. Bei Schlafmangel bildet der Körper mehr Ghrelin und weniger Leptin. Tatsächlich konnte nachgewiesen werden, dass Menschen, die nur fünf Stunden schlafen, ein um 50 Prozent höheres Risiko haben, übergewichtig zu werden. Bei vier Stunden Schlaf erhöht sich das Risiko auf 73 Prozent, bei sechs Stunden sinkt es auf 23 Prozent. Zu viel Schlaf allerdings kann auch Übergewicht begünstigen.

Die Zusammensetzung der Darmbakterien hat ebenfalls Einfluss auf diese Hormone. Überwiegt eine gesunde, günstige Darmmikrobiota, bilden wir mehr Leptin und weniger Ghrelin und essen weniger. Bisher konnte man daraus aber keine Schlankheitsbehandlung ableiten: Bei Übergewichtigen ist dieser Hormonhaushalt gestört und nicht so einfach wieder zu »reparieren«.

Auch Stress scheint Einfluss auf die Hormone zu nehmen. Die »Hungry-Brain-Hypothese« vermutet den enormen Glucosebedarf des Gehirns als Auslöser für eine unnatürliche Appetitsteigerung bei Stress. Entspannungstraining und Sport gelten hier als bestes Gegenmittel: Train the Brain. Dabei helfen Ihnen die Übungen in unserem Sportteil ab Seite 133. Auch Eiweiß in der Nahrung hat einen positiven Einfluss auf das Hormonverhältnis und hier ist tatsächlich eine erfolgreiche Kur möglich – aber davon im nächsten Kapitel.

SÄURE-BASEN-BALANCE

In unserem Körper bestehen unterschiedliche Säuregrade: Während im Magen die Salzsäure dominiert, ist der Speichel basisch. Das Maß ist der pH-Wert: < 1 ist sehr sauer, 7 ist neutral (reines Wasser) und > 14 sehr basisch. Im Bindegewebe können die Werte sehr unterschiedlich sein – nur Blut muss immer denselben stabilen basischen Wert haben. Ein Puffersystem des Körpers sorgt dafür, dass das funktioniert: Er scheidet ständig Säuren über Lunge, Nieren, Verdauungsorgane und Haut aus – bei zu viel Säure begleitet von Sodbrennen und Gastritis. Durch den ständigen Ausgleich braucht der Körper viel Kalzium, das er den Knochen entzieht – das erhöht das Risiko für Osteoporose.

DIE SÄUREBILDNER

Eiweißreiche Lebensmittel wie Fleisch, Fisch, Käse oder Nüsse, aber auch Getreide, also Weißbrot, Nudeln, Kuchen, wirken säurebildend. Selbst Kaffee, Alkohol, kohlensäurereiche Getränke, Süßigkeiten und Zucker machen uns sauer. Wenn noch ein relativer Sauerstoffmangel durch wenig Bewegung und falsche Atmung dazukommt und Sie zu wenig trinken, leidet darunter die Gesundheit – und das Aussehen auch.

DIE BASENBILDNER

Sie gleichen zu viele Säurebildner aus: Gemüse und Obst, Kartoffeln, Sauerkraut und Oliven, Kräutertees, Gewürze und Sojasauce, Honig und Trockenfrüchte. Als neutral gelten flüssige Milchfrischprodukte wie Buttermilch und Joghurt, Fette, Essig und exotische Körner wie Quinoa, Hirse, Amaranth und Buchweizen. Bei Mineralwasser spielt ein hoher Gehalt an Hydrogencarbonat eine basenbildende Rolle. Übrigens: Ein saurer Geschmack sagt nichts über die Wirkung im Stoffwechsel aus: Zitrusfrüchte und Essig sind starke Basenbildner.

SO GLEICHEN SIE AUS

Wenn Sie sich an die folgenden Ratschläge halten, können Sie die basenbildenden Dickmacher vom Speisezettel streichen, ohne dass Ihr Körper deshalb sauer reagiert. Und ohne dass Knochen und Nieren belastet werden – auch wenn Sie mehr Eiweiß verzehren.

- Reduzieren Sie weißes Brot und Brötchen, weiße Nudeln, weißen Reis.
- Verzichten Sie auf Süßigkeiten, Kuchen und Schokolade.
- Essen Sie mindestens 4 Portionen (= 1 Handvoll) Gemüse und 1 Portionen Obst am Tag.
- Würzen Sie viel mit Kräutern und Gewürzen.
- Bewegen Sie sich so, dass Sie mindestens einmal täglich außer Atem sind.
- Trinken Sie über den Tag verteilt etwa 2 Liter (siehe Seite 14/15).
- Ergänzen Sie Ihre Ernährung mit einem Basenpulver (siehe Seite 156).

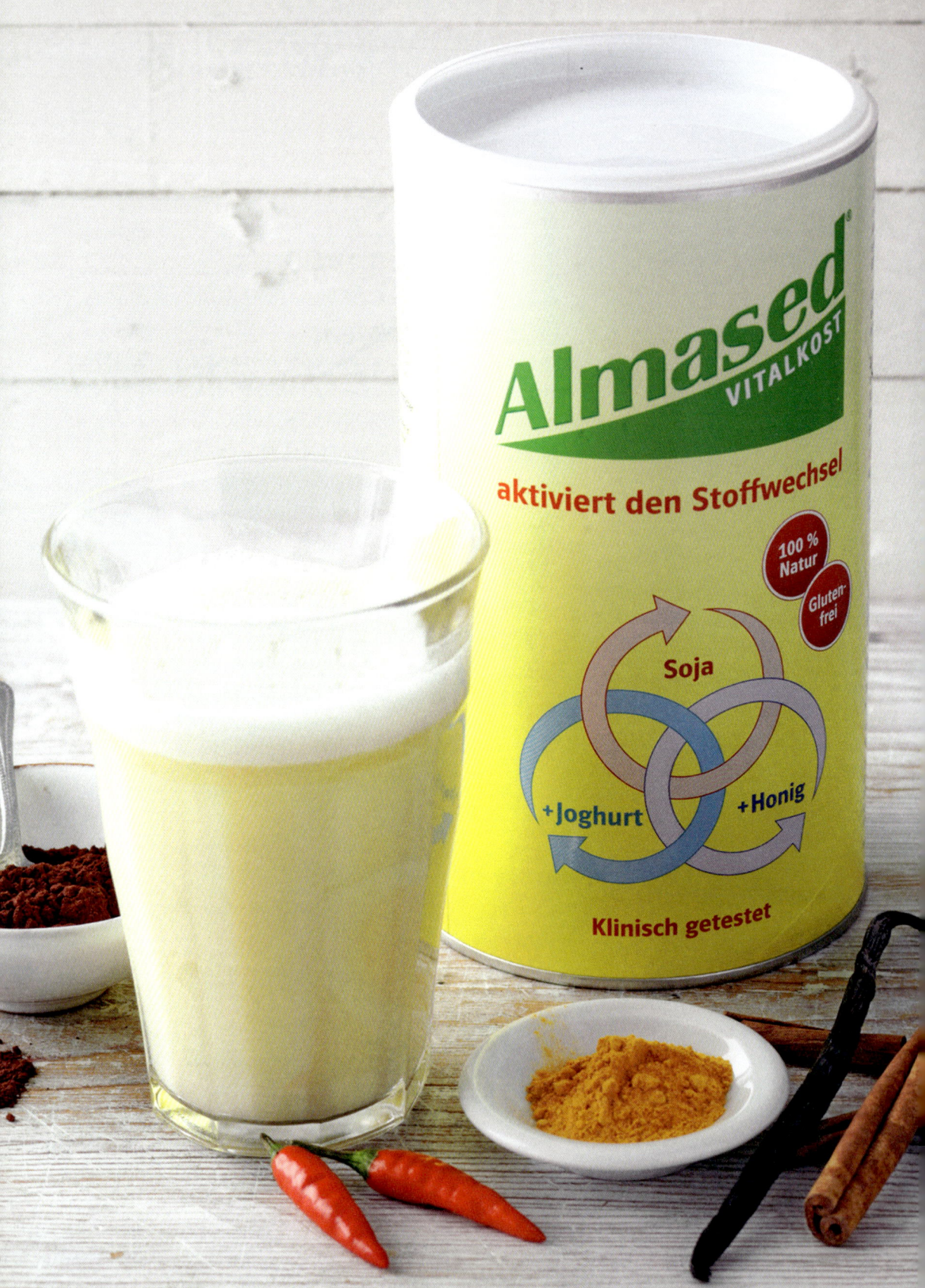

ALMASED®
– WIE UND WARUM ES HILFT –

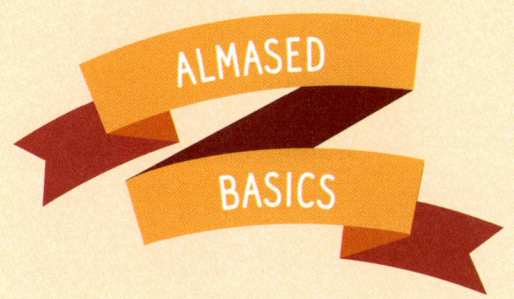

Die Ausgangslage ist klar: Sie haben sich mit der Zeit ein Polster ange-futtert. Das hat nicht nur Ihr Aussehen, sondern auch Ihre inneren Werte verändert: Manche leiden unter Bluthochdruck, andere haben einen un-gesunden Blutfettspiegel, oft droht Diabetes oder zumindest ein gestörter Zuckerstoffwechsel, die Verdauung funktioniert nicht richtig. Hunger- und Sättigungshormone sind aus dem Lot und oft auch der Tag-Nacht-Rhythmus. Hier können Sie nachlesen, wie diese Probleme entstehen, wie Sie Einfluss darauf nehmen können und wie Sie Ihrem Körper die Pfunde wieder abtrotzen mithilfe von Almased®.

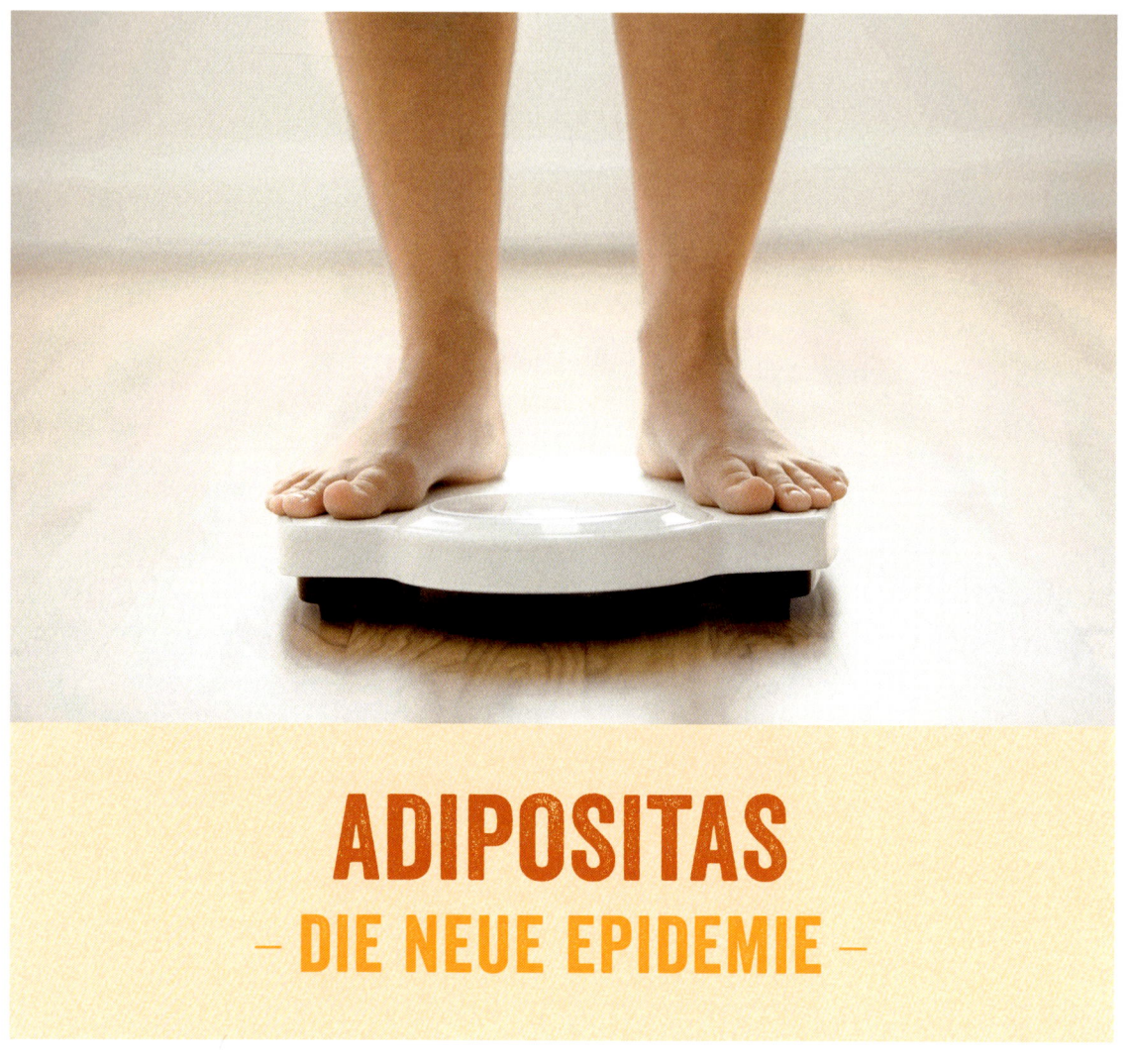

ADIPOSITAS
– DIE NEUE EPIDEMIE –

Krankhaftes Übergewicht (Adipositas) mit einem BMI von über 30 (siehe Seite 36) ist die am schnellsten wachsende gesundheitliche Bedrohung der westlichen Gesellschaft. In einigen europäischen Ländern sind bereits sechs von zehn Erwachsenen adipös. Bis 2030 könnten es nach Schätzungen neun von zehn sein. Wie sieht es bei uns aus? Knapp 70 Prozent der Bevölkerung sind übergewichtig, etwa ein Drittel davon adipös. Damit liegen wir im europäischen Mittel – in Ländern wie den USA, Australien oder Mexiko sieht es schlimmer aus. Entsprechend steigen die Fälle von Herz-Kreislauf-Erkrankungen, Diabetes und Gelenkserkrankungen an – Übergewicht ist also nicht nur ein kosmetisches Problem. Die Ursachen liegen auf der Hand: Unser Lebensstil hat sich in den letzten Jahrzehnten rasant verändert; wir essen ständig und rund um die Uhr – und dann noch Lebensmittel, die den Blutzucker steil ansteigen lassen und andererseits dem Immunsystem wenig Nahrung geben. Vor allem essen wir einfach von allem zu viel. Das hat ernsthafte Konsequenzen.

WIE WIR ESSEN UND TRINKEN

Die Nationale Verzehrsstudie schaute den Deutschen auf die Waage – so genau wie noch nie. Etwa 20 000 Menschen zwischen 14 und 80 Jahren wurden mehrfach befragt, untersucht, gemessen und gewogen. Die Studie hat bestätigt, was wir ohnehin ahnten: Die Deutschen sind zu dick – und das Übergewicht steigt vor allem nach dem 40. Lebensjahr erheblich an, Jahr für Jahr. Bei Männern geschieht das stärker als bei Frauen: Während von Männern im dritten Lebensjahrzehnt knapp 60 Prozent übergewichtig sind, steigt der Anteil bis 50 Jahre auf mehr als 70 Prozent und bis zum 70. Lebensjahr auf über 80 Prozent! Bei Frauen steigt die Zahl der Übergewichtigen von 35 Prozent mit 30 Jahren auf mehr als 70 Prozent bei den 60-Jährigen und Älteren.

DIE FATALSTEN FEHLER

Die Studie schaute uns auch auf den Teller. Das Ergebnis überrascht kaum: Gemüse und Obst sind Mangelware in unserem Speiseplan, von beidem essen wir zu wenig. Dagegen trinken wir gerne Säfte und süße Getränke. Das ist fatal, denn die sind kalorienreich und ausgemachte Dickmacher. Auch Alkohol nimmt bei unseren Ernährungsgewohnheiten überhand. Und wir lieben fette Wurst und zu viel Fleisch. Wir mögen Zucker und Gebäck aus weißem Mehl. Zu kurz kommen dagegen Vollkornprodukte, Kartoffeln, Hülsenfrüchte und Fisch. Kurz: Wie es unseren Instinkten entspricht, bevorzugen wir das, was viele Kalorien liefert und dem Verdauungssystem wenig Arbeit macht. Das ist für uns am bequemsten und verlockendsten: Schlaraffenland jeden Tag. Das hat nicht nur Folgen für unser Gewicht und die Gesundheit.

Übergewicht

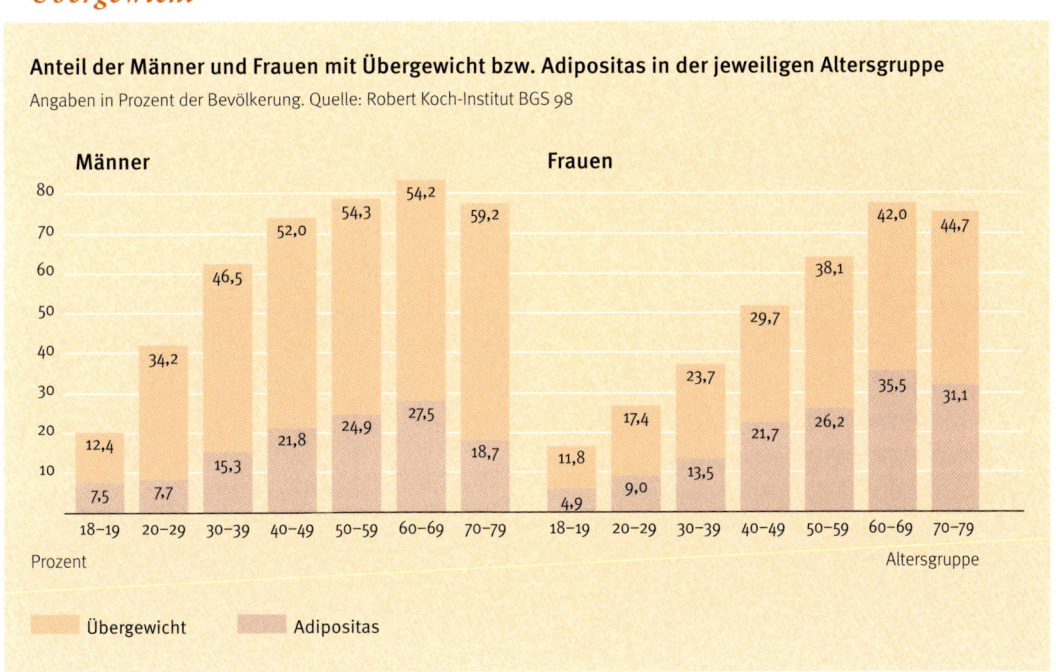

Anteil der Männer und Frauen mit Übergewicht bzw. Adipositas in der jeweiligen Altersgruppe
Angaben in Prozent der Bevölkerung. Quelle: Robert Koch-Institut BGS 98

WELCHES GEWICHT IST IDEAL?

Natürlich gibt es gesunde Dicke – manche Studien kommen sogar zu dem Ergebnis, dass leichtes Übergewicht mit einem BMI zwischen 25 und 30 gesünder sein kann als das Normalgewicht. Aber andererseits ist leichtes Übergewicht oft der erste Schritt zu schwerer Adipositas (BMI über 30), die unbestritten nicht gesund ist! Tatsächlich nimmt der Anteil der Menschen, die davon betroffen sind, ständig zu. Wehret den Anfängen, muss deshalb die Devise heißen.

Einer aktuellen Befragung der EASO (European Association for the Study of Obesity) in Europa zufolge sind sich viele Menschen ihrer überflüssigen Pfunde nicht bewusst. Männer lügen sich hier übrigens eher in die Tasche als Frauen. Das eigene Körpergefühl ist also nicht immer ein zuverlässiger Ratgeber. Damit Sie sich in Zukunft nicht nur auf Ihr Gefühl verlassen müssen, stellen wir Ihnen hier die Kenngrößen für ein gesundes Gewicht vor.

DER BMI – INTERNATIONALE EINORDNUNG

Untergewicht:	‹ 18,5
Normalgewicht:	18,5–24,9
Übergewicht:	› 25
– Präadipositas:	25–29,9
– Adipositas Grad 1:	30–34,9
– Adipositas Grad 2:	35–39,9
– Adipositas Grad 3:	› 40

Diese Einteilung berücksichtigt das Alter nicht. Da eine gewisse Gewichtszunahme mit dem Alter gesundheitlich akzeptabel zu sein scheint, kommt die Universität Hohenheim deshalb zu folgenden Empfehlungen:

Alter	BMI
19–24 Jahre	19–24
25–34 Jahre	20–25
35–44 Jahre	21–26
45–54 Jahre	22–27
55–64 Jahre	23–28
› 64 Jahre	24–29

BODY-MASS-INDEX (BMI)

Der Body-Mass-Index ist seit 1997 das von der Weltgesundheitsorganisation (WHO) genutzte Standardmaß zur Einteilung des Körpergewichts in drei Kategorien. Bisher gibt es keine bessere Einteilung, die gleichzeitig praktikabel ist. Dabei wird das Körpergewicht in Kilogramm (kg) durch die mit sich selbst multiplizierte Körpergröße (m²) geteilt. Als Formel sieht das so aus:

$$BMI = \frac{kg}{m^2}$$

APFEL ODER BIRNE?

Bei mäßigem Übergewicht (Präadipositas) ist für die Beurteilung des Gesundheitsrisikos vor allem wichtig, wo die Fettpölsterchen sitzen.

Beim »Birnentyp« sitzen die Fettdepots hauptsächlich an Hüfte, Po und Oberschenkeln. Er kommt häufig bei Frauen vor. Diese Depots sind nicht so gefährlich – aber leider schwer abzubauen.

»Apfeltypen« haben die Problemzonen rund um den Bauch – das kommt bei Männern häufiger vor, bei Frauen eher nach der Menopause. Weil der

Speckbauch einen aktiven Stoffwechsel hat, erhöht sich das Risiko, am Metabolischen Syndrom (siehe Seite 38) zu erkranken. Denn das Bauchfett liegt nicht unter der Haut, sondern zwischen den Organen und an anderen Stellen im Bauchraum. Es bildet dort mehr als 200 Botenstoffe und ist das größte Drüsenorgan des Körpers. Deshalb erhöht das Bauchfett den Blutdruck und vermehrt Insulinausschüttung und Entzündungen.

Zu welchem Typ Sie gehören, können Sie leicht mithilfe eines Maßbandes feststellen.

Der Taillenumfang

Messen Sie Ihren Taillenumfang in der Höhe des Bauchnabels. Ab einem Umfang von mehr als 94 Zentimetern bei Männern und 80 Zentimetern bei Frauen gehören Sie zum Apfeltyp und haben bereits ein erhöhtes Risiko für kardiovaskuläre (Herz-Kreislauf-)Erkrankungen. Zeigt das Maß-

band bei Männern mehr als 102 und bei Frauen mehr als 88 Zentimeter, ist das Risiko dafür sogar deutlich erhöht.

IST ÜBERGEWICHT WIRKLICH SCHÄDLICH?

Es gibt einzelne Studien, die in Übergewicht keine gesundheitlichen Risiken sehen. Doch diese sind in der Minderzahl.

Folgende Krankheiten werden laut WHO durch Adipositas mit verursacht:

- Diabetes
- Krebs (Brust, Darm, Gebärmutter, Speiseröhre, Niere)
- Koronare Herzkrankheiten
- Metabolisches Syndrom
- Probleme des Bewegungsapparates, also Verschleißerscheinungen von Hüfte und Knie, sowie Rückenprobleme

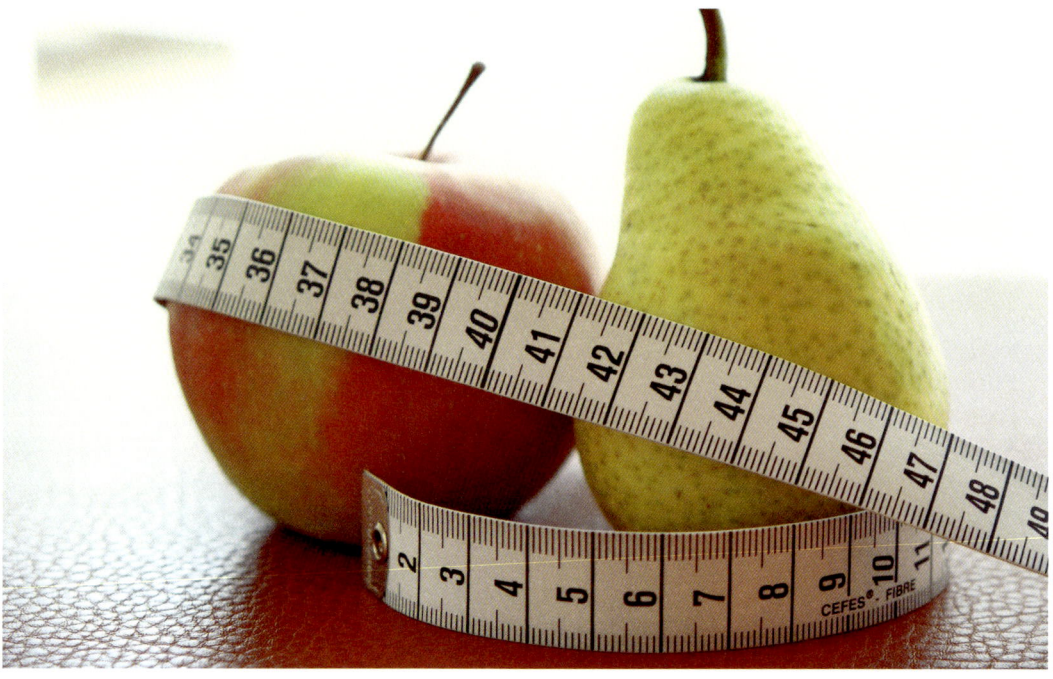

METABOLISCHES SYNDROM

Ein rätselhafter Name für handfeste Probleme. Das »tödliche Quartett« umfasst die vier Faktoren Übergewicht, gestörter Glucose- und Fettstoffwechsel sowie Bluthochdruck. Ursache ist das Fett im Bauchraum (siehe Seite 36).

DIE VIER PROBLEMZONEN

- **Bauchbetonte Adipositas**
  Laut dem Internationalen Diabetes Verband (International Diabetes Federation, IDF) sind überschüssige Pfunde, vor allem im Bauchraum, die Hauptursache für die Entstehung des Metabolischen Syndroms. Denn sie verursachen die folgenden Krankheitssymptome:

- **Gestörter Zuckerstoffwechsel**
  Starkes Übergewicht verhindert die Ausschüttung eines speziellen Hormons (Adiponektin). Die Körperzellen werden dadurch »taub« für Insulin und können die anfallende Glucose nicht mehr aus dem Blut aufnehmen. Die Folgen sind ein erhöhter Glucosespiegel und eine erhöhte Insulinproduktion, was die Unempfindlichkeit der Zellen (Resistenz, siehe Seite 43) für Glucose kompensieren soll. Doch nach einiger Zeit stößt die Insulinproduktion an ihre Grenzen und es entwickelt sich Typ-2-Diabetes (siehe Seite 27).

- **Fettstoffwechselstörung**
  Die erhöhte Insulinproduktion ist eine logische Reaktion des Körpers. Sie hat weitere negative Folgen: Zu viel Insulin führt dazu, dass freie Fettsäuren ebenfalls im Blut verbleiben und nicht abgebaut werden. Überschüssiger Zucker und überschüssiges Fett im Blut führen auf längere Sicht zu Ablagerungen in den Ge-

fäßen und dadurch zu einem erhöhten Risiko für Arteriosklerose.

- **Bluthochdruck (Hypertonie)**
  Durch verengte Blutgefäße steigt der Blutdruck. Der erhöht, zusammen mit Arteriosklerose, das Risiko für kardiovaskuläre Erkrankungen (Herzinfarkt oder Schlaganfall) bei Frauen um das Vier- bis Sechsfache und bei Männern um das Zwei- bis Dreifache!

KENNDATEN METABOLISCHES SYNDROM

Seit April 2005 gibt es vom IDF eine Definition für das Metabolische Syndrom, wie sie unten anhand der diagnostischen Werte dargestellt wird. Demnach sind 80 Prozent der Diabetiker davon betroffen!

- **Bauchumfang:** Männer > 94 cm, Frauen > 80 cm
- **Fettstoffwechselstörung:**
  Erhöhte Triglyceride: > 150 mg/dl bzw. 1,7 mmol/l
  Zu niedriges HDL-Cholesterin:
  Männer < 40 mg/dl bzw. 1,03 mmol/l, Frauen < 50 mg/dl bzw. 1,29 mmol/l
  Oder eine bestehende Behandlung
- **Bluthochdruck:**
  systolisch > 130 mmHg
  diastolisch > 85 mmHg
  Oder eine bestehende Behandlung
- **Gestörter Zuckerstoffwechsel**
  Nüchtern-Blutglucose > 100 mg/dl bzw. 5,6 mmol/l
  Oder eine bestehende Behandlung von Typ-2-Diabetes

SO ENTKOMMEN SIE DEM TEUFELSKREIS

Wie in einem Teufelskreis kann man sich in diesem Zusammenspiel von Problemen wirklich fühlen. Aber dabei gibt es eine gute Botschaft: Eben weil alle Symptome in Zusammenhang zueinander stehen, lösen zwei ganz wichtige Maßnahmen eine positive Veränderung auch auf den anderen Gebieten aus. Das sind Gewichtsabnahme und Bewegung. Sie können wie ein Befreiungsschlag wirken: Wer es schafft, seine körperliche Aktivität zu steigern, wer gleichzeitig abnimmt und seinen Bauchspeck reduziert, bei dem verbessern sich die anderen stoffwechselbedingten Symptome ebenfalls. Dabei helfen schon kleine Schritte.

Am Blutdruck kann man das besonders eindrücklich feststellen:

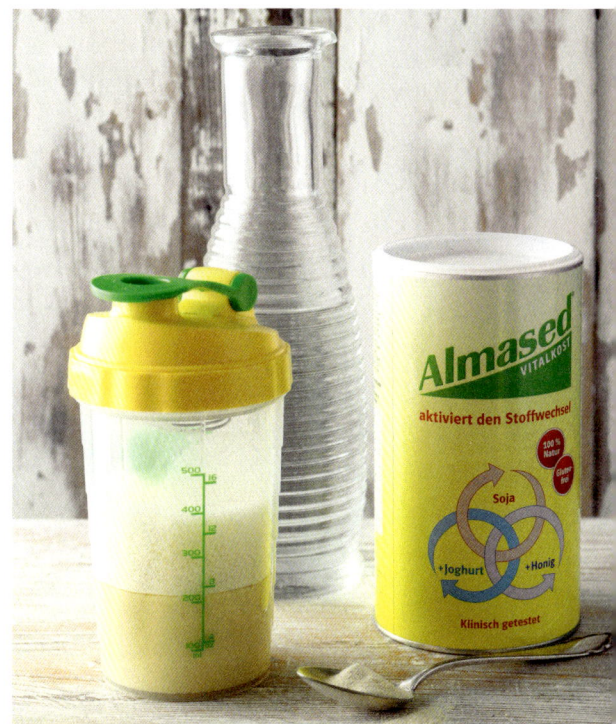

- Wer mindestens dreimal in der Woche wenigstens eine halbe Stunde lang körperlich aktiv ist, der kann allein dadurch seinen Blutdruck um 5 bis 10 mmHG senken.
- Wer übergewichtig ist und abnimmt, bei dem sinkt der Blutdruck nur durch das reduzierte Gewicht um 1 bis 2 mmHG für jedes verlorene Kilogramm.

Auch die Insulinresistenz verbessert sich bereits, wenn man fünf bis zehn Kilogramm abnimmt. Das ist auch für Diabetiker vom Typ 2 relevant und kann Medikamente überflüssig machen.

Die Blutfettwerte verbessern sich ebenfalls dramatisch: Eine Gewichtsreduktion kann die gefährlichen Triglyceridwerte um bis zu 40 Prozent senken! Wie die Prozesse ineinandergreifen, ist nicht bis zur letzten Konsequenz geklärt. Klar ist aber: Sie wirken. Und nicht nur das: Sie fühlen sich einfach viel besser und haben neue Energie. So können Sie weiter abnehmen und aktiv bleiben.

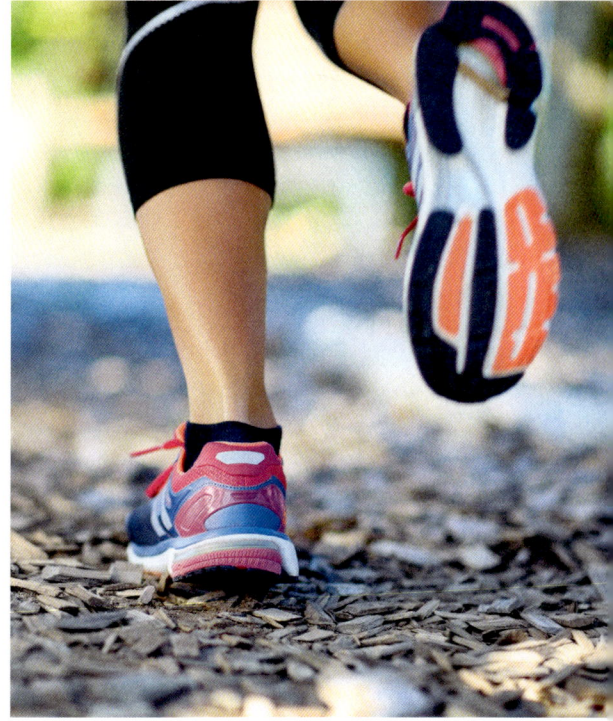

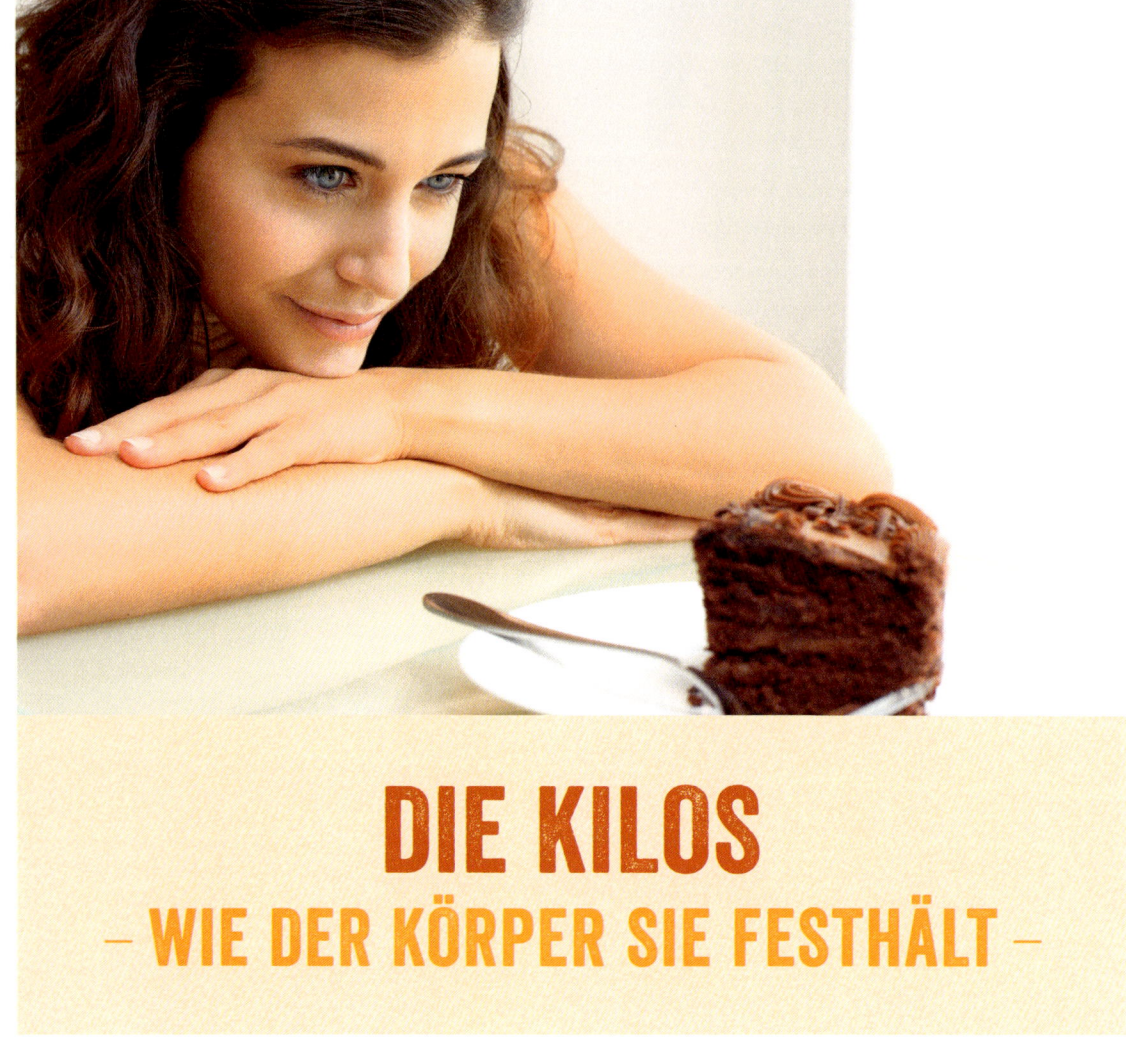

DIE KILOS
– WIE DER KÖRPER SIE FESTHÄLT –

Der Stoffwechsel des menschlichen Körpers ist darauf ausgerichtet, sein Überleben zu sichern. In der menschlichen Entwicklungsgeschichte waren die am erfolgreichsten, die mit möglichst wenig Nahrung möglichst lange durchhielten. Deshalb hat die Mehrzahl von uns »Gute-Futterverwerter-Gene« in sich. Und genau diese eigentlich lebensnotwendige Veranlagung führt dazu, dass unser Körper mit allen Mitteln versucht, seine Energiespeicher zu behalten. Er weiß ja nicht, dass während einer Diät keine Hungersnot bevorsteht, sondern dass wir ihm etwas Gutes tun wollen. Wenn wir anfangen, eine Diät zu machen, also die Kalorienzufuhr zu senken, gehen sämtliche Alarmsignale im Körper an und er richtet sich auf eine Hungerphase ein. Er spart Kalorien, was das Zeug hält, und macht uns gleichzeitig mit Heißhungerattacken ganz wild auf Essbares. Dabei ist er leider meist höchst erfolgreich. Unsere Gedanken kreisen nur noch darum, jeder appetitanregende Duft zieht uns magisch an. Und oft erliegen wir der verführerischen Versuchung und greifen zu.

SOS-MASSNAHMEN DES KÖRPERS WÄHREND EINER DIÄT

Wenn unser Körper registriert, dass er weniger Kalorien bekommt, als er braucht, wirft er zunächst sein Sparprogramm an. Und gefährdet so unseren Abnehmerfolg. Gut, wenn Sie wissen, wie Sie diese Reaktionen austricksen können!

DIE HERZFREQUENZ SINKT

Das stellt den Schalter der Körperfunktionen auf langsam – wir werden müde, möchten nur schlafen, bewegen uns langsamer und sparen dadurch natürlich Kalorien – genau das will ja unser »Fettbleib-bei-mir«-Instinkt: Die Reserven sollen auf keinen Fall angegriffen werden.

- Bewegung und Sport helfen. Landen Sie nicht auf der Couch, sondern gehen Sie zu Fuß oder radeln Sie zur Arbeit – zumindest eine Teilstrecke. Wer mehr Zeit hat, sollte joggen. Kneippsche kalte Güsse auf die Beine oder Wechselduschen und Saunagänge machen ebenfalls munter.
- Almased®-Faktor: Bewegung spielt eine wichtige Rolle beim Almased®-Programm. So richtig erfolgreich sind Sie, wenn Sie täglich eine halbe Stunde Bewegung einplanen.

DIE KÖRPERTEMPERATUR SINKT

Wir fangen an zu frieren, bekommen schnell kalte Füße und Hände. Ausgelöst wird das durch die verminderte Ausschüttung des Schilddrüsenhormons. Auch das spart jede Menge Kalorien, die wir ja auch für die Aufrechterhaltung der Körpertemperatur brauchen (siehe Seite 7).

- Stellen Sie die Heizung nicht höher – eine wärmere Wohnung regt den Körper nicht dazu an, mehr Fett zu verbrennen. Ein heißes Bad und dicke Socken ebenso wenig. Auch hier hilft Bewegung – die macht warm und verbraucht Kalorien. Zudem regen Gewürze wie Chili, Ingwer und Senf die Durchblutung von innen an. Manche Tees leisten das auch. Vor allem hilft eine eiweißreiche Ernährung: Durch die spezifisch-dynamische Wirkung steigt die Körpertemperatur (siehe Seite 13 und 28).
- Almased®-Faktor: Aus diesem Grund ist Almased® auf Eiweißbasis aufgebaut. Das macht nicht nur lange satt, sondern aktiviert auch den Stoffwechsel.

DIE VERDAUUNG WIRD TRÄGE

Mit anderen Worten: Wir bekommen schnell Verstopfung. Das ist nicht nur unangenehm – es führt auch dazu, dass unser Körper auch noch die letzte Kalorie aus der Nahrung zieht. Denn selbst im Dickdarm sorgen Bakterien dafür, dass aus unverdaulichen Ballaststoffen kalorienreiche Fettsäuren gebildet werden.

- Bewegung regt auch hier an: Die Darmperistaltik läuft auf Hochtouren, wenn wir radeln, laufen, schwimmen, Gymnastik oder Yoga machen. Viel kalorienfreie Flüssigkeit in Kombination mit reichlich Ballaststoffen sorgt für Masse und eine schnellere Darmpassage. Prebiotika können dabei ebenso helfen wie Probiotika (siehe Seite 23). Denn auch Darmbakterien können uns dabei helfen, schlank zu werden (siehe Seite 46).
- Almased®-Faktor: Bakterienkulturen aus Joghurt und Enzyme im Honig sorgen dafür, dass die Verdauung klappt. Zusätzliche Empfehlung: Laktobazillen und Bifidusbakterien als Präparat (siehe Seite 47) einnehmen.

EIWEISS- UND MUSKELMASSE NEHMEN AB

Unser Gehirn braucht dringend Glucose, und die ist am einfachsten aus Eiweiß, das in der Muskelmasse verfügbar ist, herzustellen. Wenn die Muskelmasse sinkt, brauchen wir aber auch weniger Kalorien – denn die Muskelmasse ist ein echter Energiefresser (siehe Seite 7) – und dann nehmen wir weniger ab. Deshalb ist es im Hinblick auf die Muskulatur besser, nicht zu schnell und nicht zu viel auf einmal abzunehmen.

● Enthält die Kost viel Eiweiß und wenige »schnelle« Kohlenhydrate, dann baut unser Körper weniger Muskelmasse, aber mehr Fettzellen ab (siehe Seite 43). Beim Fasten schrumpfen die Muskeln (siehe Seite 45), es ist keine gute Methode abzunehmen. Langsam abzunehmen ist in jeder Hinsicht nachhaltiger.

● **Almased®-Faktor:** Die spezielle eiweißreiche Zusammensetzung von Almased® minimiert diesen Effekt. Das bedeutet: Ihr Kalorienverbrauch sinkt nicht. Wer sich zusätzlich mehr bewegt, kann den Muskelabbau noch weiter bremsen und sogar umkehren.

WIR HABEN HUNGER

Das macht Abnehmen so schwer: Unser Körper zieht alle Register, um an »Futter« zu kommen – wir denken ständig an Essen, haben das Gefühl zu »unterzuckern«, bekommen Panik und manchmal sogar Schwindelanfälle. Ein gesunder Mensch kann flexibel auf Unterzuckerung reagieren. Aber wer das Metabolische Syndrom hat oder eine Insulinresistenz (siehe Seite 38 und 43), kommt an seine Reserven nicht so einfach heran. Alarm im Körper entsteht deshalb also auch, wenn eigentlich genug Glucose im Blut ist.

● Manchmal hilft es zu trinken. Ausreichend Flüssigkeit zu trinken hilft den Magen zu füllen und deckt eventuelles Hungergefühl zu. Auch eine Atem- oder Entspannungsübung kann den Hunger überbrücken – wenn er stressbedingt ist (siehe Seite 30). Bei gesunden Menschen hilft es, mit dem Essen etwa 15 Minuten zu warten, damit der Körper andere Energiequellen anzapfen muss. Letzten Endes gilt: Wenn nicht mehr als vier Stunden seit der letzten Mahlzeit vergangen und die Reserven gut gefüllt sind, ist kein »Unterzucker« zu befürchten. Süße Getränke und Süßigkeiten können das Hungergefühl dagegen anheizen. Deshalb ist die beste Vorbeugung gegen Hungerattacken, sich dreimal am Tag richtig satt zu essen: Eine eiweißreiche Kost hilft dabei. Denn Eiweiß lässt den Blutzuckerspiegel nicht ansteigen. Eine zweite Hungerbotschaft geht vom Magen aus: Ist er leer, sondert die Magenschleimhaut das Hungerhormon Ghrelin (siehe Seite 30) ab. Das verstärkt den Hunger. Wird er mit Zuckrigem gesättigt, beginnt der Teufelskreis: Anstieg des Blutzuckers, Insulinausschüttung und daraufhin wieder Hunger. Der Magen ist aber noch immer nicht gefüllt, Ghrelin alarmiert weiter.

● **Almased®-Faktor:** Mit Almased® machen Sie alles richtig: Es gibt nur drei definierte Mahlzeiten und keine Snacks zwischendurch. Die Almased®-Drinks enthalten keinen Zucker, sondern viel satt machendes Eiweiß und so viele Honig-Kohlenhydrate, dass Ihr Gehirn genug Glucose bekommt. Außerdem enthalten unsere Almased®-Rezepte (siehe Seite 81–129) jede Menge magenfüllendes Gemüse für die Diät ab Phase 2, der Reduktionsphase.

RESISTENZEN

Ständiges Essen, zu viele »falsche« Kalorien ohne Sättigungswirkung und dadurch dauernder »Fehlalarm« der zuständigen Botenstoffe: Das bringt den Stoffwechsel durcheinander und deshalb funktionieren diese Botenstoffe oft nicht mehr richtig, wenn wir übergewichtig sind. Das nennt man Resistenz. Unser Körper stellt sich irgendwann den Signalen der Botenstoffe gegenüber taub, wodurch das Problem noch gravierender wird. Das gilt in erster Linie für das **Insulin**. Eigentlich soll es helfen, Zucker aus dem Blut in die Zellen zu schaufeln – und dafür zu sorgen, dass ein Zuckerüberschuss als Fett gespeichert wird. Doch wenn ständig gesnackt und dadurch Zuckeralarm geschlagen wird, dann stellen sich irgendwann die Zellen stur: Nichts geht mehr. Der Blutzucker bleibt hoch, das **Insulin** legt nach – am Ende droht Diabetes Typ 2.

Ein anderes Signalhormon, das ebenfalls verpufft, wenn es durch falsche Ernährung zu oft beansprucht wird, ist **Leptin**. Es wird in erster Linie von den Fettzellen ausgesendet, die damit dem Gehirn signalisieren, dass sie gut gefüllt sind. Und wenn das ständig passiert, reagiert unser Sättigungszentrum einfach nicht mehr. So haben Übergewichtige oft einen erhöhten Leptinspiegel (siehe Seite 30) und sind doch ständig hungrig! Wenn nach einer Diät der Insulin- und Leptinspiegel sinken, ist das ein Zeichen dafür, dass die Fettverbrennung wieder funktioniert.

WENN ES ANS FETT GEHT

Was passiert in Hungerzeiten, wenn kein Nahrungsnachschub kommt und unser Körper seine Eiweißreserven schonen will? Oder wenn er nur Eiweiß und Fett und keine Kohlenhydrate bekommt? Das ist in unserer Entwicklungsgeschichte immer wieder passiert. Völker, die unter Extrembedingungen lebten wie beispielsweise die Eskimos, mussten ja fast ohne Kohlenhydrate überleben. In der Neuzeit war es die Atkins-Diät, die diese Ernährungsform propagierte und die auf Dauer durchaus Nachteile hat.

GLUCOSEERSATZ: DIE KETONKÖRPER

Wir hätten nicht überlebt, wenn unser Gehirn nicht gelernt hätte, auch ohne Zucker auszukommen. Wenn beim gesunden Menschen der Blutzuckerspiegel dauerhaft niedrig ist, springt die Leber ein: Sie kann aus unseren Fettreserven Ketonkörper bauen. Die Ketonkörper werden vom Gehirn als Glucoseersatz akzeptiert. Durch diese »Feuerwehrmaßnahme« kann das Gehirn seinen Glucosebedarf von 120 Gramm pro Tag auf nur 40 Gramm herunterschrauben: Das schont das Muskeleiweiß! In dem Moment, wo der Körper zu dieser Notmaßnahme greift, wird natürlich Fettgewebe abgebaut – und nicht nur Muskeleiweiß und damit die Muskelmasse. Im Prinzip ist es ja genau das, was wir wollen, wenn wir abnehmen! Das passiert aber erst, wenn wir länger als ein bis zwei Tage wirklich gefastet haben – oder eben der Blutzuckerspiegel dauerhaft im Keller ist. Unser Gehirn und die Muskeln brauchen nämlich Zeit, um die Enzyme zu aktivieren, die nötig sind, um aus den Ketonkörpern die Energie herauszukitzeln.

HUNGER-STOFFWECHSEL

Bleibt der Energienachschub aus, fällt der Körper vom anabolen (also aufbauenden) in den katabolen (abbauenden) Zustand. Dabei steigt das Glucagon im Blut an – es aktiviert die Energiegewinnung aus Muskeln und Fett. Der Insulinspiegel sinkt, denn der Blutzuckerspiegel ist ja niedrig und keine Energie vorhanden, die zu speichern wäre.

Bekommt der Körper auf Dauer weniger als 500 Kilokalorien pro Tag, zapft er seine Speicher an. Zuerst sind die Kohlenhydratreserven in Leber und Muskeln dran. Sie liefern für etwa 24 Stunden Energie. Danach fährt der Stoffwechsel zweigleisig: Weil Gehirn, rote Blutkörperchen und Nierenmark dringend Traubenzucker (Glucose) brauchen, bildet der Körper ihn aus körpereigenem Eiweiß.

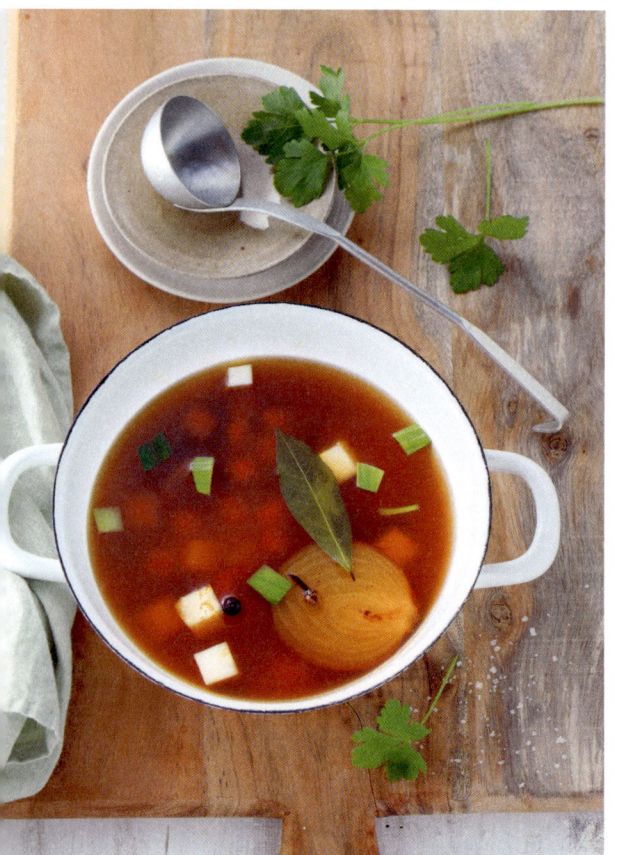

Gleichzeitig kommt die Fettverbrennung auf Touren, es geht den Speckpolstern an den Kragen. Dabei entstehen Ketonkörper (siehe Seite 43), aus denen die Muskeln Energie gewinnen können. Einer dieser Ketonkörper ist Aceton. Es ist für den Geruch verantwortlich, den Fastende ausströmen. Aceton reduziert das anfangs nagende Hungergefühl. Nach einigen Tagen kann auch das Gehirn Ketonkörper verwerten – ein schlauer Schachzug der Natur, denn das schont die Eiweißreserven. In dieser Eiweiß-Sparphase holt sich der Körper rund 95 Prozent der Energie aus Fett. Diese Phase kann je nach Umfang der Fettpolster Tage bis Wochen dauern. Allerdings ist es wichtig, zusätzlich kleine Mengen Obstsaft oder Honig aufzunehmen und für reichlich Bewegung zu sorgen: So wird Muskelmasse nicht so schnell abgebaut.

Almased®-Faktor: Honig und Eiweiß in Almased® beugen dem Muskelabbau vor. Die Übungen ab Seite 133 regen zu regelmäßiger körperlicher Aktivität an.

VORSICHT SAUER

Bei längerem Hungerzustand gerät die Säure-Basen-Balance unter Druck: Ketonkörper sind stark sauer. Deshalb wird bei medizinisch begleitetem Fasten viel Wert auf Basensalze gelegt, und man trinkt Basenbrühen und -wässer. Bei nicht behandeltem Diabetes kann es durch dauerhaften Insulinmangel in dramatischen Fällen zu einer gefährlichen Ketoaszidose kommen, bei der der pH-Wert des Blutes, der ja immer auf neutralem Niveau gehalten wird, ins Saure kippt. Das Indiz dafür ist ein Atem, der nach Nagellackentferner riecht. Dann besteht Lebensgefahr!

Während der Diät sollten Sie zur Entsäuerung ein Basenpulver, das weder Zucker noch Süßstoff enthält, einnehmen.

TUT FASTEN GUT?

Eine Fastenkur bedeutet meist, für eine bis etwa vier Wochen auf Essen ganz zu verzichten – oder allenfalls Säfte zu sich zu nehmen. In der Regel geht es dabei nicht darum abzunehmen – man möchte eher für Gesundheit sorgen und Abstand gewinnen im Sinne einer Kur.
Ist Abnehmen das Ziel, sollten Sie lieber mit Almased® fasten (siehe Seite 76), das verhindert den Abbau von Muskelmasse.

ENTGIFTET FASTEN?

Natürlich sind wir normalerweise nicht vergiftet. Aber im Körper sitzen Ablagerungen von überflüssigen und störenden Substanzen, beispielsweise Fett in Leber und Bauch, Cholesterin in den Arterienwänden oder die Harnsäurekristalle in den Gelenken, die Gicht auslösen. Diese Substanzen werden beim Fasten vermehrt ausgeschieden. Der Volksmund nennt das »entschlacken«.

HEILT FASTEN?

Von einer Fastentherapie profitieren vor allem chronisch Kranke: So bessern sich zum Beispiel die Beschwerden von Patienten mit rheumatoider Arthritis, der häufigsten entzündlichen Gelenkerkrankung in Deutschland. Bei Bluthochdruck, Arthrose oder Schmerzsyndromen wie Migräne wirkt die Nahrungskarenz ebenfalls günstig. Zudem beruhigen sich beim Fasten Entzündungsherde, die oft unbemerkt im Körper schwelen und den Boden für die großen Krankheiten unserer Zeit bereiten: Arteriosklerose, Krebs oder Stoffwechselstörungen wie Typ-2-Diabetes.
Auch Gesunden tut Fasten gut: Gewicht und Bauchumfang gehen (zunächst) zurück, die Laune steigt, der Blutdruck sinkt, Blutzucker- und Fettwerte kommen ins Lot. Schon kurze Fastenphasen haben offenbar positive Effekte. In einer Studie mit Mormonen, die traditionell ein bis zwei Tage im Monat fasten, stellte sich heraus: Wer sich daran hielt, hatte seltener eine Verengung der Herzkranzgefäße. Selbst gelegentlich eingeschobene Fastentage verschaffen dem Stoffwechsel eine heilsame Pause. Die Körperzellen reagieren danach empfindlicher auf Insulin.

MACHT FASTEN GLÜCKLICH?

Fest steht: Die ersten zwei bis drei Tage können für Fastende zäh sein. Viele sind schlapp und müde, haben Kopfschmerzen, Kreislauf- oder Konzentrationsprobleme. Doch dann kommt die Wende. Manche erzählen von Glücksgefühlen und Energieschüben, andere von einer nie gekannten Leichtigkeit, geschärften Sinnen und klaren Gedanken, von schöner Haut und strahlenden Augen. Kurz: Sie fühlen sich in Bestform. Trotzdem wird in erster Linie nicht gefastet, um Gewicht zu verlieren. Denn das würde auf Dauer keiner durchhalten, der Eiweißverlust wäre zu groß – und die Gefahr, nach Beendigung des Fastens wieder zuzuschlagen, richtig groß.

DIE ROLLE DES DARMS

Erst seit wenigen Jahren können wir den Darm so gut untersuchen, dass wir ganz neue Erkenntnisse über seine Bewohner, die Bakterien, gewinnen. Und da ergeben sich erstaunliche Dinge: Der Darm beziehungsweise die Bakterien scheinen direkt mit dem Gehirn zu kommunizieren – »mit dem Bauch denken« hat eine neue Bedeutung bekommen!

DIE DARMMIKROBIOTA

Früher nannte man die Ansammlung von Bakterien im Darm Darmflora. Heute heißt sie Mikrobiota. Viele Wissenschaftler betrachten sie als ein eigenständiges Organ, weil sie als Ganzes so viele Prozesse komplex beeinflusst. 100 Billionen Kleinstlebewesen (etwa zwei Kilogramm) leben in unserem Darm. Sie helfen, Nahrung zu verwerten, die sonst unverdaut ausgeschieden würde. Das passiert hauptsächlich in den Darmabschnitten, in denen eher verdichtet – also Flüssigkeit aus dem Stuhl gezogen – wird. Dort bauen die Bakterien unverdaute Kohlenhydrate zu Fettsäuren ab.

Bestimmte Darmbakterien können sogar Cholesterin abbauen und dadurch den Cholesterinspiegel deutlich senken. Vielleicht erklärt das, warum manche Menschen bei gleicher Ernährung weniger Probleme mit Cholesterin haben.

MACHEN BAKTERIEN APPETIT?

Das kann man so sagen. Sie haben zumindest theoretisch die Fähigkeit, Appetit und Sättigung zu signalisieren. So sind sie imstande, die Aminosäuren Tyrosin und Tryptophan zu bilden, die ins Gehirn gelangen können und dort zu Dopamin und Serotonin werden – den »Glückshormonen«. Wenn wir also etwas essen, was den Bakterien »schmeckt« – so die Hypothese –, dann senden sie Botenstoffe aus, die uns dazu bringen sollen, mehr davon zu essen. Das könnten sie auch in Bezug auf Sättigungssignale tun. Vielleicht könnten sie also Lust auf ganz bestimmte Lebensmittel machen. Dazu würde die Erfahrung passen, dass nach längerem Verzicht die Lust auf Zuckriges nachlässt. Dann hat man nämlich die Süßschnäbel unter den Bakterienstämmen ausgehungert. Vielleicht gibt es im Darm auch Spezialisten für weißes Mehl – oder für Gluten. Und damit in ferner Zukunft die Möglichkeit, Heißhungerattacken mit Bakterienimpfungen (siehe Seite 47) vorzubeugen.

Almased®-Faktor: Beim Almased®-Programm gibt es keine Süßigkeiten. Sie werden merken: Ihr Süßhunger verschwindet.

GIBT ES DICKMACHER-BAKTERIEN?

Versuche mit Labormäusen zeigten: Je nach Bakterienkultur im Darm war bei gleichem Futter eine Gruppe um 60 Prozent dicker als die andere. Das lässt sich nicht nur mit unterschiedlichen Bakterienkulturen erklären, sondern mit damit verbundenen entzündlichen Prozessen (siehe Seite 38).

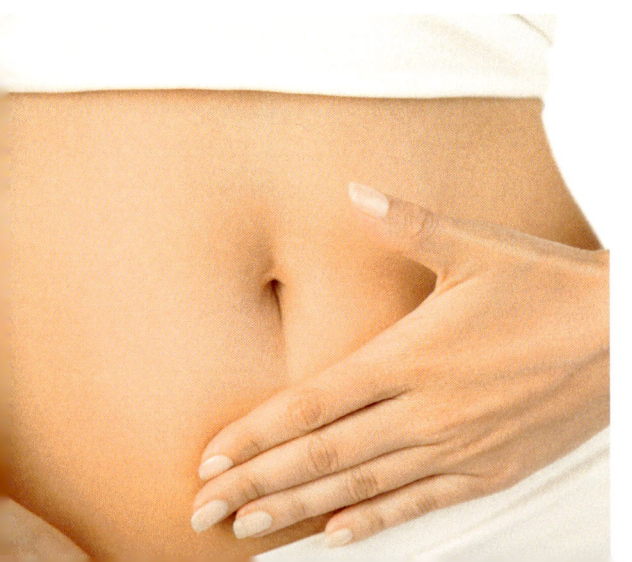

NATÜRLICHE IMPFUNG

- Das Baby im Mutterleib ist von einer schützenden Bakterienschicht umgeben. Diese besteht zur Hälfte aus **Laktobazillen (Milchsäurebakterien)**. Während einer natürlichen Geburt schlucken die Babys davon und sind auf diesem Weg bereits mit ihnen geimpft.
- Hat ein Kind im ersten Lebensjahr zu wenige **Bifidobakterien** im Darm, steigt die Wahrscheinlichkeit, dass der Mensch später Übergewicht haben wird. Muttermilch enthält diese Bakterien, gestillte Babys sind also besonders gut damit versorgt.

Untersuchungen am Menschen ergaben: Übergewichtige hatten nicht so viele unterschiedliche Bakterienfamilien im Darm wie Schlanke – und überwiegend solche, die Kohlenhydrate abbauen. Die Betroffenen konnten also ihre Nahrung intensiver verwerten als andere.

Und selbst bei den Bakterien, die Kohlenhydrate abbauen, gibt es Unterschiede: Stämme, die sich auf Kohlenhydrate aus Gemüse spezialisiert haben, liefern Fettsäuren, die zur Energieversorgung von hochaktiven Organen wie der Leber herangezogen werden. Bakterien, die Weißbrot und Schokolade »lieben«, bauen dagegen Fette, die vor allem in unseren Polstern landen.

Almased®-Faktor: Deshalb gibt es beim Almased®-Programm viel Gemüse und Salat und kein Weißbrot, Kuchen, süßes Obst und Säfte. Denn wir wollen ja »schlanke« Bakterien füttern!

DAS DREAM-TEAM: PRE- UND PROBIOTIKA

Wenn gute Bakterien, wie sie in Probiotika enthalten sind, auf bestes Futter – Prebiotika – stoßen, läuft nicht nur unser Immunsystem zur Hochform auf. Besonders wohltuende Bakterien sind die links erwähnten Laktobazillen und Bifidobakterien. Wenn sie richtig gutes Futter bekommen, können sie ihre wohltuende Wirkung entfalten. Besonders mögen sie den Ballaststoff **Inulin**, der in vielen Gemüsesorten reichlich vorkommt. Er wird zunehmend auch als Zusatzstoff eingesetzt, weil er ein cremiges Mundgefühl gibt und sein süßliches Aroma hilft, Zucker zu sparen. Greifen Sie also zu, wenn Lebensmittel Inulin enthalten (siehe unten). Der Mix aus »guten« Bakterien und ihrem Lieblingsfutter gibt unserem Sättigungszentrum positive Signale und senkt die Ausschüttung des Hungerhormons Insulin.

Almased®-Faktor: Es wird empfohlen, während des Almased®-Programms zusätzlich ein Darmflora-Präparat mit den oben erwähnten Bakterien sowie mit Inulin einzunehmen (siehe Seite 156) – ideal für die Sättigung. Greifen Sie außerdem zu inulinreichem Gemüse – dann kommt garantiert kein Heißhunger auf.

INULINREICHES GEMÜSE

- Artischocken
- Lauch
- Endivie und Chicorée
- Topinambur
- Spargel
- Schwarzwurzeln

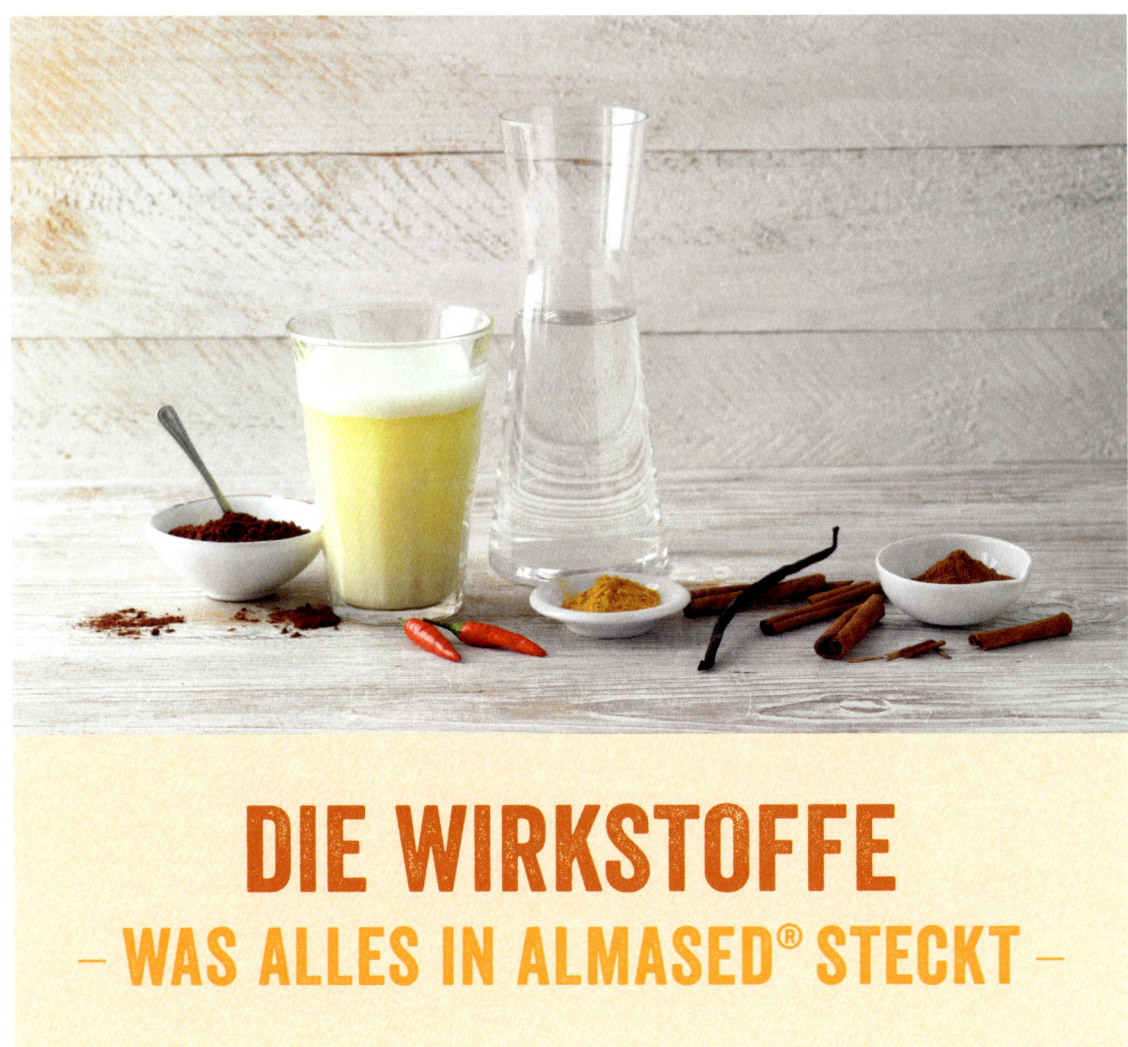

DIE WIRKSTOFFE
– WAS ALLES IN ALMASED® STECKT –

Die Idee, den Körper beim Abnehmen mit Präparaten zu unterstützen, kommt aus der Medizin: Nachdem die schlank machende Wirkung von Eiweiß bekannt geworden war, begann man, mit sogenannten »Formula-Diäten« zu experimentieren. Bei diesen Diäten werden Mahlzeiten aus einem speziell entwickelten Nährstoffpulver angerührt. Diese »Drinks« ersetzen eine oder mehrere konventionelle Mahlzeiten ganz oder teilweise. Das spezielle Eiweiß von Almased® enthält bioaktive Peptide (das sind verknüpfte Aminosäuren).

Dank ihnen regt Almased® den Stoffwechsel an, hilft die Muskelmasse zu erhalten und die Schilddrüsenfunktion bleibt unverändert hoch. Anfangs wurden die Patienten stationär nur mit solcher Nahrung ernährt. Sie nahmen dabei grandios ab – und zu Hause, wo sie sich selbst und ihren Essgewohnheiten überlassen waren, wieder grandios zu. Das ist der Jo-Jo-Effekt (das »Hinauf- und Hinunterspringen« der Pfunde). Durch seine Zusammensetzung und Wirkung kann Almased® dem Jo-Jo-Effekt optimal entgegenwirken.

DIE FORMULA-IDEE

Wie wir gesehen haben, bedient sich unser Stoffwechsel, wenn er weniger Energie bekommt, als er braucht, zunächst bei seinen Eiweißreserven in den Muskeln – statt die Fettzellen zu plündern. Und so war die Idee naheliegend, ihm direkt Eiweiß zu liefern – in der Hoffnung, dass der Muskelabbau dann langsamer abläuft. Das funktionierte auch tadellos – aber wenn die Patienten wieder ihr gewohntes Leben führten, also aßen wie früher, nahmen sie unweigerlich zu. Am Ende waren viele noch dicker als vor der Diät – Formula-Diäten waren deshalb außerhalb von Spezialkliniken lange kein Thema mehr. Denn es ist nachweislich weniger ungesund, stabil übergewichtig zu sein, als ständig viele Kilos ab- und wieder zuzunehmen (Jo-Jo-Effekt). Weil das Abnehmen mit dem Eiweißpulver aber so gut funktionierte, wird das Konzept in Kliniken weiter eingesetzt. Und in der Praxis wird weiter geforscht.

DER SCHLANK-EFFEKT

Eiweiß hat fürs Abnehmen mehrere Vorteile:

- **Fatburner-Wirkung:** Eiweiß regt den Stoffwechsel an und sorgt für Wärmeentwicklung. Ein Teil der Kalorien verpufft auf diese Weise und bringt unseren Kalorienverbrauch auf Touren (siehe Seite 13).
- **Sattmacher-Wirkung:** Zum einen ist Eiweiß nicht so leicht verdaulich wie Kohlenhydrate. Es lässt den Blutzucker nicht steil, sondern stabil ansteigen und lockt deshalb nicht so viel Insulin. Außerdem bilden die Darmzellen mehr Sättigungshormone – der Heißhunger bleibt aus.
- **Aufbau-Wirkung:** Der Abbau von Muskeleiweiß wird nicht ganz so intensiv betrieben.

Wenn die Energiebereitstellung aus den Fettzellen anspringt, wird ein Teil der Eiweißmischung zur Muskelregeneration genutzt. Das ist extrem wichtig, damit der Kalorienbedarf nicht in den Keller sinkt. Denn Sie erinnern sich: Muskelzellen sind Kalorienfresser – Fettzellen dagegen faul (siehe Seite 42).

Außerdem hat solch ein Eiweißmix einen großen Vorteil: Man muss nichts planen. Einfach einen Drink mixen, statt etwas zu kochen – und schon nimmt man ab. Aber auch eine Ernährungsumstellung ist wichtig, damit kein Jo-Jo-Effekt entsteht.

DIE JO-JO-FALLE UMGEHEN

Eine Metaanalyse – das ist eine vergleichende Untersuchung mehrerer Studien zum selben Thema – von 31 Studien der Universität von Kalifornien kommt zu dem Schluss, dass Diäten wohl zunächst zu einem Gewichtsverlust führen, der aber langfristig nicht zu halten ist: »Es ist nicht die

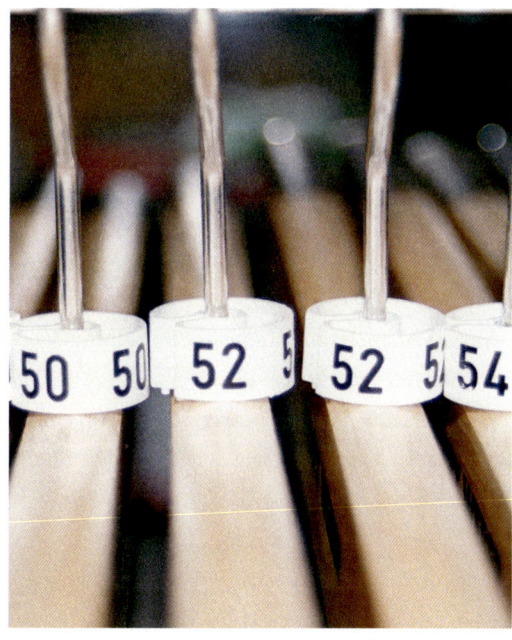

Frage, ob nach einer Diät wieder Gewicht zugelegt wird – sondern wie viel!«, so lautet der niederschmetternde Kommentar. Es geht also darum, einerseits eine besonders effiziente Methode zum Abspecken zu finden – und zugleich Strukturen zu schaffen, die den Weg in ein dauerhaft verändertes Essverhalten weisen, mit dem man später sein Gewicht auch langfristig halten kann.

Almased® hat deshalb die Diät ständig weiterentwickelt, das Produkt optimiert und vor allem die Vier-Phasen-Methode etabliert. Und nicht nur das: Das Unternehmen hat umfangreiche wissenschaftliche Studien betrieben und veröffentlicht, um die Wirksamkeit der Diät nachzuweisen.

DIE ALMASED®-KOMPONENTEN

Almased® ist ein hochwertiges Vitalpulver, das Mahlzeiten ersetzen kann. Es hat einen hohen Eiweißgehalt, liefert aber auch Kohlenhydrate. Dabei hat es einen niedrigen glykämischen Index (GI 27) und einen niedrigen glykämischen Load (siehe Seite 27). Seine Zusammensetzung ist so gewählt, dass es den Abnehmerfolg optimiert. Das Ziel heißt: Abbau von Fettmasse und Erhalt der Muskelmasse während des Abnehmens.

SOJAPROTEIN, VITAMINE UND MINERALSTOFFE

Almased® besteht zur Hälfte aus Sojaeiweiß. Dieses wird garantiert genfrei angebaut und ist so streng kontrolliert, dass es auch für Säuglingsnahrung zugelassen ist. Damit entspricht es den höchsten Sicherheitsstandards, die es im Lebensmittelbereich gibt. Ganz nebenbei: Soja ist in der menschlichen Ernährung ausgesprochen nachhaltig, denn unser Körper kann das Eiweiß direkt

umsetzen. Wird es dagegen als Tierfutter eingesetzt, ist für ein Gramm Eiweiß etwa die 7- bis 16-fache Menge Soja nötig!

Das Eiweiß in der Diätnahrung hat mehrere Funktionen: Es soll den Kalorienverbrauch anheizen (siehe Seite 13) und gleichzeitig den Abbau von Muskelmasse bremsen. Normalerweise schaffen das tierische Proteine besser als pflanzliche (der Grund dafür ist noch nicht erforscht). Für Sojaprotein gilt das nicht: Es ist als Fatburner ebenso wirkungsvoll wie Eiweiß aus tierischen Quellen. Wahrscheinlich liegt das an den Bioaktivstoffen: Phytoöstrogene (sekundäre Pflanzenstoffe, die ähnlich wie weibliche Hormone wirken) scheinen den Stoffwechsel ebenfalls anzukurbeln und dafür zu sorgen, dass Sojaprotein in punkto Fatburning und Erhalt der Muskelmasse ebenso effizient ist wie tierische Eiweißquellen. Ganz abgesehen davon, dass sie einen Isoflavonoidspiegel im Blut aufbauen können. In Japan haben Frauen durch ihre sojareiche Kost viele Isoflavonoide im Blut – das scheint sie besser vor Brustkrebs zu schützen. Außerdem enthält Almased® ein reiches Angebot an Vitaminen und Mineralstoffen.

JOGHURT

Almased® besteht zu knapp einem Viertel aus Joghurt, also tierischem Eiweiß. Das ist eine optimale Ergänzung der Aminosäuren und führt zu einer hohen biologischen Wertigkeit (siehe Seite 13), ohne dass viele gesättigte Fette geliefert werden. Das wiederum potenziert die Eiweißwirkung in Bezug auf Sättigung und Fatburning: Der Stoffwechsel wird förmlich angefeuert. Die probiotischen Joghurtkulturen (siehe Seite 23) fördern eine gesunde Darmflora. Das hilft nicht nur beim Abnehmen, sondern unterstützt die Verdauung und erhöht die Abwehrkräfte. Denn eine gesunde Darmmikrobiota ist – wie wir gesehen haben – eine wichtige Voraussetzung für ein schlankes Leben (siehe Seite 46).

HONIG

Ganz ohne Kohlenhydrate geht es nicht: Schließlich benötigt das Gehirn Glucose und soll diese nicht aus unseren Muskeln ziehen. Deshalb muss jede Formula-Nahrung einen gewissen Anteil an Kohlenhydraten haben. Almased® hat sich bewusst für Honig entschieden, der idelalerweise hochwirksame Enzyme enthält, die den Stoffwechsel unterstützen und deshalb bestens geeignet ist.

ZUGABE: WASSER UND ÖL

Zwei essenzielle Nahrungskomponenten fehlen noch, um aus dem Almased®-Pulver den »Zauber-trank« zu machen: Flüssigkeit und Fett. Lösen Sie das Pulver in Wasser auf – am besten nehmen Sie dafür (stilles) Mineralwasser, das viel Magnesium und Kalzium enthält (siehe Seite 15). Als Fett reichen pro Portion zwei Teelöffel Öl – das sollte aber besonders reich an mehrfach ungesättigten Omega-3-Fettsäuren sein. Welches Öl Sie am besten nehmen, können Sie auf Seite 9 nachlesen. Und über den individuellen Geschmack von Ölen und das Aromatisieren informiert Sie Seite 65.

EXTRAS

Zusätzlich zu Almased® sollten Sie ein Basenpulver zu sich nehmen, um einer Übersäuerung vorzubeugen (siehe Seite 31). Zur Unterstützung der Darmflora kann ein Präparat sinnvoll sein, das eine Mischung aus Bifidobakterien und Lactobazillen liefert (siehe Seite 47).

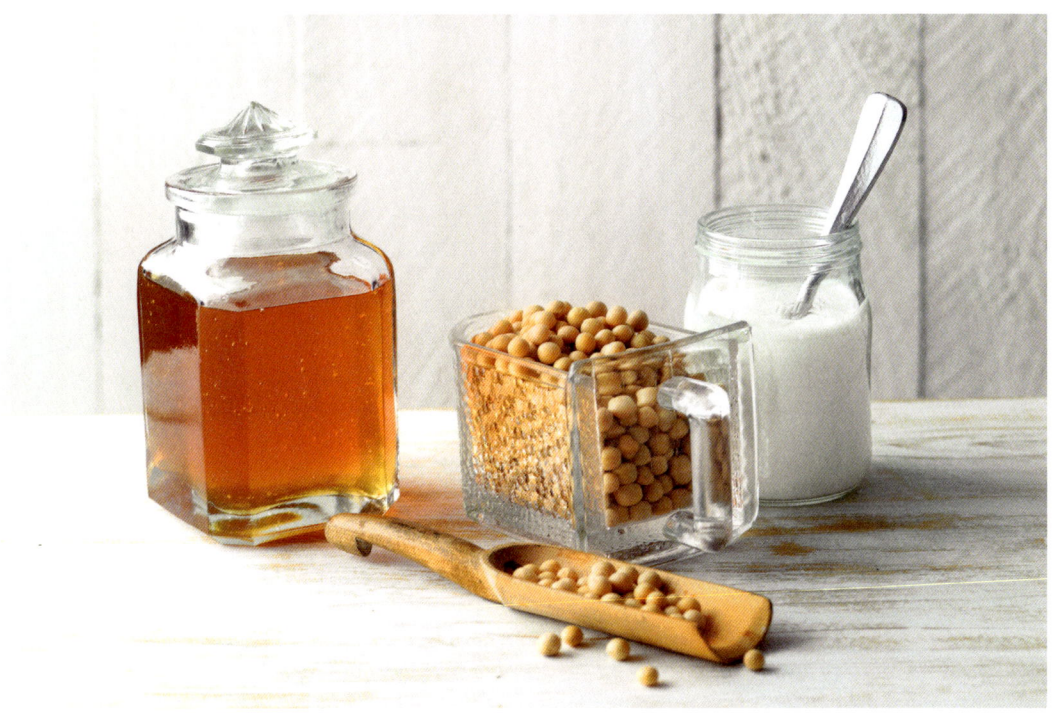

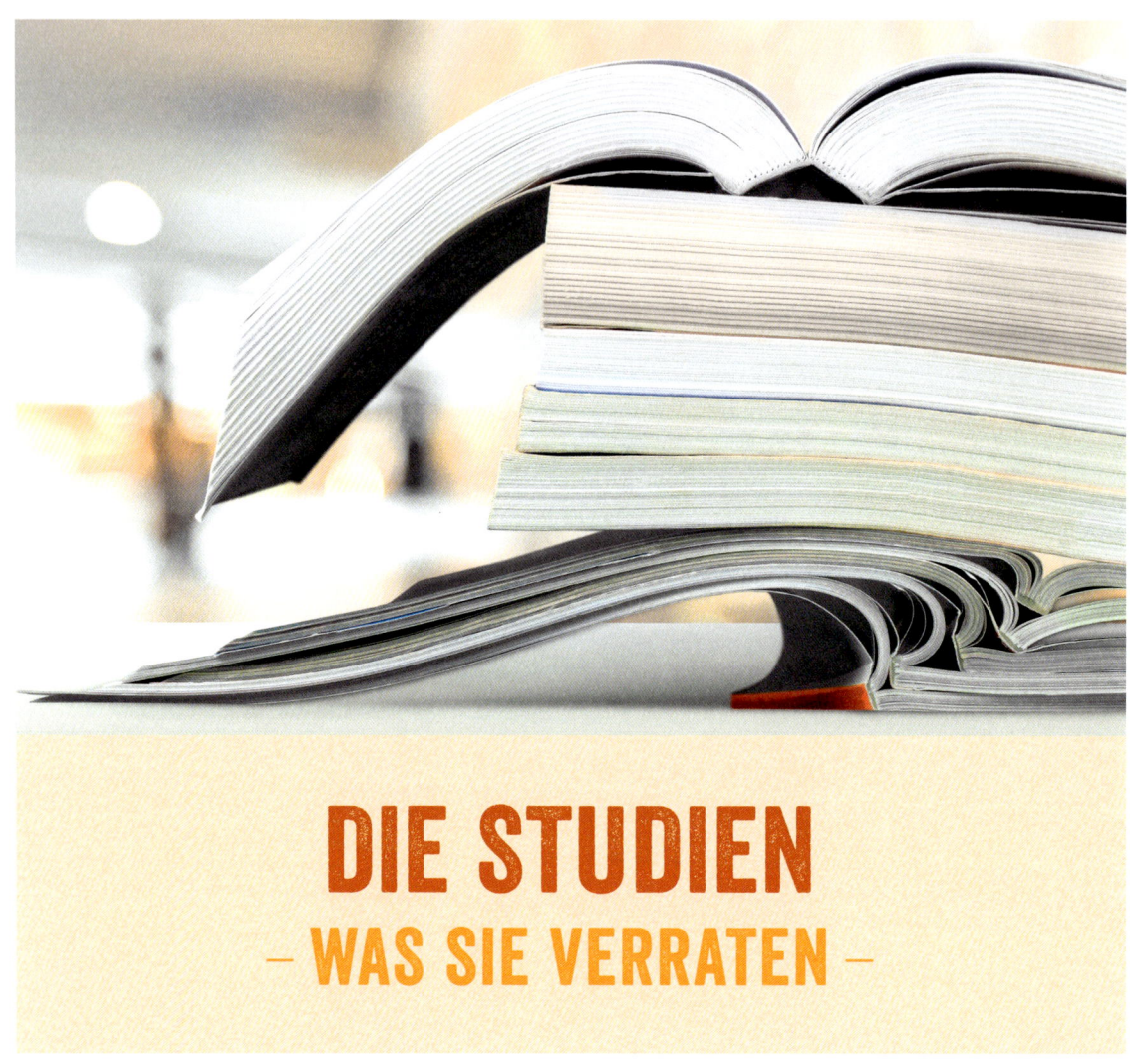

DIE STUDIEN
– WAS SIE VERRATEN –

Wunderdiäten und »Vorher-Nachher-Berichte« mit sagenhaften Ergebnissen – darüber kursieren viele Berichte. Doch um herauszufinden, was eine Diät wirklich bewirkt, sind wissenschaftliche Studien nötig – eine aufwendige und langwierige Prozedur. Dieser Herausforderung hat sich Almased® gestellt: Seit dem Jahr 2000 führen Forscherteams laufend an verschiedenen Universitäten Studien zu Vor- und Nachher-Untersuchungen (Interventionsstudien) durch. Dabei werden übergewichtige Probanden in Gruppen eingeteilt. Jede Gruppe bekommt eine andere Behandlung in Form von Diät, Schulung und Bewegungsprogramm. Begleitend werden nicht nur Gewicht, Bauchumfang und Blutwerte, also der Abnehmerfolg, gemessen – je länger der Untersuchungszeitraum ist, desto besser. Man untersuchte auch den Blutzucker- und Insulinspiegel und sah sich Ghrelin- und Leptinwerte an sowie das Metabolische Syndrom (siehe Seite 30 und 38). Dabei kamen erstaunliche Ergebnisse heraus, die eine Weiterentwicklung der Almased®-Diät ermöglicht haben.

DIE STUDIENERGEBNISSE

Dass die Studienteilnehmer abnehmen, ist natürlich das wichtigste Ergebnis aller Studien. Aber nicht das einzige: Wie ist es mit dem Bauchumfang, der ja relevant für Herz-Kreislauf-Erkrankungen ist? Werden Fettzellen abgebaut oder nur Muskelmasse wie beim normalen Hungern? Verbessern sich die Koordinaten für das Metabolische Syndrom: Blutfettspiegel, Blutdruck und Insulinspiegel? Was machen die Hunger- und Sättigungshormone Leptin und Ghrelin? Gibt es bei einer längeren Diät negative Reaktionen des Körpers? Und vor allem: Wie sieht es aus, wenn die Probanden die Almased®-Nahrung wieder absetzen? Dazu gibt es bisher acht teilweise sehr unterschiedliche Studien. Die Quellen dazu finden Sie auf Seite 156.

2000: VIER WOCHEN ALMASED®

An der Universität Freiburg wurde die erste kleine Studie durchgeführt: Sieben Männer und fünf Frauen mit einem BMI über 25 hielten vier Wochen lang Phase 2 der Almased®-Diät ein. Dabei wurde jeweils morgens und abends eine Almased®-Mahlzeit getrunken und mittags eine fettarme Mahlzeit verzehrt. Sie nahmen in diesen vier Wochen durchschnittlich 4,5 Kilogramm ab – und zwar vor allem durch einen Rückgang des Körperfetts! Gleichzeitig verbesserte sich der Blutfettspiegel und die Entzündungen im Körper gingen zurück. Wahrscheinlich wird das ausgelöst durch eine Normalisierung des chronisch überhöhten Insulin- und Leptinspiegels. Der kommt bei Übergewichtigen durch eine Unempfindlichkeit der Zellen gegenüber diesen Hormonen zustande (Seite 43). Die Folge: ständiger Hunger, obwohl die Fettreserven überquellen!

2003: SECHS MONATE ALMASED®

Dann, nach den guten Ergebnissen der kleinen Studie, startete die Uni Freiburg eine große Studie, die sich an einer Interventionsstudie in den USA orientierte. Dafür wurden 90 Probanden in drei gleich große Gruppen aufgeteilt.

- Eine Gruppe bekam lediglich Gruppen- und Einzelberatung zu den Themen Ernährung, Bewegung und gesunder Lebensstil.
- Die zweite Gruppe ersetzte sechs Wochen lang zwei Mahlzeiten durch Almased® (Phase 2) und während der übrigen 18 Wochen nur noch eine Mahlzeit (Phase 3).
- Die dritte Gruppe machte dieselbe Almased®-Diät wie Gruppe zwei – und zusätzlich zweimal pro Woche eine Stunde Sport.

Die Ergebnisse für Gruppe zwei und drei waren fantastisch: Alle Blutwerte verbesserten sich. Alle Teilnehmer nahmen ab, Bauch- und Hüftumfang verringerten sich, die Fettmasse ebenfalls. Und die Muskelmasse blieb voll erhalten! Am besten schnitt Gruppe drei mit der Diät plus Sport ab: Die Teilnehmer verloren im Schnitt knapp 9 Kilogramm: 9,4 Kilogramm Fettmasse. (Die Muskelmasse nahm gleichzeitig um 400 Gramm zu, das erklärt die Differenz.) Der Bauchumfang nahm um 8,3 Zentimeter ab, der Hüftumfang um 6,6 Zentimeter. Die Zunahme der Muskelmasse ist deshalb so wichtig, weil der Körper durch mehr Muskeln auch mehr Energie braucht: Das ist der beste Schutz vor dem Jo-Jo-Effekt. Alle Teilnehmer fanden, dass die Diät einfach durchzuführen war. Sie waren durch ihre Erfolge so motiviert, dass sie bereit waren, die Diät noch ein weiteres halbes Jahr lang fortzusetzen. So war es möglich, weitere Effekte und Erfolge zu beobachten. Diese Studie wurde weitergeführt.

2005: 1 JAHR ALMASED®

Im zweiten Halbjahr wurden von Gruppe 2 und 3 nur noch durchschnittlich etwa 50 Gramm Almased® konsumiert, zusätzlich zu den drei Mahlzeiten. In dieser Phase 4 der Diät, der Lebensphase, wird Almased® nur noch als Nahrungsergänzung eingesetzt. Die Wissenschaftler wollten herausfinden, ob auch nach einer Rückkehr zu drei »normalen« Mahlzeiten der Gewichtsverlust stabil blieb. Denn bei herkömmlichen Diäten tritt dann oft der Jo-Jo-Effekt ein, also eine rasche Gewichtszunahme. Die Freiburger Studie konnte nachweisen, dass auch nach dem »Ausschleichen« der Diätnahrung der Gewichtsverlust gleich blieb: Auch nach einem Jahr wogen beide Almased®-Gruppen immer noch etwa 7 Kilogramm weniger als zu Beginn der Kur. Und die Muskelmasse nahm nicht ab – das Abspecken erfolgte also tatsächlich in der Fettmasse. Auch die Werte von Insulin, Leptin und Cholesterin bei den Gruppen zwei und drei zeigten, dass sich der Stoffwechsel durch die Diät normalisiert hatte.

Diätvergleich

In der Tabelle unten sind die Effekte verschiedener Diäten dargestellt.

Atkins: Sie ist extrem kohlenhydratarm und reich an Fett und Eiweiß.

Zone: 40 Prozent der Nahrung bestehen aus Kohlenhydraten, je 30 aus Fett und Eiweiß.

Ornish: Ihr Merkmal ist fettarm.

Weight Watchers: Ihre Diät ist ausgewogen.

Fazit: Die Almased®-Diät ist im Vergleich doppelt so erfolgreich!

2005: ALMASED® BEI DIABETES

An einer Studie der Universität Witten-Herdecke bauten Typ-2-Diabetiker in den normalen Ernährungsplan täglich einen Almased®-Shake ein. Allein dadurch verloren sie 2,5 bis 3,7 Kilogramm, begünstigt durch ein Sinken des überhöhten Insulin- und Glucosespiegels. Beides führt ja zu vermehrter Fetteinlagerung. Außerdem sanken der HbA1c-Wert, ein Langzeit-Zuckerwert, und der

Gewichtsabnahme

Diät	Gewichtsabnahme
Almased	6,9 kg
Ornish	3,3 kg
Zone (40-30-30)	3,2 kg
Weight Watchers	3 kg
Orlistat	2,9 kg
Atkins	2,1 kg

»Einfluss einer definierten Reduktionsdiät auf Körperkomposition, Stoffwechsel und Entzündungsreaktion«; Berg A et al.; Dt. Zeitschrift für Sportmedizin, 2000, 51: 39.

»Weight loss without losing muscle mass in pre-obese and obese subjects induced by a high-soy-protein diet«; Deibert P et al.; International Journal of Obesity, 2004, Oct., 28 (10): 1349–52.

»Comparison of the Atkins, Ornish, Weight Watchers and Zone Diets for weight loss and heart disease reduction«; JAMA 2005; 293: 43–53; »Gewichtsreduktion durch Lebensstilintervention«; Berg A et al.; Ernährungsumschau 52 (2005), Heft 8: 310–314.

Blutfettspiegel. Almased® wird also von Diabetikern nicht nur bestens vertragen, sondern kann auch die Werte bei Patienten mit Diabetes Typ 2 eindeutig verbessern und somit zu einer Reduzierung der Medikamente führen.

2008: ALMASED® UND DAS METABOLISCHE SYNDROM

An der Universität Freiburg machten 90 übergewichtige Probanden eine sechswöchige Diät inklusive Beratung, aufgeteilt auf zwei Gruppen. Eine Gruppe ersetzte zwei Mahlzeiten durch Almased® (Reduktionsphase 2), die andere führte eine kalorienreduzierte Diät ohne unterstützende Präparate durch. Nur die Almased®-Gruppe konnte das Risiko für das Metabolische Syndrom um knapp ein Drittel senken! Diese Teilnehmer nahmen durchschnittlich 6,4 Kilogramm ab und verloren um die Taille 6 Zentimeter Umfang. Außerdem, und das ist ein grandioser Erfolg, verbesserten sich ihre Blutwerte in Bezug auf Fett, Insulin und Leptin.

2011: ALMASED® ZUM FRÜHSTÜCK

Ebenfalls an der Uni Freiburg wurde die jüngste Untersuchung durchgeführt. Eine Gruppe frühstückte typisch deutsch: mit vielen Kohlenhydraten, wenig Eiweiß, alles mit einem hohen glykämischen Index – wie es bei Honigbrötchen oder süßen Müslis der Fall ist. Die andere Gruppe bekam eine Almased®-Mahlzeit. Selbst nach vier Stunden waren deren Fettverbrennung aktiver und der Insulin- und Ghrelinspiegel niedriger als bei der Vergleichsgruppe. Das bedeutet: Die Sättigung hielt länger an. Mittags aßen beide Gruppen das Gleiche – trotzdem hatten die Almased®-Frühstücker immer noch eine bessere Fettverbrennung.

FAZIT

Die Studien beweisen: Almased® kann die Aufgabe erfüllen, das Körpergewicht zu reduzieren und langfristig zu normalisieren.

Dabei sind für den Erfolg mehrere Effekte von entscheidender Bedeutung:

- Almased® schont die Muskelmasse und gibt den Weg frei zum Abbau der Fettmasse. Die Abnehmerfolge sind größer als bei anderen Diäten, gleichzeitig schrumpfen Taillen- und Hüftumfang. Das wird möglich durch eine verringerte Ausschüttung der Hormone Insulin und Leptin. Beide Hormone sorgen ja dafür, dass wir Hunger haben und unsere Fettzellen gefüttert werden (siehe Seite 27 und 30).
- Almased® macht nicht nur schlanker, sondern auch gesünder. Es hilft im Kampf gegen das Metabolische Syndrom (siehe Seite 38): Die Blutfettwerte sinken, die Insulinempfindlichkeit verbessert sich und der Blutzucker sinkt, ebenso wie der Blutdruck.
- Auch bei Diabetikern funktioniert Almased® bestens: Die Insulinresistenz (siehe Seite 43) verbessert sich und der Blutzucker normalisiert sich. Deshalb gibt es auch einen speziellen Ernährungsplan für Diabetiker (nähere Infos finden Sie auf Seite 69).
- Almased® macht satt – Heißhungerattacken kommen praktisch nicht mehr vor. Das macht die Diät langfristig erfolgreich.
- Der Einsatz von Almased® wird als unkompliziert und alltagstauglich empfunden. Die Studienteilnehmer kamen insgesamt gut mit dem Programm zurecht.

Lesen Sie im nächsten Kapitel, wie das Almased®-Programm funktioniert.

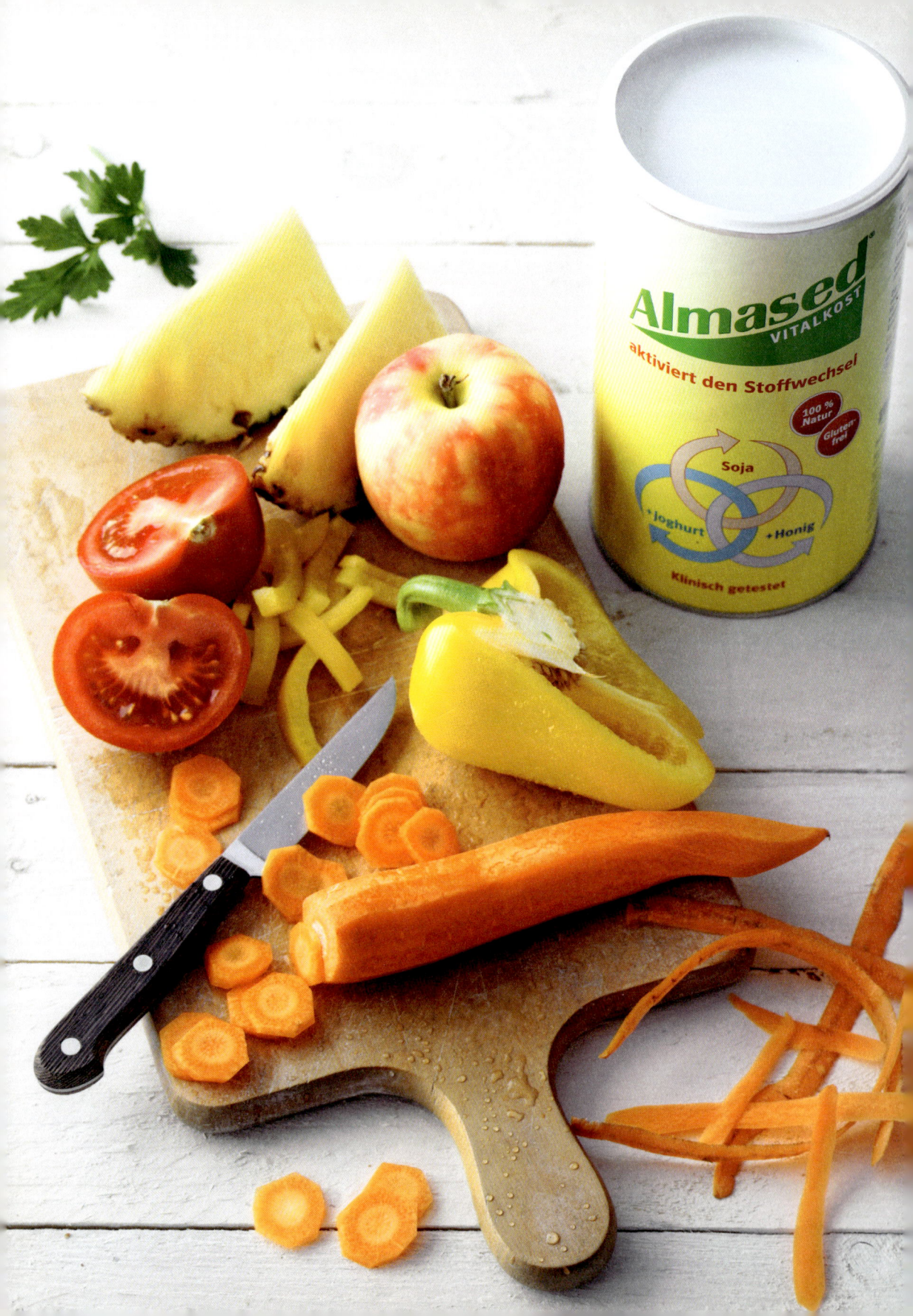

DAS PROGRAMM
– ABNEHMEN MIT ALMASED® –

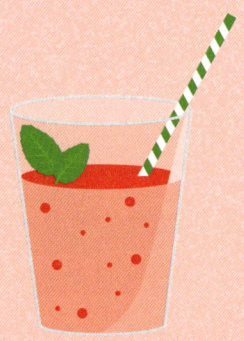

Das Almased®-Programm ist in vier Phasen eingeteilt, die aufeinander aufbauen. So nehmen Sie optimal ab und schlagen dem Jo-Jo-Effekt ein Schnippchen. Damit Almased® seine Wirkung optimal entfalten kann, sind folgende Punkte wichtig: Halten Sie sich an die einzelnen Phasen und überspringen Sie keine. Halten Sie Esspausen von vier bis sechs Stunden ein. Keine Sorge: Almased® sorgt für eine sehr gute Sättigung. Bewegung und Sport unterstützen die Wirkung: Der Stoffwechsel wird durch Almased® angekurbelt, die Muskelmasse bleibt erhalten beziehungsweise wird schon durch mäßige Bewegung aufgebaut. Setzen Sie sich realistische Ziele.

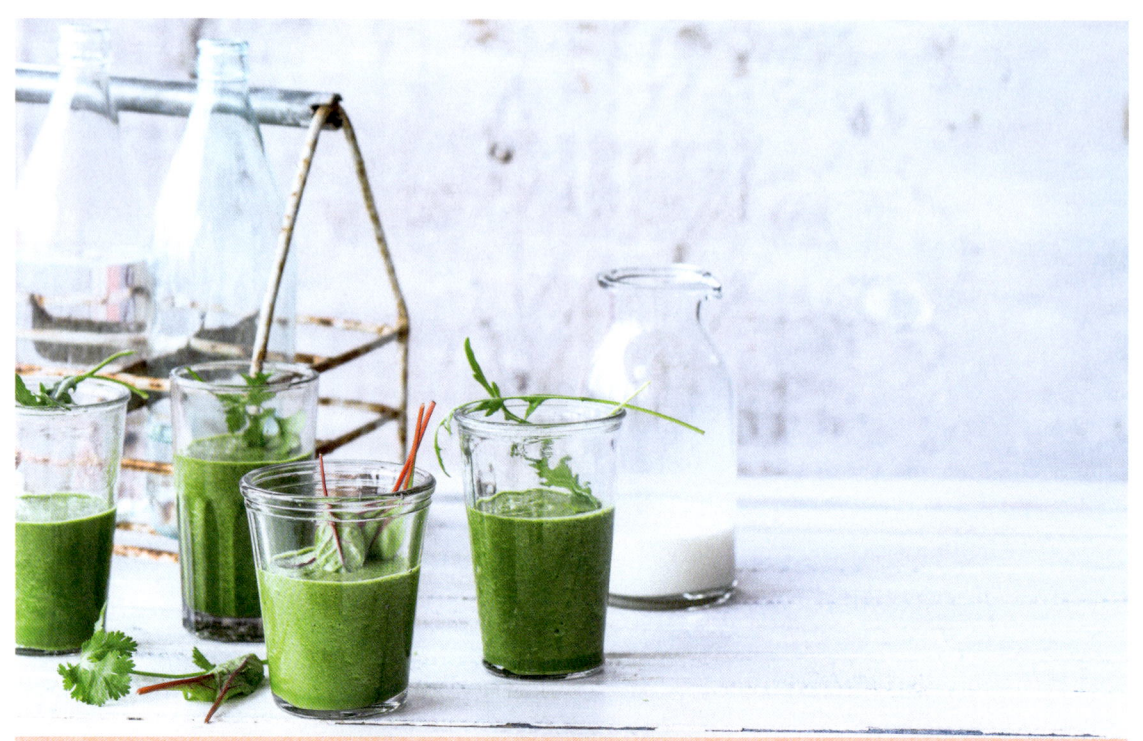

ÜBERBLICK
– DIE VIER PHASEN –

In der Startphase (Phase 1) werden alle drei Mahlzeiten durch je einen Almased®-Shake ersetzt. Zu Beginn der Diät sorgen die speziellen Inhaltsstoffe dafür, dass sich der Stoffwechsel umstellt und aktiv wird. Danach folgt die Reduktionsphase (Phase 2). Jetzt gibt es nur noch zwei Almased®-Mahlzeiten: morgens und abends. Mittags gibt es eines der köstlichen, speziell entwickelten Gerichte, die Sie in diesem Buch ab Seite 99 finden. Circa sechs Wochen können Sie das beibehalten – oder bis Sie Ihr Zielgewicht annähernd erreicht haben. Dann beginnt die

Stabilitätsphase (Phase 3), in der es nur noch eine Almased®-Mahlzeit gibt – ob morgens oder abends, entscheiden Sie. Das können Sie bis zu 18 Wochen beibehalten, damit sich das erreichte Gewicht stabilisiert. Da auch die eine Almased®- Mahlzeit den Stoffwechsel anregt, werden sich weiter leichte Gewichtsveränderungen zeigen. In der anschließenden Lebensphase (Phase 4) gibt es zusätzlich zu den drei Mahlzeiten eine Portion Almased®: Das beschleunigt Ihren Stoffwechsel, versorgt Sie weiterhin mit wichtigen Nährstoffen und tut Haut und Haaren gut.

WICHTIG FÜR DEN BEGINN

Ich kann Ihnen nur empfehlen: Entrümpeln Sie zu Beginn Ihre süßen Vorräte, den Kühlschrank und das Tiefkühlfach, damit Sie sich den Verzicht nicht unnötig schwer machen. Denn das Tolle ist: Sie brauchen anfangs nichts außer Almased®, ein Öl mit vielen Omega-3-Fettsäuren, ein mineralstoffreiches Mineralwasser und frisch gekochte Gemüsebrühe (siehe Seite 100), außerdem ein Basenpulver (ohne Zucker und Süßstoffe) und Darmflora-Kapseln (siehe Seite 60 und 61).

DIE DOSIERUNG

Ein großer Mensch braucht mehr Kalorien als ein kleiner. Und so richtet sich die Menge Almased® logischerweise nach der Körpergröße. Die richtige Dosierung können Sie der Tabelle entnehmen. Dabei entsprechen zehn Gramm Almased® einem gehäuften Esslöffel. Am besten, Sie wiegen die Mengen gleich mit einer genauen Waage ab. Oder Sie probieren aus, welcher Ihrer Löffel genau zehn Gramm Almased® fasst, und verwenden nur diesen »geeichten« Löffel. Pro Esslöffel Almased® benötigen Sie 40 Milliliter Flüssigkeit. Angerührt wird Almased® am besten mit kaltem oder lauwarmem Wasser. Auf keinen Fall heißes Wasser nehmen: Das zerstört die wichtigen Enzyme! Im praktischen Shaker geht das am besten. Sie können statt Wasser auch fettarme Milch oder Buttermilch verwenden – das kann den Abnehmerfolg allerdings etwas verlangsamen. Probieren Sie aus, was Ihnen bekommt beziehungsweise schmeckt.

ÖL IM SCHLANKMACHER

Unser Körper braucht lebensnotwendige Fettsäuren, die er nicht selbst bilden kann. Deshalb ist es wichtig, zum Almased®-Shake gutes Öl zu geben. Pro Almased®-Shake fügen Sie zwei Teelöffel (sechs Gramm) Öl hinzu. Welche Öle geeignet sind, steht auf Seite 9. Und wie Sie aromatische Mixe mit Gewürzen und Kräutern herstellen, finden Sie auf Seite 65.

Dosierung

Körpergröße	Phase 1 3-mal täglich	Phase 2 2-mal täglich	Phase 3 1-mal täglich	Phase 4 1-mal täglich
ab 150 cm	5 gehäufte EL	5 gehäufte EL	5 gehäufte EL	5 gehäufte EL
ab 160 cm	6 gehäufte EL	6 gehäufte EL	6 gehäufte EL	5 gehäufte EL
ab 170 cm	7 gehäufte EL	7 gehäufte EL	7 gehäufte EL	5 gehäufte EL
ab 180 cm	8 gehäufte EL	8 gehäufte EL	8 gehäufte EL	5 gehäufte EL
ab 190 cm	9 gehäufte EL	9 gehäufte EL	9 gehäufte EL	5 gehäufte EL
ab 200 cm	10 gehäufte EL	10 gehäufte EL	10 gehäufte EL	5 gehäufte EL

1 gehäufter Esslöffel = etwa 10 g Almased®

Quelle: Almased®: Schlank mit Almased® – So geht's: die 4-Phasen-Diät

DER CIRCADIANE RHYTHMUS

Wir haben auf Seite 29 gesehen, dass der Körper in Rhythmen funktioniert. Das gilt auch für die Mahlzeiten; ein bestimmter Abstand ist für den Abnehmerfolg entscheidend. Denn der Blutzucker sollte nicht zu oft ansteigen: Das lockt das Insulin, das wiederum die Fettzellen füttert – und die wollen wir ja gerade abspecken. Deshalb gibt es in allen vier Phasen nur drei Mahlzeiten. Untersuchungen des Max-Planck-Instituts (siehe Seite 156) haben gezeigt, dass unser Körper auf einen Mahlzeitenabstand von vier bis sechs Stunden geeicht ist – und nachts eine Esspause braucht, damit nicht zu viele Stresshormone ausgeschüttet werden. Die machen nämlich auch dick – Nachtarbeiter können davon ein Lied singen. Auch in der Lebensphase 4 sollten Sie diese Zeiten einhalten – nur so werden Sie auf Dauer Ihr neues Gewicht halten können. Dass wir ständig essen, ist nun mal nicht vorgesehen. Ans Snacken kann man sich gewöhnen – und man kann es sich genauso abgewöhnen. Aber dank der besonderen Inhaltsstoffe von Almased® bleiben Sie lange satt.

FLÜSSIGKEIT

Ganz entscheidend ist ausreichend Flüssigkeit: zwei bis drei Liter pro Tag sollten es sein. Das schützt vor Hungerattacken, schwemmt Abbauprodukte aus und unterstützt Ihre Verdauung. Bevorzugen Sie mineralstoffreiches Wasser für Ihre Almased®-Diät. Es sollte viel Kalzium und Magnesium enthalten, insgesamt 300 Milligramm pro Liter, und mindestens 1500 Milligramm Nitrogenkarbonat (siehe Seite 15). Sie können es mit einer Scheibe Biozitrone aromatisieren oder mit frischen Kräutern wie Basilikum, Minze, Zitronenmelisse oder etwas Ingwer. Natürlich können Sie – gerade in der kalten Jahreszeit – heißes Wasser trinken oder jede Art von Käuter- und Früchtee. Einfach in der Thermoskanne bereitstellen – so haben Sie immer ein Getränk griffbereit. Bis zu zwei Tassen Kaffee sind für Kaffeetrinker erlaubt – aber ohne Zucker oder Süßstoffe. Etwas fettarme Milch ist dagegen möglich. Sie können auch einen Almased®-Shake mit Kaffee oder Tee anrühren. Der sollte aber nicht heiß sein!

Neben diesen Getränken spielt die Gemüsebrühe eine große Rolle. Sie versorgt den Körper mit Basenbildnern und hilft, den Mahlzeitenabstand einzuhalten. Am besten kochen Sie sich einen Vorrat (siehe Rezept Seite 100). Die Brühe lässt sich im Kühlschrank zwei bis drei Tage lagern. Sie können sie auch portionsweise einfrieren und nach Bedarf erhitzen. Instantbrühen sind weniger geeignet – sie sind in der Regel zu salzig und enthalten oft Glutamat. Das macht Ihnen unter Umständen Appetit – den können Sie zwischen den Mahlzeiten nicht brauchen! Salz bindet außerdem Wasser im Körper, das ist ungünstig.

DAS BASENPULVER

Beim Fettabbau werden saure Stoffwechselprodukte gebildet. Diese machen den Stoffwechsel langsamer. Deshalb sollten Sie während der Diät täglich ein zucker- und süßstofffreies Basenpulver auf Zitratbasis verwenden. Überprüfen Sie mit einem Teststreifen, der in der Apotheke erhältlich ist, den pH-Wert des Morgenurins, so lässt sich erkennen, ob der Wert im optimalen Bereich liegt. Er sollte zwischen 7 bis 8 liegen, in diesem Fall ist das pH-Papier dann grün-blau gefärbt. Außerdem können Sie mit hydrogenkarbonatreichem Mineralwasser und der Gemüsebrühe den Säure-Basen-Haushalt unterstützen.

PROBIOTISCHE BAKTERIEN

Bereits das Almased®-Pulver enthält probiotische Substanzen aus Joghurt. Zusätzlich kann es sinnvoll sein, Lactobazillen und Bifidusbakterien (siehe Seite 47) als Präparat einzunehmen. Denn ein gesunder Darm kann das Abnehmen und die Verdauung unterstützen (siehe Seite 46). Wenn das Präparat noch zusätzlich Inulin enthält, einen Ballaststoff, der den gesunden Darmbakterien als Nahrung dient und die Verdauung in Schwung bringt – umso besser.

VORSICHT OBST

In der Startphase 1 ist Obst ganz tabu. Ab der Reduktionsphase 2 dürfen Sie etwas Obst (am besten Beerenfrüchte) verzehren, aber höchstens zwei- bis dreimal pro Woche in 50-Gramm-Portionen nach dem Mittagessen oder püriert im Frühstücks-Shake. Bevorzugen Sie Obst mit niedrigem glykämischem Index (siehe Seite 78/79). Obst enthält Zucker, der die Fettverbrennung hemmt. Deshalb sollten Sie Obst eher selten und nur in geringen Mengen verzehren.

GEMÜSE TUT GUT

Ganz anders ist es mit Gemüse, das nur wenige Kohlenhydrate enthält – und die in der langkettigen Form. Unser Verdauungssystem hat lange an ihnen zu knabbern. Deshalb lassen Gemüse den Blutzucker kaum ansteigen, im Gegenteil, sie sorgen dadurch für ein gutes Sättigungsgefühl. Denn Gemüse enthält viele Ballaststoffe und Wasser und macht schon durch sein Volumen satt. Aus diesem Grund gilt für die ersten drei Phasen: Statt Obst gibt es viel Gemüse.

BEWEGUNG

Das muss sein: Bewegung schaltet die Sparmechanismen Ihres Körpers (siehe Seite 41) aus. Sie regt die Verdauung an, sorgt für einen gesunden Blutdruck und unterstützt die Muskelbildung. Außerdem legt sie den Gute-Laune-Hebel um. Und Sie haben weniger Zeit, ans Essen zu denken! Suchen Sie sich eine Sportart aus, die in Ihren Alltag und zu Ihrer Kondition passt. Wer viele Kilos mit sich herumschleppt, wird zunächst weder joggen noch Badminton spielen. Das würde die Gelenke zu sehr strapazieren. Aber Walken, Wandern, Schwimmen, Radeln und Golf spielen geht in jedem Fall. Mindestens zweimal in der Woche sollten Sie sich 30 bis 60 Minuten dafür Zeit nehmen. Zusätzlich ist die Bewegung im Alltag wichtig, an die Sie immer denken sollten: Eine Haltestelle früher aussteigen und laufen, Treppen statt Rolltreppe oder Lift nehmen, beim Telefonieren aufstehen und herumgehen und sämtliche Fernbedienungen verschwinden lassen. Jede Menge leichte Übungen finden Sie in diesem Buch ab Seite 133.

SCHLAF

Etwa acht Stunden sollten es sein – und bitte nachts. Denn nach Mitternacht läuft die Produktion des „Jugendhormons" HGH auf Hochtouren, es wirkt fettabbauend und fördert das Wachstum der Muskeln. Es sollten eine bis eineinhalb Stunden Schlaf davor liegen. Vor 23 Uhr ins Bett zu gehen lohnt sich also. Stehen Sie lieber früh auf: Tageslicht regt die Zirbeldrüse an und hebt so Stimmung und Aktivität! Weitere Voraussetzung: Abends sollte eiweißreich gegessen werden, weil dann weniger Insulin im Blut ist. Ideal klappt das mit einem puren Almased®-Shake, wenn Sie ihn zwischen 18 und 19 Uhr zu sich nehmen. Gerne können Sie ihn mit Zimt, Ingwer, Kräuter oder Zitronensaft ergänzen. Auch in der Phase 4 sollten Sie für ein eher eiweißreiches Abendessen sorgen.

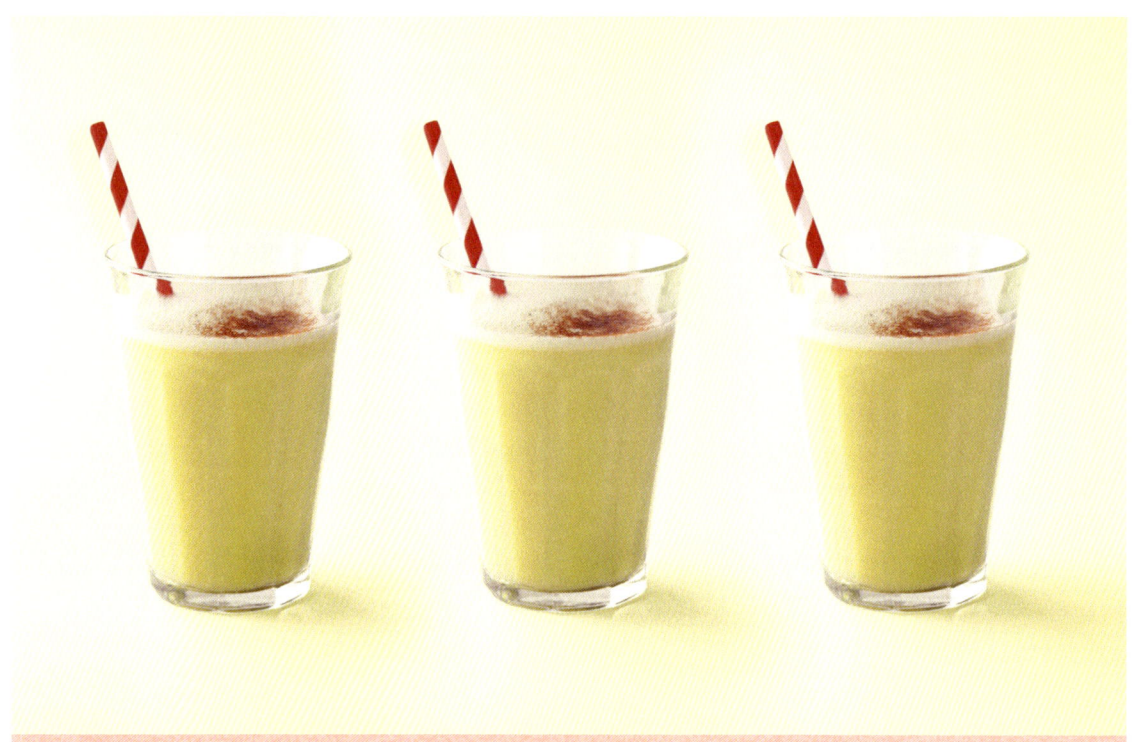

PHASE 1
– DIE STARTPHASE –

Am Anfang muss man klotzen! Das gilt auch fürs Abnehmen mit Almased®. Denn der Stoffwechsel muss sich umstellen und sich von Fettspeichern auf Fettverbrennung programmieren. Es beginnt ein bisschen wie beim Fasten: Nur noch flüssige Nahrung – und statt der drei Mahlzeiten den Almased®-Drink. Das klingt hart, ist aber nicht so schwer. Denn Sie müssen nie hungern – das Eiweiß sättigt nachhaltig. Stattdessen können Sie Abstand von Ihrem gewohnten Alltag nehmen und sich ganz um Wellness und Wohlergehen kümmern:

Kein Einkauf, kein Kochen, kein Abwasch steht auf dem täglichen Programm! Das schafft Zeit fürs Sporteln, fürs Spazierengehen und andere Unternehmungen. Vielleicht buchen Sie einen Termin im Fitnessstudio? Oder Sie gehen zum Friseur? Auch eine Bürstenmassage und ein anregendes Rosmarinbad zu Hause tun gut und stimmen Sie auf Ihre Kur ein. Am besten beginnen Sie an einem Wochenende. Dann kann sich Ihr Körper in Ruhe auf die neue Nahrung einstellen. Wenn Sie Familie haben, finden Sie Tipps auf Seite 64.

STARTKLAR? DANN GEHT'S LOS

Möchten Sie fünf oder sechs Kilo loswerden? Oder nur den Winterspeck? Alles ist möglich. Jeder Mensch, der eine Diät beginnt, startet mit anderen Voraussetzungen. Um gut in die neue Lebensweise zu finden, sollte diese erste Startphase mindestens drei, höchstens sieben Tage dauern.

WIEGEN IST WICHTIG

Bevor Sie loslegen, sollten Sie für sich klären: Will ich wirklich den Schalter umlegen? Ist es mir ernst mit dem Abnahmewunsch? Gehen Sie morgens auf die Waage und bekennen Sie sich zu Ihrem Startgewicht. Am besten tragen Sie Ihr Gewicht in der Tabelle in der Klappe hinten ein. Am eindrucksvollsten ist eine Kurve, die durch den Eintrag in ein Koordinatensystem entsteht. Natürlich wird Ihr Gewicht nicht jeden Tag purzeln – schließlich spielt der Flüssigkeitshaushalt auch eine Rolle. Deshalb ist es auch nicht sinnvoll, sich jeden Tag auf die Waage zu stellen.

WAS KAUFEN SIE EIN?

Gerade wenn Sie am Wochenende mit der Startphase beginnen, sollten Sie alle Verlockungen aus Ihren Vorräten eliminiert haben, aber andererseits alles im Haus haben, was Sie benötigen.

- Eine große Dose Almased® reicht für etwa zehn Mahlzeiten – je nachdem, wie groß Sie sind. Zunächst sollten Sie also berechnen, wie viel Almased® Sie pro Portion nehmen sollten (siehe Seite 59): Das richtet sich nach Ihrer Körpergröße. Entsprechend reicht der Inhalt einer Dose für etwa drei Tage. Für ein langes Wochenende oder die Mindestdauer der Startphase 1 ist das also genug.

- Außerdem sollten Sie eine Packung eines Basenpulvers ohne Zucker und Süßstoff (siehe Seite 31) und pH-Teststreifen zu Hause haben – um eine eventuelle Übersäuerung auszugleichen.
- Dann ist eine Packung eines Darmflora-Präparates sinnvoll (siehe Seite 156). Nehmen Sie es nach Packungsangabe ein.
- Schließlich sollten Sie ein gutes Öl im Haus haben wie Walnuss-, Raps- oder Sojaöl. Besonders gesund sind Leindotter- oder Leinöl – die gehören in den Kühlschrank, weil sie wegen der vielen Omega-3-Fettsäuren licht- und wärmeempfindlich. Geschmacklich ist Leindotteröl besonders frisch und fein (siehe Seite 65).
- Mineralstoffreiches Mineralwasser (siehe Seite 14) benötigen Sie ebenfalls – mindestens eine große Flasche am Tag. Besorgen Sie einen Kasten mit mindestens sechs Flaschen.
- Kaufen Sie Gemüse für Gemüsebrühe (siehe Rezept Seite 100) und kochen Sie eine doppelte Portion fürs ganze Wochenende.

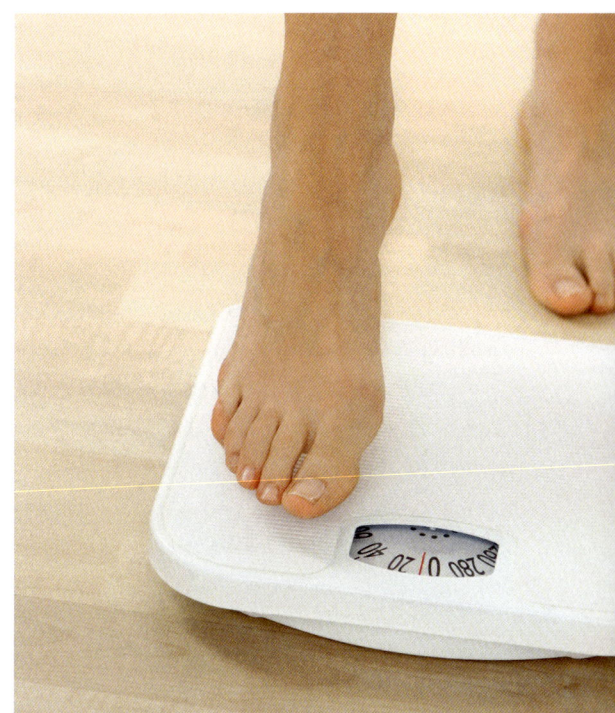

UND DIE FAMILIE?

Als Single kann ich machen, was ich will. Aber wer mit Partner und/oder Kindern lebt, muss ja trotzdem einkaufen, kann nicht einfach sämtliche Vorräte enträumpeln ... Doch Hand aufs Herz: Sind nicht oft die anderen Vorwand und Entschuldigung für den eigenen inneren Schweinehund? Wird die Schokolade für den Liebsten nicht eher gekauft, weil man gerade selbst Lust darauf hat? Und die vorgeblich von der Familie so geliebten Kuchen backt man, weil es Spaß macht und man sie selbst gerne isst? Wenn man etwas verändern will, muss man immer mit sich selbst anfangen. Beziehen Sie Ihr Umfeld in Ihre Pläne mit ein. Aber fragen Sie nicht um Erlaubnis. Sie allein tragen die Verantwortung für Ihren Körper und Sie erleben die Konsequenzen von Übergewicht am eigenen Leibe. Ab der Reduktionsphase 2 werden Ihr Partner oder Ihre Kinder sogar profitieren: Dann können Sie wenigstens zwei der wunderbar leichten Gerichte nämlich für alle zubereiten. Nach den ersten Erfolgen werden Sie sich wundern, wie ansteckend das wirken kann.

DER GESCHMACK

Normalerweise sorgt die leichte Honigsüße der Almased®-Shakes für Wohlgeschmack. Almased® wird aus hochwertigen, natürlichen Zutaten hergestellt. Diese Natürlichkeit ist sein Qualitätsmerkmal. Almased® verzichtet bewusst auf Zusätze wie künstliche Aromen, Farbstoffe, Süßstoffe, Konservierungsstoffe und Füllstoffe. Das hat einen guten Grund: Es gibt viele Hinweise darauf, dass künstliche Lebensmittelzusätze den Hormonhaushalt durcheinanderbringen und somit zu Übergewicht führen können. Der Verzicht auf Aromen und Süßstoffe bei der Herstellung von Almased®

ermöglicht außerdem, dass sich jeder, basierend auf unsere Empfehlung, ganz leicht seinen eigenen Almased®-Shake zubereiten kann.

Aber es kann schon einmal vorkommen, dass Ihnen der Shake nicht schmeckt. Was können Sie dann tun? Dank der oben beschriebenen Herstellung des Pulvers haben Sie eine Vielfalt an Möglichkeiten, den Geschmack des Shakes zu ändern. Lassen Sie sich von den verschiedenen Smoothie-Rezepten ab Seite 83 inspirieren und probieren Sie mal einen der folgenden Tipps aus. Ob süß, pikant, fruchtig, scharf, würzig oder schokoladig – für jeden Geschmack ist in der Regel etwas dabei. Viel Spaß beim Shaken!

- Ab Seite 82 finden Sie eine Menge Anregungen, den Shake abzuwandeln, ohne seine Wirkung zu mindern.
- Gewürze haben eine besonders starke Wirkung. Probieren Sie Zimt oder Kardamom. Auch Vanillepulver ist beliebt – aber verwechseln Sie das auf keinen Fall mit Vanillezucker! Zucker ist jetzt tabu.
- Starke pikante Aromen haben Currypulver, Chili oder Kurkuma und gemahlener Ingwer.
- Entöltes Kakaopulver, Kaffeepulver oder Instantkaffee – ohne weitere süßende Zutaten – oder Matchapulver sind ebenfalls eine Alternative. Das macht gerade morgens zusätzlich munter (siehe Seite 25).
- Über das Öl kommt der Geschmack: Lesen Sie auf Seite 65, wie Sie das nutzen können, um den Shake aufzupeppen. Die Öle können Sie zusätzlich aromatisieren und so noch mehr Abwechslung in Ihren Shake bringen.
- Auch Kräuter dürfen Sie püriert zum Drink geben. Minze, Zitronenmelisse und Basilikum schmecken besonders fein.

WIE SCHMECKT ÖL?

Fett ist ein starker Geschmacksträger. Forscher des Deutschen Instituts für Ernährungsforschung (Dife) in Potsdam fanden Hinweise, dass es für Fett sensibilisierte Geschmacksknospen gibt.

ÖLE HABEN VIEL AROMA

Der Almased®-Shake braucht etwas Öl, um den Körper mit Omega-3-Fettsäuren zu versorgen. Gleichzeitig kann Öl den Geschmack variieren. Grundsätzlich sollten Sie die ersten sechs Ölsorten unserer Liste auf Seite 9 bevorzugen. Raffinierte, also gereinigte Öle haben wenig Eigenaroma. Kalt gepresste Öle dagegen bieten einen individuellen Geschmack:

- Leindotteröl ist kostbar, stammt von einer alten Kulturpflanze und schmeckt frisch.
- Leinöl ist gelb, mit ausgeprägtem Eigengeschmack, der leicht bitter ist.
- Rapsöl ist ebenfalls gelblich und hat einen leichten Kerngeschmack.
- Walnussöl hat ein edles, feines Nussaroma.
- Sojaöl schmeckt mild und ist gut zum Aromatisieren. Nicht kalt gepresst im Handel.
- Olivenöl ist der Geschmackskönig und je nach Herkunft unterschiedlich. Am besten testen.

AROMATISIEREN

Gerade neutrale raffinierte Öle lassen sich wunderbar aromatisieren. Geeignet sind aromatische Kräuter wie Thymian, Rosmarin, aber auch Peperoni, Zitronen- oder Orangenschale und Ingwer:

Kleine, trockene Mengen davon in eine Flasche geben und mit Öl aufgießen. Mindestens eine Woche stehen lassen – am besten im Kühlschrank – und dann probieren. Grünes, Frisches wie Basilikum, Minze, Koriander, Zitronenmelisse und Petersilie nicht länger als eine Woche ziehen lassen, dann absieben – sonst bilden sie Schleim.

ÖL RICHTIG LAGERN

Der beste Ort für kalt gepresstes Öl ist der Kühlschrank. Denn die mehrfach ungesättigten Fettsäuren werden durch Wärme und Licht schnell ranzig. Raffiniertes Öl dagegen ist stabiler und kann ruhig im kühlen und dunklen Vorratsschrank gelagert werden.

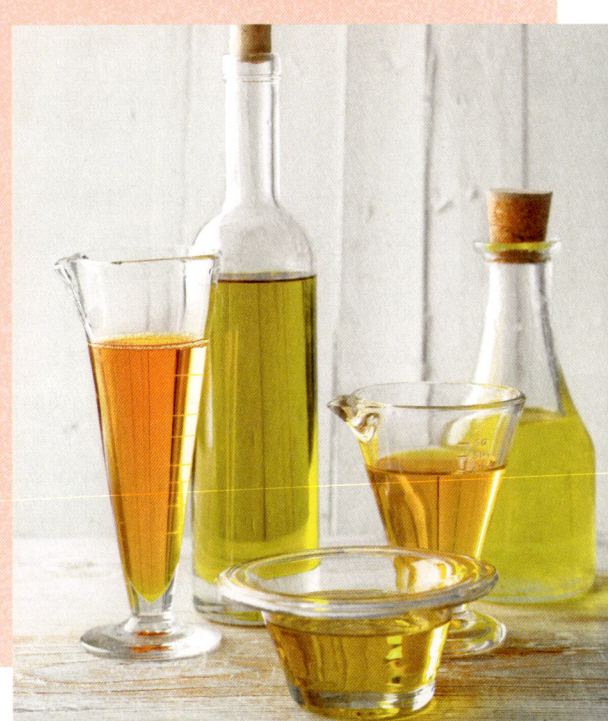

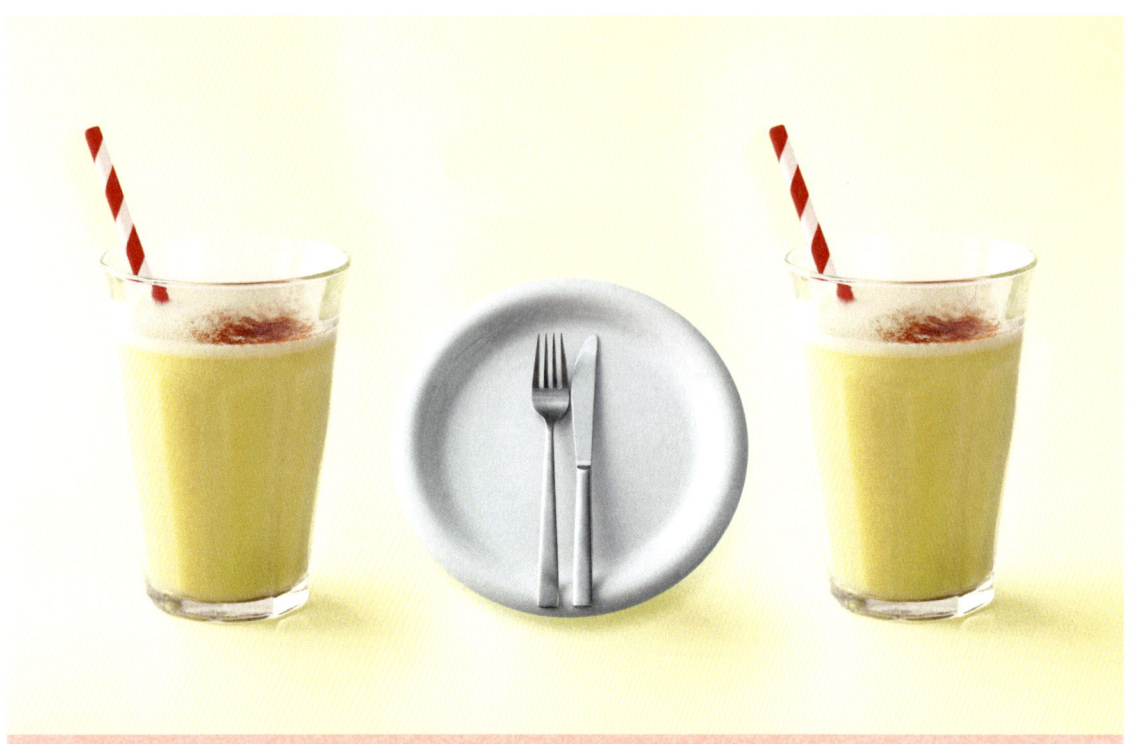

PHASE 2
– DIE REDUKTIONSPHASE –

In der ersten Phase wurde der Stoffwechsel stark angeregt. Jetzt findet der Wechsel in die zweite Phase statt. In dieser Reduktionsphase gewöhnt sich der Organismus langsam wieder an frisch gekochtes Essen – wenn auch zunächst nur mittags. Und nimmt weiter gesund ab. Zwei Almased®-Mahlzeiten werden beibehalten, am besten morgens und abends. In dieser Phase findet die eigentliche, langfristig wirksame Gewichtsreduktion statt: Es geht an die Speckpolster. Das kann etwa sechs Wochen dauern.

Wird das gesunde Wunschgewicht schon vor Ablauf dieser sechs Wochen erreicht, können Sie schon eher in die 3. Phase wechseln. Vor allem wird sich Ihr Speisezettel bereichern – Sie dürfen wieder kauen. Bedienen Sie sich in unserem Rezeptekapitel: Jede Menge Gemüse und mageres Eiweiß garantiert, dass Sie rundum und auf köstliche Art und Weise satt werden. Ganz nebenbei lernen Sie, auf ganz neue Art zu kochen und Lebensmittel zu kombinieren. Zuckriges und Süßes ist allerdings weiter tabu.

WAS SICH ÄNDERT

Es darf gekocht werden! Mittags gibt es eines der Gerichte, die Sie im Rezeptteil ab Seite 98 dieses Buchs finden. Sie sind reich an Gemüse und Eiweißhaltigem: Das kann Fleisch oder Fisch sein – aber es gibt auch vegetarische Rezepte. Weiterhin ist morgens und abends ein Shake angebracht. Gerne darf der Shake jetzt auch zwei- bis dreimal pro Woche morgens als Fruchtsmoothie zubereitet werden.

MORGENS UND ABENDS WEITERHIN ALMASED®

Zum Frühstück Almased® macht satt für den ganzen Vormittag. Die entsprechende Studie (siehe Seite 55) weist nach, dass ein Almased®-Frühstück noch nach vier Stunden die Fettverbrennung aktiviert und der Insulin- und Ghrelinspiegel niedrig bleiben. Sie haben keinen Hunger und der Abnehmmodus bleibt aktiv. Das lässt sich sogar noch nachmittags nachweisen. Außerdem können Sie gerade morgens den Shake vielfältig variieren, so ist er so etwas wie ein Müsliersatz. Das fällt Ihnen leicht und spart Zeit. Auf den Seiten 83 – 89 finden Sie Ideen, den Shake mit Gemüse und etwas Obst abzuwandeln. Süßes ist aber in allen Phasen tabu!

Abends ist der Shake ebenfalls ein Garant dafür, dass Ihr Körper weiter Fettmasse abbaut und nicht an den Muskeln knabbert. Sie haben keinen Heißhunger, und Ihr Insulin bleibt unten, weil Almased® einen niedrigen glykämischen Load (siehe Seite 27) hat. Auch abends dürfen Sie die puren Shakes mit Gemüse, Zimt, Kräuter oder Zitronensaft variieren, so ist er am effektivsten. Noch mehr Rezepte gibt es im GU-Buch Almased®-Smoothies (siehe Seite 156). Und wenn Sie nicht immer nur trinken möchten? Dann können Sie den Shake mit etwas Magerquark zubereiten und löffeln – eine Variante, die auch sehr lecker sein kann.

DAS MITTAGESSEN

Sie werden es genießen, frische Lebensmittel zuzubereiten, zu riechen, zu schmecken und zu kauen. Das Bewusstsein für eine gesunde Ernährung wächst. Unsere Rezepte sind so aufgebaut, dass Sie den Modus der Fettverbrennung nicht verlassen. Das heißt: Es gibt viel Eiweiß und gesundes Fett, Kohlenhydrate dagegen nur in Maßen und in der gesunden, langsamen Form. Die typische Sättigungsbeilage wie Nudeln, Kartoffeln, Reis oder Brot wird nach wie vor kleingeschrieben. Denn ihr hoher glykämischer Index würde den Blutzucker-Insulin-Teufelskreis wieder anheizen.

MAHLZEITEN AUSTAUSCHEN?

Sind Sie mittags am Arbeitsplatz, wo Sie keine Zeit und keinen Nerv haben, zu kochen oder Ihr Essen aufzuwärmen? Oder möchten Sie abends mit der Familie, dem Partner oder Freunden essen? Dann können Sie ab und zu mittags den Almased®-Shake trinken und abends kochen und essen. Denn mit dem Almased®-Programm erlernen Sie eine flexible Kontrolle, die sich Ihren Bedürfnissen anpasst und deshalb langfristig erfolgreich ist. In jedem Fall sollten Sie nicht zu spät essen und nach dieser Mahlzeit noch körperlich aktiv werden: Ein kleiner Abendspaziergang, eine Runde auf dem Ergometer oder Stepper oder einige Übungen aus diesem Buch (ab Seite 133) sorgen dafür, dass die Kohlenhydrate erst gar nicht in die Fettzellen wandern, sondern direkt verarbeitet werden. Wenn Sie spätestens zwischen 18 und 19 Uhr essen – dann dürfen Sie auch abends Frischkost genießen.

MITTAGS IM BÜRO

Wer einen Halbtagsjob hat, der kann mittags zu Hause kochen. Aber was tun, wenn man am Arbeitsplatz zu Mittag isst?

- Sie können einen der Brotaufstriche aus unserem Rezeptteil (siehe Seite 96/97) mitnehmen und dazu eine dünne Scheibe Vollkornbrot. Und als Ergänzung so viel rohes Knabbergemüse mit einem niedrigen glykämischen Index (siehe Seite 78/79), wie Sie wollen.

- Sattmachersalate zum Selbstzusammenstellen finden Sie auf Seite 103 – 105. Sie sind bestens fürs Büro geeignet.

- Haben Sie die Gelgenheit, Suppen oder Eintopfgerichte am Arbeitsplatz aufzuwärmen? Dann kochen Sie diese am Wochenende oder an einem ruhigen Abend vor. Suppen bleiben aber auch in der Thermoskanne bis zu sechs Stunden lang warm. Wenn Sie sie mit 1 bis 2 Teelöffeln Chia- oder Flohsamen mischen,

machen Sie noch länger satt und haben eine dickere Konsistenz.

- Auch die Kantine ist eine Option – wenn Sie bestimmte Regeln beachten (siehe Seite 73).

- Auch die Gemüsebrühe ist nach wie vor eine tolle Ergänzung. Und trinken sollten Sie wie bisher etwa 2 bis 3 Liter Flüssigkeit – die Brühe ist mitgerechnet.

FALLS DIE WAAGE STAGNIERT

Keine Panik. Lassen Sie Ihrem Körper Zeit, Atem zu holen und sich auf den neuen »Set point«, also das neue Gewicht, einzustellen. Schließlich haben Sie Ihre Kilos ja auch nicht in ein paar Wochen eingelagert.

- Nehmen Sie abends wirklich ausschließlich den Almased®-Shake pur ein; die frisch gekochte Mahlzeit gibt es nur mittags.

- Versuchen Sie, Ihre körperliche Aktivität zu steigern. Probieren Sie es mit einem Schrittzähler: Mindestens 7 000 Schritte pro Tag sollten es sein. Optimal sind 10 000!

- Krafttraining baut Ihre Muskeln auf. Das ist langfristig gut, weil so Ihr Kalorienverbrauch steigt. Kurzfristig kann das die Abnahme auf der Waage aber scheinbar bremsen: Muskeln wiegen nämlich mehr als Fettgewebe.

- Seien Sie mit Salz beim Kochen der frischen Mahlzeit zurückhaltend: Es kann Wasser im Körper binden.

- Essen Sie zwischendurch nichts – bis auf die Gemüsebrühe – und trinken Sie genug: täglich 2 bis 3 Liter, davon 1 bis 1,5 Liter Wasser.

- Kürzen Sie auf keinen Fall Ihre Almased®-Ration! Sie sorgt dafür, dass die stoffwechselaktive Muskelmasse nicht schrumpft und Ihr Stoffwechsel bleibt aktiv.

ALMASED® FÜR DIABETIKER?

In Abstimmung mit Ihrem Arzt: ja! Schließlich zeigen die Almased®-Studien, dass Diabetiker vom Typ 2 nicht nur abnehmen, sondern auch der Insulin- und Blutzuckerspiegel sinken sowie das HbA1 (der »Langzeit-Blutzucker«) – Zeichen eines gut eingestellten Diabetes. Die Teilnehmer in der Studie von Professor Martin (siehe Seite 54, Studie 2005) konnten ihre Medikamente reduzieren oder sogar absetzen!

RICHTIG EINSTELLEN

Bevor Sie als Diabetiker mit der Diät beginnen, besprechen Sie mit Ihrem Arzt die Medikation – mit einer veränderten Kohlenhydrat- und Kalorienzufuhr wird sich auch Ihr Blutzucker ändern. Wer Insulin spritzt, muss vorsichtiger als gewohnt rechnen: 40 g Almased® entsprechen 1 BE. Da die Kohlenhydrate in Almased® sehr langsam vom Stoffwechsel verarbeitet werden, kalkuliert man bei einem Almased®-Shake mit 50 g (= 1,25 BE) trotzdem nur die Insulinmenge für 1 BE.
Das sollten Sie beachten:

- Messen Sie jeweils kurz vor und zwei Stunden nach der Almased®-Mahlzeit Ihren Blutzucker und besprechen Sie mit Ihrem Arzt die neuen Werte, denn gegebenenfalls muss die Insulin- oder Medikamentendosis angepasst werden.
- Zu Beginn jeder neuen Diätphase sollten Sie ebenso engmaschig messen.
- Hat sich der neue Mahlzeitenrhythmus eingespielt, reicht Ihr gewohnter Messrhythmus.

ZWISCHENMAHLZEITEN?

Gerade für Diabetiker gilt: Zwischendurch wird nichts gegessen! Denn das heizt die Insulinproduktion nur weiter an – und genau das verhindert ja den Abbau von Fettpolstern und macht Ihnen als Diabetiker das Abnehmen besonders schwer! Gut ist, wenn Sie gleichzeitig mehr Bewegung und Sport einplanen, dann werden sich Ihre Insulin- und Cholesterinwerte weiter verbessern. Für die besondere Stoffwechselsituation der Diabetiker ist eine tägliche ausreichende Entsäuerung besonders wichtig. Auch in den weiteren Almased®-Phasen sollten Sie sich an den Rhythmus von drei Mahlzeiten am Tag halten, damit Sie Ihr erreichtes Gewicht halten und nicht wieder in den Fettaufbaumodus geraten. Sie werden staunen, wie positiv diese Esspausen Ihren Blutzuckerspiegel beeinflussen. In der Lebensphase 4 sollten Sie diesen Rhythmus beibehalten. Alle Almased®-»Spielregeln« gelten auch für Diabetiker.

UNSERE REZEPTE

Die Rezepte in diesem Buch basieren auf dem Almased®-Prinzip und sind deshalb ideal für Diabetiker, weil sie einen niedrigen glykämischen Load haben und den Blutzuckerspiegel nur langsam steigen lassen. Die Broteinheiten können Sie mithilfe der Nährwertangaben, die unter jedem Rezept stehen, selbst errechnen: 1 BE = 12 g Kohlenhydrate.

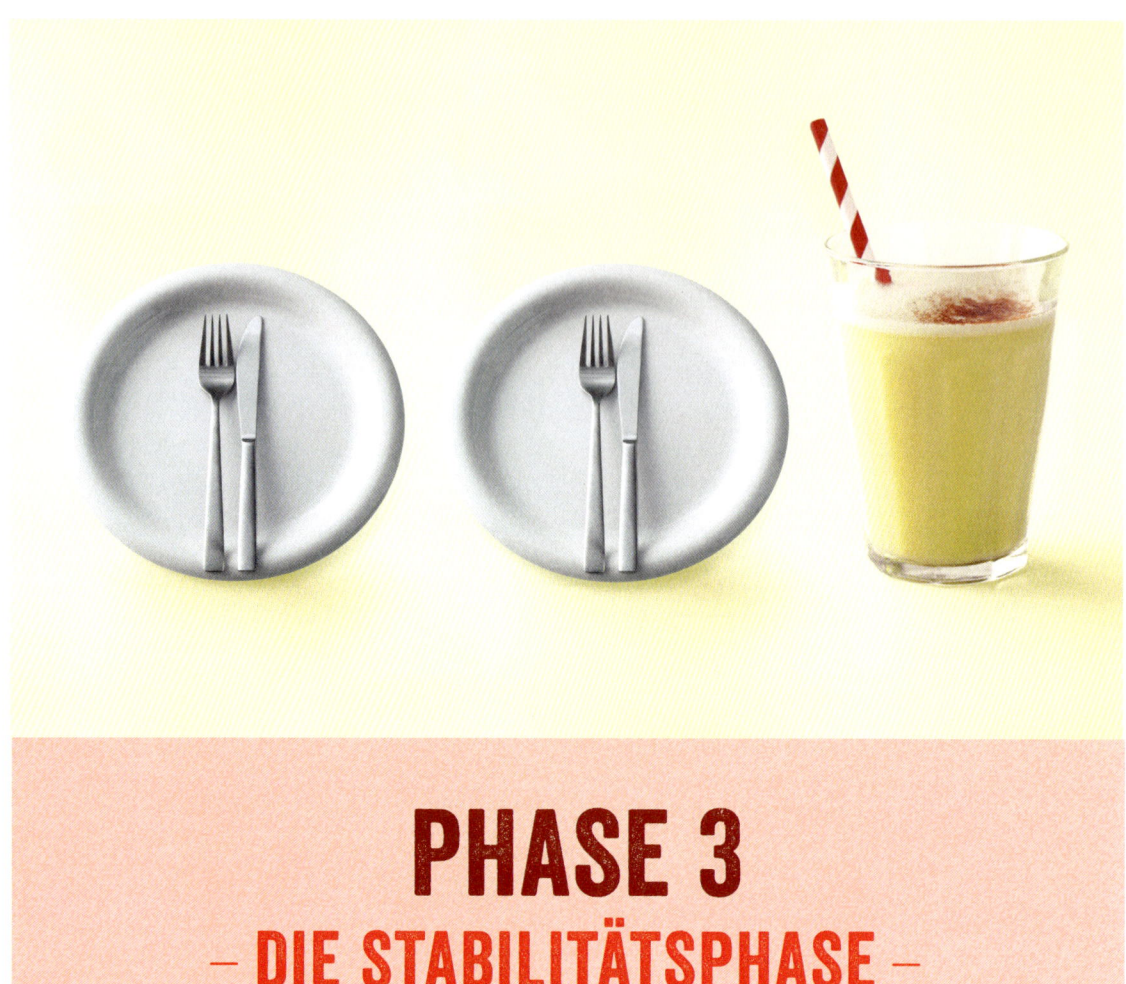

PHASE 3
– DIE STABILITÄTSPHASE –

Sie sind am Ziel Ihrer Abnehmwünsche? Oder Sie haben das Gefühl, es mal langsamer angehen zu lassen? Dann wird es Zeit für die Stabilitätsphase. Sie ist die Garantie dafür, dass Sie schlank bleiben. Denn Ihr Körper wittert seine Chance, wenn er mehr Nahrung bekommt, und wird versuchen, seine geleerten Fettpolster wieder zu füllen. Und genau das verhindert diese dritte Phase der Almased®-Diät! Mehr noch: Die wunderbar leichten Rezepte werden Ihnen eine andere Art des Kochens schmackhaft machen. Sie werden die dick machen-den Beilagen nicht vermissen, sondern lernen, aus Gemüse Nudeln, Püree, Saucen oder Suppen der anderen Art zu zaubern. Nach wie vor gibt es eine Almased®-Mahlzeit (am besten abends), die dafür sorgt, dass Ihr Körper weiter leicht Gewicht ver-liert, sich stabilisiert und mit allen Nährstoffen gut versorgt wird. Jetzt dürfen Sie den Shake weiterhin wie in Phase 2 mit frischen Zutaten kreativ abwan-deln – pur ist er aber am effektivsten. Wenn Sie abends aber mal frisch kochen möchten, können Sie den Shake auch morgens nehmen.

BIS ZU 18 WOCHEN

Je länger Sie in dieser dritten Phase bleiben, desto stabiler wird Ihr Gewicht. Sie werden sogar weiter leicht abnehmen. Denn immer noch ersetzen Sie eine Mahlzeit durch einen Almased®-Shake. Der allerdings darf nach unseren Rezepten aufgepeppt sein und bietet jede Menge Abwechslung. Noch mehr Varianten für tolle Shakes finden Sie im GU-Buch Almased®-Smoothies. Von fruchtig, denn Obst ist ja seit Phase 2 in Maßen wieder erlaubt, bis würzig-pikant, mit tollen Gewürzen, Kräutern und aromatischem Gemüse. Wichtig: Am besten, Sie bleiben abends bei Almased® und essen mittags etwas frisch Zubereitetes.

ENDLICH WIEDER FRÜHSTÜCK!

Morgens läuft unser Organismus an – und verbrennt Energie. Deshalb sind Kohlenhydrate in Maßen morgens am besten zu verkraften: Sie haben genug Zeit, sie durch Bewegung bis zur nächsten Mahlzeit abzubauen. Das heißt auch: Wenn Sie eine kleine Portion Obst essen mögen, dann am besten morgens im Müsli oder zum Brot – aber dieses bitte aus Vollkorn. Und anfangs nicht mehr als eine Scheibe (siehe Seite 72). Auf keinen Fall das Frühstück ausfallen lassen – das bringt Ihren Körper beziehungsweise den Hormonhaushalt aus dem Rhythmus. Denken Sie daran: Zwischen den Mahlzeiten sollten vier bis sechs Stunden Pause liegen. Wer aber morgens nichts herunterbekommt, der kann auch etwas später frühstücken – zum Beispiel in der Arbeit. Overnight oats (siehe Rezept Seite 91) eignen sich dafür besonders gut. Trinken sollten Sie nach dem Aufstehen in jedem Fall: Das regt Kreislauf und Verdauung an. Aber bitte kalorienfrei ohne Zucker und Süßstoff.

MEHR AKTIVITÄT

Abnehmen macht euphorisch – und setzt ungeahnte Kräfte im Körper frei. Nutzen Sie diesen Energieschub und entdecken Sie neue Interessen und Hobbys. Denn Langeweile in Kombination mit Einsamkeit ist eine der schlimmsten Essfallen. Sagen Sie Ihrem inneren Couch-Potato den Kampf an und unternehmen Sie etwas.

- Wählen Sie bewusst Hobbys, für die Sie aus dem Haus gehen müssen: Das bringt Sie automatisch in Bewegung.
- Belegen Sie feste, verbindliche Kurse: Das wird Ihnen helfen, aktiv zu bleiben.
- Verabreden Sie sich mit Bekannten zu gemeinsamen Aktivitäten: Das hilft Ihnen, die Termine wirklich wahrzunehmen.

FREUNDE UND FAMILIE

Die Reaktion Ihrer Umwelt auf Ihre Gewichtsreduktion kann sehr unterschiedlich sein. Es gibt zwar viele Männer, die ihre Partnerin dabei unterstützen. In der engeren Familie kann eine Diät aber auch Widerstand auslösen, vor allem, wenn es die haushaltsführende Frau betrifft. Die Angst vor Veränderung und nicht mehr optimal bekocht zu werden, ist groß. Eine aktive, selbstbewusste Frau kann auch unbequem sein und an eigene Schwächen erinnern. Der Partner wird dann entmutigt nach dem Motto: Das schaffst du ja doch nicht! Entweder ignorieren Sie diese negativen Einflüsse und machen Ihr Programm, ohne das groß zu besprechen. Wenn sich die ersten Erfolge zeigen, wird die Kritik leiser werden. Oder Sie versuchen, Ihre Umgebung mit ins Boot zu holen und ihr klarzumachen, dass das wichtig für Sie ist und Sie Unterstützung brauchen. Vielleicht können Sie Ihren Partner ja dazu bewegen, mitzumachen!

DIE STABILITÄTS-TO-DOS

- Achten Sie auf einen Mahlzeitenabstand von vier bis sechs Stunden.
- Trinken Sie mindestens zwei Liter Flüssigkeit pro Tag.
- Achten Sie darauf, im Schnitt nicht mehr als 100 Gramm Kohlenhydrate am Tag zu sich zunehmen.
- Bevorzugen Sie dabei Lebensmittel mit einem niedrigen glykämischen Index, die den Blutzucker langsam steigen lassen. Das heißt:
- Bevorzugen Sie ballaststoffreiche Lebensmittel: Das sind Gemüse, Salate, Vollkornbrot und -pasta, Hülsenfrüchte und Nüsse.
- Essen Sie nicht öfter als zwei- bis dreimal pro Woche eine kleine Portion Obst (etwa 50 Gramm) – am besten eine Sorte mit niedrigem glykämischen Index (siehe Seite 78/79).
- Eine Mahlzeit am Tag sollte immer eiweißreich sein.
- Achten Sie auf viele Omega-3-Fettsäuren (siehe Seite 8). Verwenden Sie die entsprechenden Öle auch beim Kochen.
- Verwenden Sie Fatburner so oft wie möglich: Das sind Lebensmittel mit starken Aromen wie Ingwer, Senf, Meerrettich, Wasabi, Chili, Zimt, Kurkuma sowie aromatische Kräuter.
- Essen Sie basenbildend, das heißt viel Gemüse (siehe Seite 31), und nehmen Sie zusätzlich ein Basenpulver (ohne Zucker oder Süßstoff) ein.

GEMÜSE MUSS FRISCH SEIN!

Es spielt bei der Almased®-Diät eine wichtige Rolle. Sie fürchten, dass Sie keine vier Portionen Gemüse täglich essen können? Sie werden staunen, wie leicht das mit den richtigen Rezepten fällt. Allerdings hat Gemüse zwei praktische Nachteile: Es ist schwer – das bedeutet, es muss geschleppt werden. Und es ist leicht verderblich – es muss also regelmäßig frisch eingekauft und gut gelagert werden. Für beide Probleme gibt es ein paar Tipps:

Wenn Sie Gemüse wie Kohlrabi, Blumenkohl, Sellerie, Möhren, Rote Bete oder Radieschen mit Grün kaufen, verwenden Sie bei Bioprodukten das Grün mit – sonst haben Sie umsonst geschleppt. Wichtig: Das Grün sofort abtrennen und extra lagern – so bleiben beide Gemüseteile frischer. Das Grün enthält in der Regel mehr Vitamine als die Knolle und weniger Kohlenhydrate: ein toller Mix! Bei der Zubereitung das Grün zum Schluss dazugeben, es ist viel schneller gar als Wurzeln und Knollen. Gut, wenn Sie einen Zonen-Kühlschrank haben, in dem Temperatur und Luftfeuchtigkeit in den Schubfächern separat gesteuert werden können: So bleibt Gemüse auch eine Woche frisch.

Im normalen Kühlschrank Grünblättriges am besten in dicht schließende Gefrierbeutel oder Plastikboxen packen und im Gemüsefach lagern.

Wer nicht so häufig zum Einkaufen kommt, kann eine »Grüne Kiste« abonnieren – und sich Gemüse der Saison frisch nach Hause liefern lassen. Auch tiefgefrorenes Gemüse ist eine Option. Dosengemüse dagegen ist häufig gesalzen und nicht mehr so ballaststoff- und nährstoffreich. Eine Ausnahme sind die geschälten Tomaten.

Welche Gemüse- und Obstsorten wann Saison haben und welchen glykämischen Index tragen, können Sie auf Seite 78/79 nachschlagen.

ESSEN UNTERWEGS

Sie sind berufstätig und meinen, daran würde jede Diät scheitern? Weil das Kantinenessen zu mächtig ist und die Gastronomie ebenfalls nichts für eine Diät Geeignetes anbietet? Das muss nicht sein. Am Büffet finden Sie fast immer etwas, das in Ihren Diätplan passt. Und für den Almased®-Shake ist der Shaker zum Anrühren sehr praktisch. Sie können zum Beispiel einen Smoothie vorbereiten, im Shaker mit ins Büro nehmen und zur Mahlzeit Almased® hineinrühren.

SALAT: GERNE VORWEG

Salate sind mittlerweile Standard in der Betriebsverpflegung. Nehmen Sie nur Rohkost pur und Hülsenfrüchte wie Bohnen, Kichererbsen und Linsen in gegartem Zustand. Machen Sie den Salat mit Essig und Öl, Salz und Pfeffer auf Ihrem Teller an – verzichten Sie auf fertiges Dressing: Das ist oft gezuckert. Notfalls deponieren Sie einen Vorrat selbstgemachtes Dressing im Büro. Im Restaurant bestellen Sie entsprechend. Als Garnitur ideal sind Kernmix, Nüsse, Geflügel, Fisch oder ein hart gekochtes Ei.

SUPPE: ABER KLAR

Klare Suppen gehen immer – aber bitte ohne Nudeln oder andere Teigeinlagen. Wenn Gemüse, Fleisch oder Geflügel drin ist: prima. Cremige Suppen sollten Sie lieber meiden. Sie enthalten zu viel Stärke und ungesunde Fette.

GEMÜSE: BITTE PUR

Lassen Sie die Sättigungsbeilage wie Kartoffeln, Pasta oder Reis weg und nehmen Sie lieber die doppelte Gemüseportion – aber bitte ohne Sahnesauce. Träufeln Sie lieber einen Tropfen gutes Olivenöl darüber. Und machen Sie es mit Pfeffer aus der Mühle scharf.

FISCH & FLEISCH: JA BITTE

Beides am besten natürlich ohne Panaden, Krusten oder cremige Saucen. Top sind Tafelspitz, Spieße, Braten und Steak, pochierter Fisch oder Fischsteaks. Bei Hackfleischgerichten, Ragouts oder Frikassees ist Vorsicht angebracht: Sie können mit ungesunden Fetten zubereitet sein und oft stärkereiche Zutaten enthalten.

TABU: SÄTTIGUNGSBEILAGEN, SAUCEN, BROT & DESSERTS

Zu Fleisch werden oft Saucen gereicht – bitten Sie um einen Teller ohne. Das gilt auch für Gemüse an Sahnesauce und Saucen generell. Deshalb lassen Sie auch die Finger von Gratins, wo sich Gutes unter Sahne oder Sauce verbirgt. Auch auf Brot sollten Sie verzichten – lassen Sie es im Restaurant am besten gleich abräumen. Gerichte wie Pizza, Toast und Gyros sollten Sie ebenfalls meiden. Und sämtliche Sättigungsbeilagen liegen lassen. Nur bei Vollkorn ist eine halbe Portion okay.

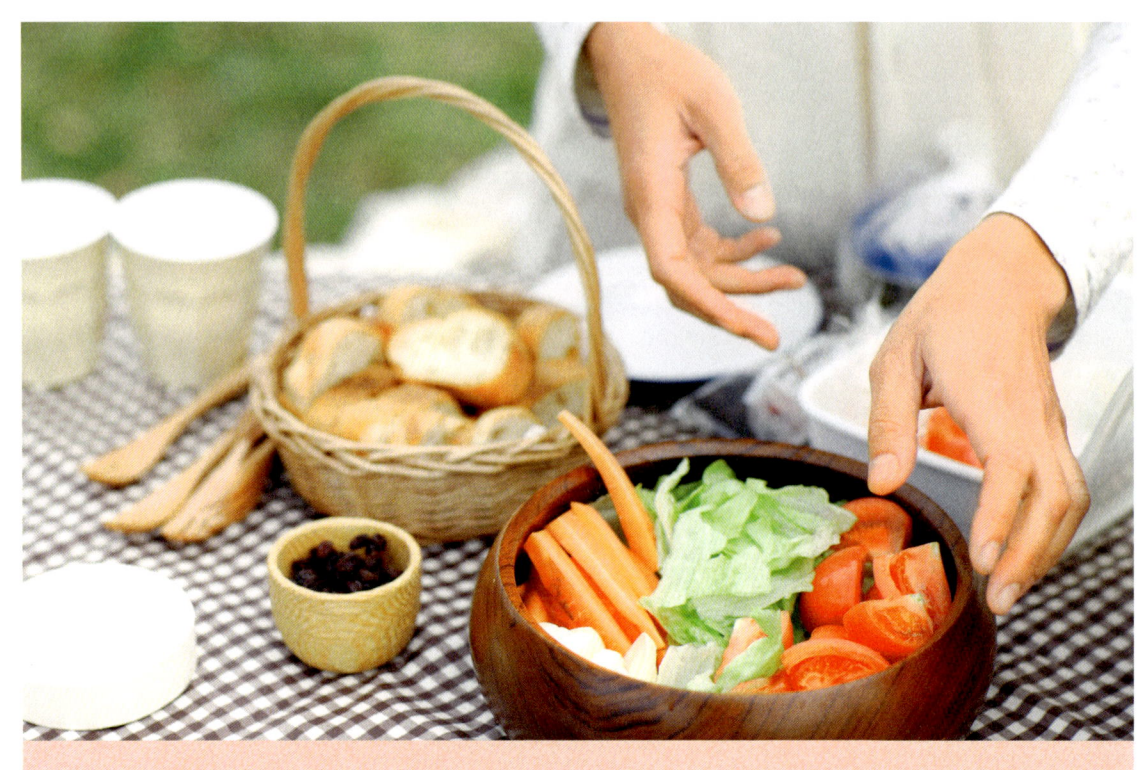

PHASE 4
– DIE LEBENSPHASE –

Was so wunderbar einfach klingt, ist in Wirklichkeit ein Kunststück: zur Normalität zurückzukehren und gleichzeitig nicht wieder in alte, schlechte Gewohnheiten zurückzufallen. Es gibt ein paar Grundsätze, die Sie in Ihrem Leben nach der 3. Phase unbedingt beibehalten sollten: Drei Mahlzeiten am Tag sind genug! Zucker ist ein Gewürz. Einmal Obst am Tag – und vier- bis fünfmal Gemüse! Getränke sollten keine Kalorien und weder Zucker noch Süßstoff haben. Vollkorn nach vorn: Nehmen Sie statt weißem Mehl die Type

1050 – egal ob Weizen oder Dinkel. Bevorzugen Sie Vollkornbrot aus Sauerteig. Behalten Sie die Portionsgröße im Auge und essen Sie Gerichte mit viel Eiweiß. Und übers Essen hinaus: Sorgen Sie für ausreichend Bewegung, Schlaf und Entspannung. Ein kleiner Joker sollte Sie auch jetzt begleiten: Ein Almased®-Shake zusätzlich zu einer Mahlzeit (oder je ein halber morgens und abends) hilft gegen Heißhunger und gibt Energie. Die Almased®-Pyramide in der Klappe hinten zeigt, welche Lebensmittel richtig und wichtig sind.

AB INS LEBEN

Inzwischen sind Sie Almased®-Spezialist und haben schon Routine beim Essen und Trinken bekommen. Jetzt geht es vor allem darum, sehr tief verwurzelte Essgewohnheiten auf Dauer zu ändern. Genau das passiert beim Almased®-Programm – deshalb sind die vier Phasen so wichtig.

DIE ALMASED®-PYRAMIDE

Die Almased®-Pyramide (siehe Klappe vorne) zeigt, wie sich Ihr Essen zusammensetzen sollte. Pflanzliche, möglichst wenig bearbeitete Lebensmittel wie Gemüse, Nüsse, Vollkorn und wertvolle Öle sind die Basis Ihrer Ernährung. Gleichberechtigt stehen eiweißreiche Lebensmittel daneben: Das sind Fisch, Fleisch, Eier, Milchprodukte und vegetarische Eiweißträger wie Tofu und andere Sojaprodukte, Seitan und Süßlupinen. Das Sahnehäubchen ist ein Almased®-Shake – und natürlich supergesundes Öl. Ebenso wichtig wie das, was Sie essen, ist das Wie. Nehmen Sie sich dreimal am Tag Zeit fürs Essen. Setzen Sie sich dazu hin, genießen Sie, schmecken Sie. Das ist der beste Schutz vor einer Gewichtszunahme.

DIE ZUCKERFRAGE

Es ist einfacher, ganz auf Zucker zu verzichten, als sich ständig zu beherrschen. Verwenden Sie wie in unseren Rezepten kleine Mengen von Honig oder Agavendicksaft. Und wenn Sie eingeladen sind? Dann essen Sie eben nur ein kleines Stück Kuchen und gönnen sich einen Almased®-Shake als Abendessen. Es gibt kein »Alles-oder-nichts-Gesetz«! Den Satz »Jetzt ist alles egal« sollten Sie aus Ihrem Kopf verbannen. Sie werden von einer Praline nicht gleich wieder dick – nur von der täglichen!

GANZ OHNE ALKOHOL?

Wenn Ihnen das nichts ausmacht – wunderbar. Aber viele gesellschaftliche Anlässe sind mit alkoholischen Getränken verbunden. Die haben nicht nur viele Kalorien, sondern machen auch Appetit und lassen sämtliche guten Vorsätze verschwinden. Deshalb ist das richtige Maß entscheidend. Fatal ist der Mix von Alkohol und Süßem: Fruchtige Cocktails sollten Sie also meiden. Auch Bier ist reich an Kohlenhydraten – hier sind alkoholfreie Sorten eine gute Alternative, weil sie ausgesprochen kalorienarm sind. Trockene Weine oder Schaumweine sind ebenfalls okay – am besten mit Mineralwasser gespritzt. Sekt mit Orangensaft dagegen lieber vermeiden. Lassen Sie es bei Alkoholischem langsam angehen! Übrigens gibt es mittlerweile auch hervorragende alkoholfreie Sektsorten. Mit einer Limettenscheibe oder Blättchen von Zitronenmelisse und Minze aromatisiert, sind sie eine tolle Alternative, wenn angestoßen wird. Sie haben mit etwa 25 kcal nur etwa ein Drittel der Energie von trockenem Sekt!

NOTBREMSE

Sie waren im Urlaub, hatten Stress oder waren einfach nicht gut drauf und haben wieder zugenommen? Dann sollten Sie sofort gegensteuern: Wir verlieren unsere Fettreserven nicht im Nu – und bauen sie auch nicht über Nacht wieder auf. Deshalb sollten Sie sich nur einmal in der Woche wiegen. Wenn Sie ein bis zwei Kilos zugenommen haben, reicht es oft, für eine Woche in die Stabilitätsphase 3 zu gehen und das Abendessen durch Almased® zu ersetzen. Sie können immer mit Almased® gegensteuern. Das gibt Ihnen Sicherheit. Vergessen Sie darüber hinaus nicht den Schlaf und die Bewegung.

SPEZIALDIÄTEN

FASTEN MIT ALMASED®

Das klassische Fasten dient der seelischen und körperlichen Reinigung – es geht nicht in erster Linie ums Abnehmen, denn dabei wird hauptsächlich Muskelmasse abgebaut (siehe Seite 45). Wer aber die entlastende Wirkung des Fastens mit einer nachhaltigen leichten Gewichtsabnahme verbinden will, der sollte eine Fastenkur mit Almased® ausprobieren. Durch das Eiweißfasten erhalten Sie die Muskulatur und fühlen sich fit und vital.

DIE BASICS

Das modifizierte Fasten mit Almased® sollten Sie mindestens eine und höchstens zwei Wochen durchführen.

- Pro Tag gibt es wie bei der Startphase 1 dreimal einen Almased®-Shake. Dabei wird statt 50 Milliliter Wasser ein ungesalzener, ungesüßter Gemüsesaft verwendet – die Auswahl an hochwertigen Produkten ist sehr groß. Sie dürfen die Shakes auch mit fettarmer Milch oder Buttermilch statt mit Wasser mixen. Besonders gesund ist es, den Saft aus rohem Gemüse frisch zu pressen oder zu pürieren – wie für einen Smoothie. Das sorgt für Mineral- und Ballaststoffe. Dazu kommen noch zwei Teelöffel Öl (siehe Seite 65).
- Trinken Sie mindestens 1 bis 1,5 Liter Mineralwasser (siehe Seite 15) über den Tag verteilt, zusätzlich zu Gemüsebrühe und ungesüßten Kräutertees.
- Nehmen Sie wie bei der Startphase 1 zusätzlich Basenpulver (ohne Zucker oder Süßstoff) und ein Probiotikum zu sich.
- Sorgen Sie für regelmäßige Bewegung: Das verhindert zusätzlich den Muskelabbau. Aber überanstrengen Sie sich nicht.
- Sauna und Wechselduschen regen den Kreislauf auf gesunde Weise an.

FASTEN BRECHEN

Anders als beim reinen Heilfasten ist der Übergang zur Normalkost beim Almased®-Fasten nicht so schwierig. Sie ersetzen einfach Tag für Tag einen Almased®-Shake durch eine leichte, ausgewogene Mahlzeit, wie Sie sie in diesem Buch finden. Lassen Sie Süßes aber erst einmal weg. Das fällt nach einer Almased®-Fastenkur leicht – der Süßhunger ist in der Regel verschwunden.

ALMASED® TURBO

Sie haben mit Almased® in vier Phasen abgenommen und sind wieder in alte Ernährungsgewohnheiten zurückgefallen? Manchmal sind es Feiertage, ein kulinarischer Urlaub, beruflicher Stress oder privater Kummer, was einen Rückfall verursacht. Lassen Sie das nicht auf sich beruhen – ziehen Sie die Notbremse, bevor sich die Kilos ansammeln und sich Ihr »Set point« nach oben verschiebt. Mit der Turbodiät können Sie jderzeit gegensteuern. Auch, wenn Sie noch nie eine Almased®-Diät gemacht haben, verhilft sie Ihnen zu einem schnellen Gewichtsverlust. Deshalb wird sie auch mit einem Augenzwinkern »Bikini-Notfallplan« genannt.

DIE ERSTE TURBOWOCHE

● Sieben Tage lang ersetzen Sie alle drei Hauptmahlzeiten durch den Almased®-Shake. Richten Sie sich dabei nach den Regeln der Startphase 1 ab Seite 62. Das sollten Sie besorgen: zwei Dosen Almased®-Pulver, ein gutes Öl, Basenpulver, probiotische Bakterien als Präparat, genug Mineralwasser und Gemüse für die Gemüsebrühe.

● Für einen Shake mischen Sie die entsprechende Menge (siehe Seite 59) Almased®-Pulver mit 200 bis 300 Milliliter Wasser und zwei Teelöffeln Raps-, Soja-, Lein- oder Walnussöl.

● Kochen Sie eine Gemüsebrühe aus 500 Gramm klein geschnittenem Gemüse und zwei Litern Wasser. Sieben Sie die Feststoffe aus der fertigen Brühe ab. Davon dürfen Sie täglich 500 Milliliter bis ein Liter trinken. Das Rezept für die Brühe finden Sie auf Seite 100.

● Zusätzlich minalstoffreiches Mineralwasser und/oder ungesüßten Kräutertee trinken.

● Ein Glas Wasser mit Basenpulver – nach Dosierungsanleitung – mischen und trinken.

● Sonst nichts essen!

DIE ZWEITE TURBOWOCHE

Alles ebenso handhaben wie in der ersten Woche – aber: Mittags dürfen Sie essen wie in der Reduktionsphase 2. Am besten viel gedämpftes Gemüse oder Salat, etwas mageres Fleisch wie Hühnerbrust und Putenschinken, Krabben oder Fisch. Im Salatdressing oder zum Garen des Gemüses ein bis zwei Esslöffel Öl verwenden.

DAS AKTIVIERT ZUSÄTZLICH

Bewegung macht die Turbokur erst zum Erfolg: Machen Sie ein- bis zweimal täglich lange Spaziergänge oder fahren Sie Rad. Sie können zu Hause auch einige unserer Übungen machen (ab Seite 133). Das sorgt nicht nur für straffe Konturen, sondern regt auch den Stoffwechsel an, bekämpft die Müdigkeit und unterstützt den Kreislauf.

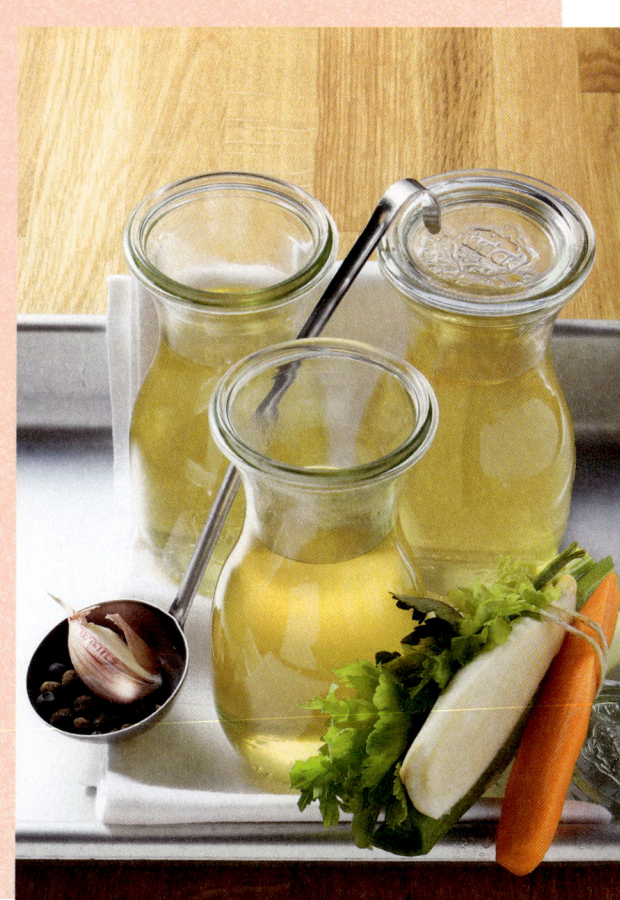

SAISON-GI-TABELLE

In der Saisontabelle für Obst und Gemüse sehen Sie auch den glykämischen Index (siehe Seite 27). Ein niedriger GI liegt bei < 50, der Mittelwert zwischen 50 und 60, ein hoher GI bei > 70. Dunkelrot unterlegt sind die Gemüse und hellrot das Obst. Bitte essen Sie selten und wenig Obst.

FRÜHLING

Artischocken	niedrig
Babylauch	niedrig
Bundmöhren, roh/gegart	niedrig/hoch
Champignons	niedrig
Frühlingszwiebeln	niedrig
Kohlrabi	niedrig
Mangold	niedrig
Pflücksalat	niedrig
Radieschen	niedrig
Romanesco	niedrig
Rübe, roh/gekocht	niedrig/hoch
Rübstiel (Stielmus)	niedrig
Rucola	niedrig
Spargel	niedrig
Spinat	niedrig
Spitzkohl	niedrig
Zuckerschoten	mittel
Ananas	mittel
Erdbeeren	niedrig
Mango	mittel
Papaya	mittel
Rhabarber	niedrig

SOMMER

Artischocken	niedrig
Auberginen	niedrig
Blattsalate	niedrig

Blumenkohl	niedrig
Brokkoli	niedrig
Chinakohl	niedrig
Dicke Bohnen	niedrig
Erbsen	niedrig
Fenchel	niedrig
Kartoffeln	hoch
Kohlrabi	niedrig
Kopfkohl (Weiß-, Rot-, Spitzkohl)	niedrig
Lauch	niedrig
Mais	mittel
Mangold	niedrig
Möhren	hoch
Paprikaschoten	niedrig
Pilze	niedrig
Radieschen	niedrig
Rettich	niedrig
Rote Bete, roh/gegart	niedrig/mittel
Salatgurke	niedrig
Stangenbohnen	niedrig
Tomaten	mittel
Zucchini	niedrig
Zwiebeln	niedrig
Aprikosen	mittel
Beeren	niedrig
Birnen	niedrig
Kirschen, sauer/süß	niedrig/mittel

Kiwi	mittel
Melonen	mittel/hoch
Mirabellen	niedrig
Nektarinen	niedrig
Pflaumen	niedrig
Pfirsiche	niedrig
Renekloden	niedrig
Stachelbeeren	niedrig

HERBST

Chicorée	niedrig
Chinakohl	niedrig
Endiviensalat	niedrig
Fenchel	niedrig
Kartoffeln	hoch
Knollensellerie	hoch
Kohlrabi	niedrig
Kopfkohl (Weiß-, Rotkohl, Wirsing)	niedrig
Kürbis	hoch
Lauch	niedrig
Mangold	niedrig
Meerrettich	niedrig
Pastinaken	hoch
Pilze	niedrig
Rettich	niedrig
Rosenkohl	niedrig
Rote Bete, roh/gegart	niedrig/mittel
Rucola	niedrig
Schwarzwurzeln	niedrig
Spinat	niedrig
Stangenbohnen	niedrig
Staudensellerie	niedrig
Steckrüben	hoch
Topinambur	niedrig
Äpfel	niedrig
Birnen	niedrig
Holunderbeeren	niedrig

Maronen	mittel
Nüsse (Hasel-, Wal-, Mandeln)	niedrig
Pflaumen	niedrig
Preiselbeeren	niedrig
Quitten	niedrig
Weintrauben	niedrig/mittel

WINTER

Brokkoli	niedrig
Champignons	niedrig
Chicorée	niedrig
Chinakohl	niedrig
Feldsalat	niedrig
Grünkohl	mittel
Knollensellerie	hoch
Kürbis	hoch
Lauch	niedrig
Möhren, gegart/roh	mittel/niedrig
Pastinaken	hoch
Rosenkohl	niedrig
Rote Bete, gegart/roh	mittel/niedrig
Rotkohl	niedrig
Rübchen, gegart/roh	hoch/niedrig
Schwarzwurzeln	niedrig
Spitzkohl	niedrig
Staudensellerie	niedrig
Steckrüben	hoch
Süßkartoffeln	mittel
Topinambur	niedrig
Wirsing	niedrig
Äpfel	niedrig
Bananen, unreif/reif	niedrig/mittel
Birnen	niedrig
Mandarinen	niedrig
Orangen/Grapefruit	niedrig
Grapefruit	niedrig
Nüsse (Hasel-, Walnüsse)	niedrig
Maronen	mittel

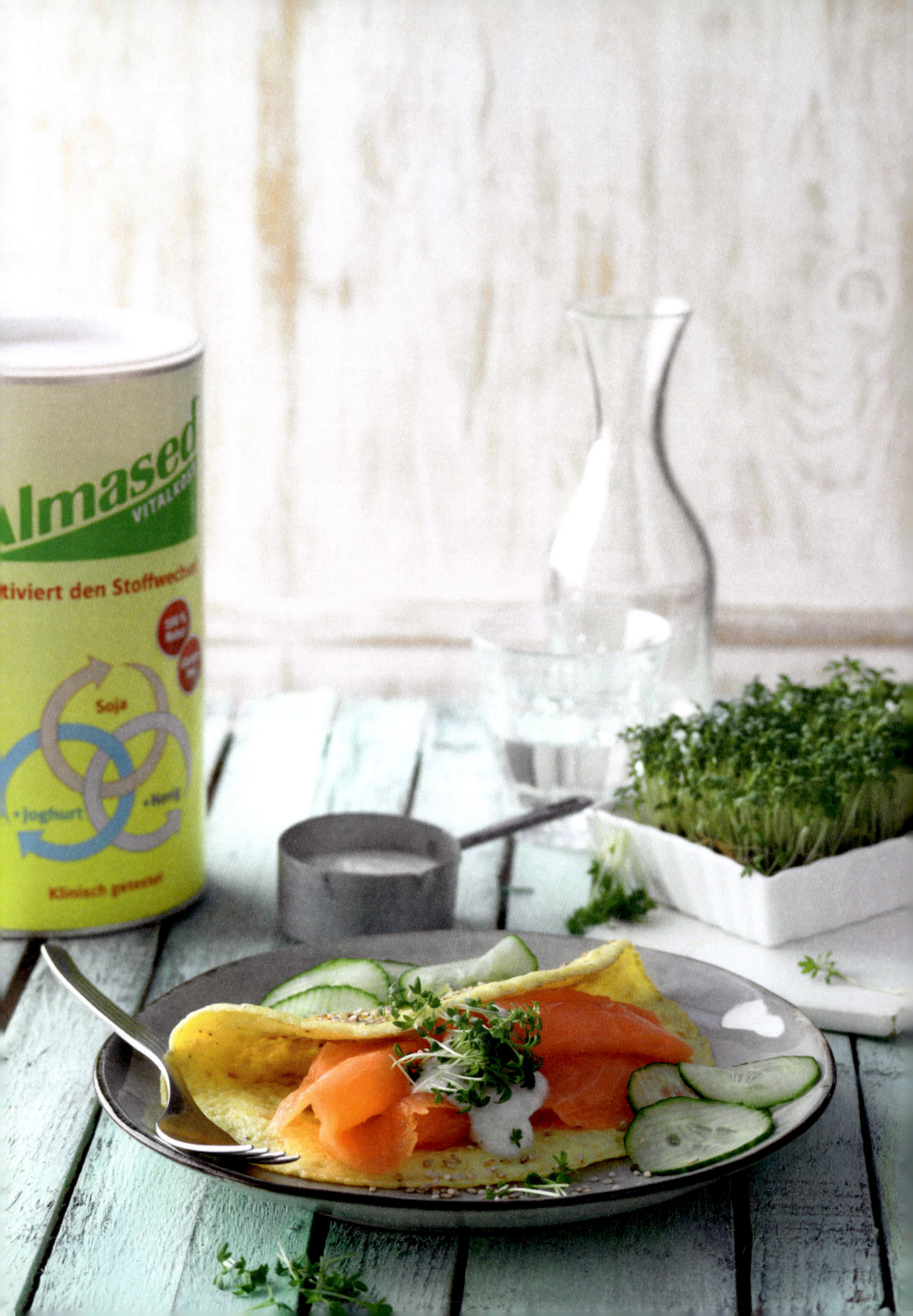

MIT GENUSS
– ZUR WUNSCHFIGUR –

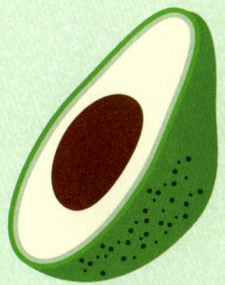

Über 50 Rezepte sorgen mit einem abwechslungsreichen Mix aus viel Gemüse, magerem Eiweiß, etwas hochwertigem Fett, aber wenigen Kohlenhydraten ab der Reduktionsphase 2 genussvoll für Erfolg auf der Waage. Denn wer abnehmen will, muss essen – und zwar das Richtige. Sonst sinkt nicht nur der Stoffwechsel auf einen Tiefpunkt, sondern auch die Laune. Ideal: drei leichte Mahlzeiten am Tag, die satt und zufrieden machen. Gerichte, die mit »mehr Kohlenhydrate« gekennzeichnet sind, eignen sich ab der Stabilisierungsphase 3 als Mittagessen. Alle Rezepte sind für eine Person konzipiert, die Abkürzung NW steht für Nährwerte.

AN DIE SHAKER
– UND LOS GEHT ES! –

Der Almased®-Shake ist mit seiner den Stoffwechsel aktivierenden Wirkung das Herzstück der Almased®-Diät. Während er in der Startphase 1 mit Gewürzen (Vanilleextrakt, ungesüßtes Kakaopulver, Zimt, Kurkuma, Chili) aromatisiert werden kann, gibt es hier zehn abwechslungsreiche Rezepte von süß bis herzhaft, die Sie sich ab der Reduktionsphase 2 schmecken lassen dürfen.

Wir haben alle Shakes für eine Person und mit einer Almased®-Menge von 50 g pro Shake berechnet. Diese Dosierung ist ideal für eine Körpergröße von 150–165 cm und entspricht fünf Esslöffeln. Sind Sie größer, passen Sie die Almased®-Menge an und verdünnen Sie den Shake mit Wasser auf Trinkstärke: Wer 170–180 cm groß ist, gibt 60 g in den Shake, ab 185 cm Körpergröße bitte 70 g nehmen. Für den Shake in der Lebensphase reichen für alle 30 g Almased®-Pulver pro Shake. Halten Sie die Mengen ein, denn nur dann sind Sie mit genügend Nährstoffen und Energie versorgt.

Wichtig ist auch die Zugabe von hochwertigem Pflanzenöl. Es liefert die nötige Energie, um bis zur nächsten Mahlzeit satt zu bleiben, und wichtiges gesundes Fett. Welche Öle besonders gut geeignet sind, erfahren Sie auf der Sonderseite »Fette« in Kapitel eins (Seite 65). Damit es nicht zu viel Fett wird, haben wir die Standard-Menge von einem Esslöffel dort, wo bereits andere fettreiche Zutaten wie Kokosmilch für einen Shake verwendet werden, auf einen Teelöffel reduziert. Apropos Mengen: Halten Sie sich bitte genau an die Angaben. Denn die haben wir so ausgeklügelt, dass die Shakes ein optimales Verhältnis von Nährstoffen enthalten. Neben den fettreichen Zutaten sollten Sie besonders das Obst pingelig abwiegen. Denn das enthält natürlichen Fruchtzucker – zu viel davon kann schnell die Fettverbrennung blockieren.

Frisch gemixt ist der Almased®-Shake am leckersten und nährstoffreichsten. Denn besonders lichtempfindliche Stoffe wie Vitamin C aus Gemüse und Obst werden bei längerem Stehen abgebaut. Wenn Sie einen Shake zum Beispiel zur Arbeit mitnehmen wollen, ist das aber kein Problem. Stellen Sie ihn bis zum Verzehr in den Kühlschrank und rühren Sie vor dem Trinken alles noch mal gut durch. Praktisch zum Zubereiten, zum sicheren Transport und Durchrühren ist der von Almased® entwickelte Shaker, den Sie überall dort bekommen, wo es Almased® gibt. Übrigens lassen sich alle Shakes auch mit einem Pürierstab zubereiten.

— ENTWÄSSERT UND ENTSCHLACKT —

DETOX-SMOOTHIE

50 g Feldsalat
2 Stangen Staudensellerie
2 Stängel Petersilie
½ kleine Birne
200 ml kalter Brennnesseltee
50 g Almased® (je nach Körpergröße)
1 EL Rapsöl

Zubereitungszeit: etwa 15 Minuten
NW: ca. 310 kcal, 29 g EW, 11 g F, 23 g KH

● Den Feldsalat waschen. Den Sellerie waschen, putzen und in Stücke schneiden. Die Petersilie waschen, trocken schütteln und die Blätter von den Stielen zupfen. Die halbe Birne waschen, entkernen und in Stücke schneiden. Alle vorbereiteten Zutaten mit dem kalten Tee in einen Mixer geben und fein pürieren.

● Almased® und Rapsöl zugeben und kräftig unterrühren. In ein Glas füllen und servieren.

Brennnesseltee hat eine stark entwässernde und entschlackende Wirkung, die hier von Petersilie, Birne und Sellerie unterstützt wird. Außerdem liefert das Kraut einiges an Eisen, das durch das Vitamin C aus Petersilie und Birne vom Körper besonders gut aufgenommen werden kann. Brennnesselblätter für Tee bekommen Sie in vielen Teegeschäften oder in der Apotheke.

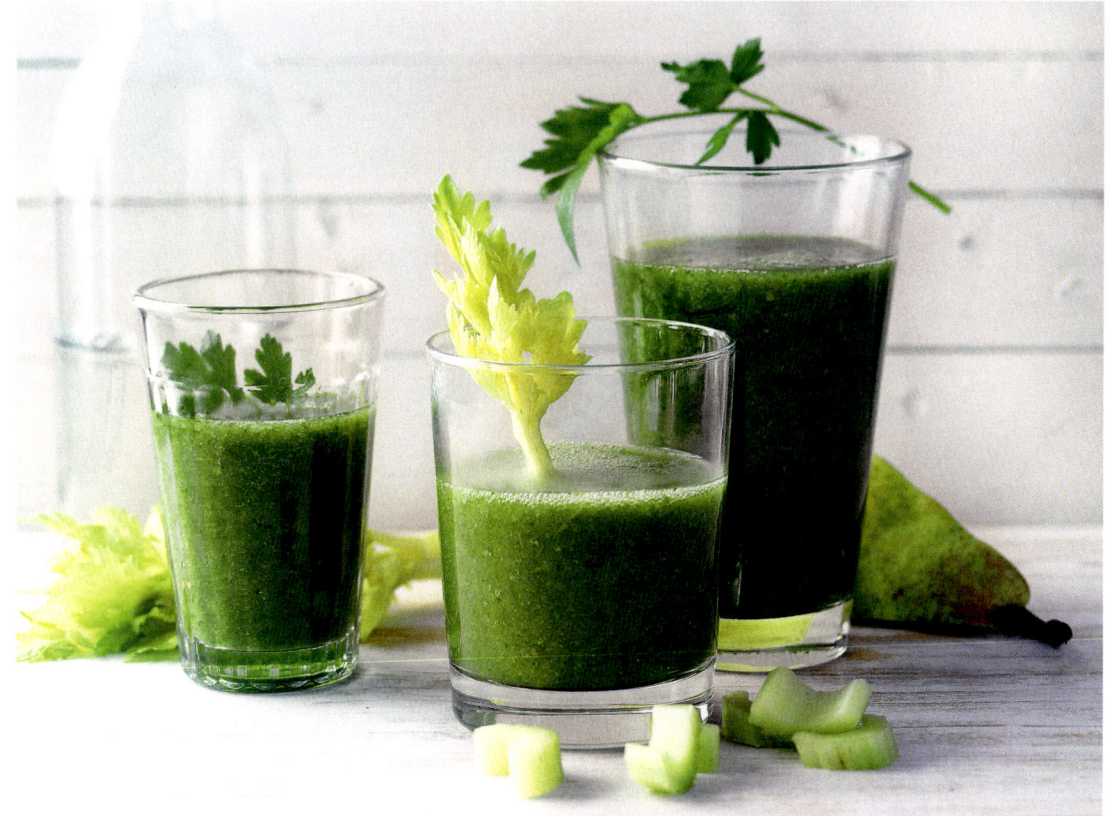

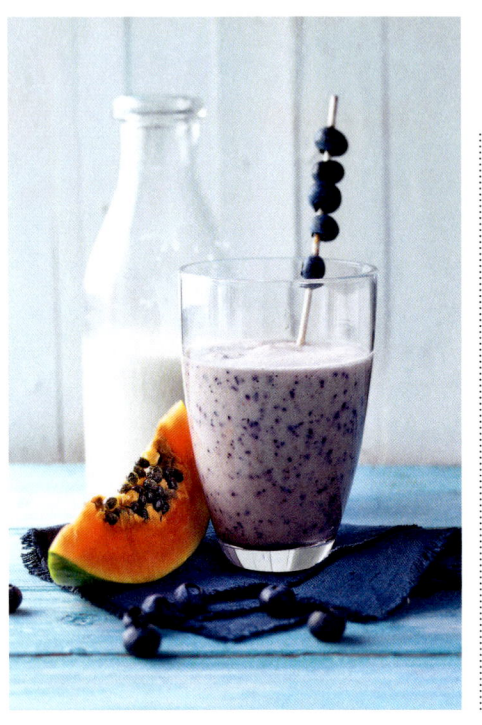

— SCHÖN CREMIG —
PAPAYA-BLAUBEER-DRINK

75 g Papaya
50 g Blaubeeren
200 ml fettarme Milch
1 TL ungesüßtes Mandelmus (ersatzweise ungesüßte Erdnusscreme)
50 g Almased® (je nach Körpergröße)
1 TL Walnussöl

Zubereitungszeit: etwa 10 Minuten
NW: ca. 350 kcal, 33 g EW, 12 g F, 26 g KH

- Die Papaya schälen und die Kerne entfernen. Das Fruchtfleisch in Stücke schneiden. Die Blaubeeren verlesen, vorsichtig waschen und trocken tupfen. Papaya und Blaubeeren mit der Milch und dem Mandelmus in einen Mixer geben und fein pürieren.
- Almased® und Walnussöl zugeben und kräftig unterrühren. Den Shake in ein Glas füllen und genießen.

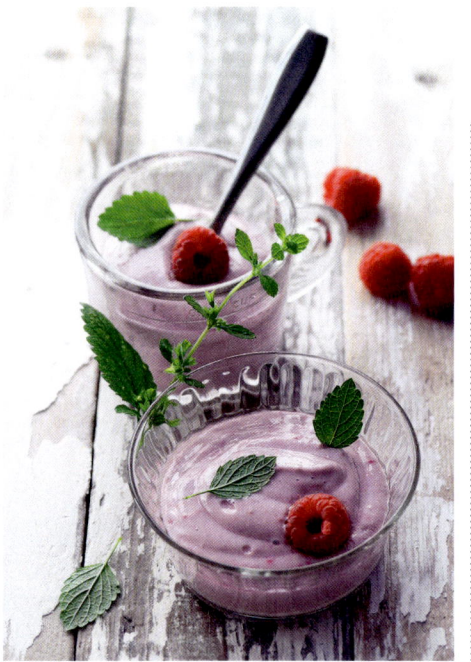

— ZUM LÖFFELN —
GEEISTE HIMBEERCREME

100 g Seidentofu
100 ml ungesüßter Sojadrink
50 g Almased® (je nach Körpergröße)
1 EL Sojaöl
50 g tiefgekühlte Himbeeren
1 Himbeere und einige Blättchen Zitronenmelisse zum Garnieren

Zubereitungszeit: etwa 10 Minuten
NW: ca. 370 kcal, 36 g EW, 15 g F, 19 g KH

- Seidentofu und Sojadrink mit dem Almased® und dem Sojaöl in einen Mixer geben und fein pürieren.
- Die tiefgekühlten Himbeeren zugeben und alles kurz zu einer glatten, eis-artigen Creme pürieren. In eine Schale oder ein Glas füllen, mit 1 Himbeere und Zitronenmelisse garnieren und sofort genüsslich löffeln.

– VERSCHÄRFT –
THAI-SMOOTHIE

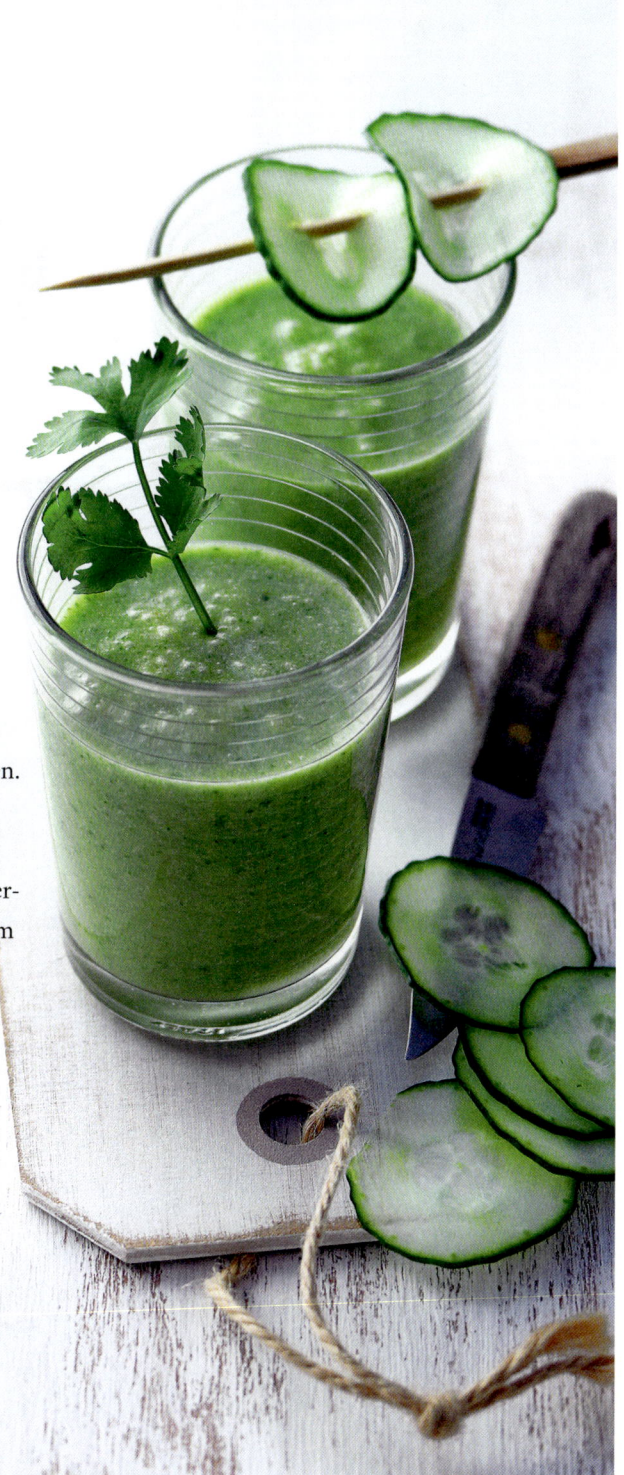

⅓ Salatgurke (ca. 125 g)
50 g Feldsalat
100 g ungesüßte, fettreduzierte Kokosmilch
ca. ½ TL grüne Thai-Currypaste (gut sortierter
Supermarkt oder Asialaden; Menge nach Geschmack)
50 g Almased® (je nach Körpergröße)
1 TL Sojaöl
Koriandergrün oder Gurkenscheiben
zum Garnieren (nach Belieben)
Zubereitungszeit: etwa 15 Minuten
NW: ca. 370 kcal, 30 g EW, 18 g F, 19 g KH

- Die halbe Gurke waschen und mit der
  Schale in Stücke schneiden. Den Feldsalat
  waschen, abtropfen lassen und putzen.
  Gurkenstücke und Salatblättchen mit der
  Kokosmilch, 100 ml Wasser und der Curry-
  paste in einen Mixer geben und fein pürieren.
- Almased® und Sojaöl zugeben und kräftig
  unterrühren. Den Thai-Smoothie in ein
  Glas füllen und nach Belieben mit Koriander-
  grün oder hauchdünnen Gurkenscheiben am
  Spieß garnieren.

**Extra
Figur-Bonus**
Die scharfe Currypaste
bringt den Stoffwechsel
und die Fettverbrennung
auf Touren.

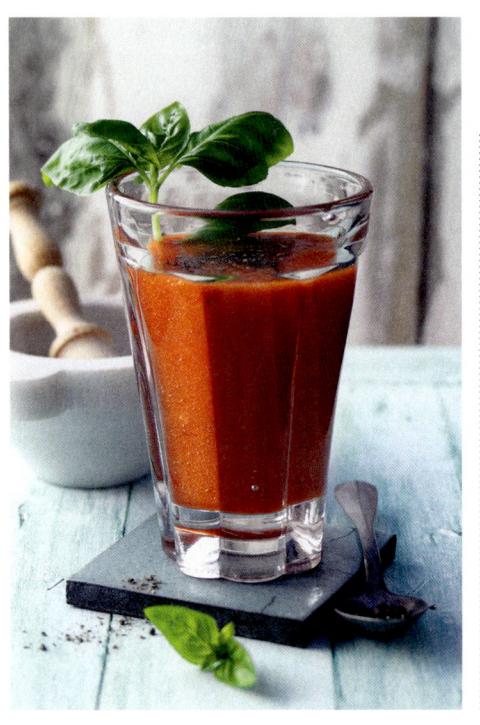

SCHNELLER ITALO-STAR

1 TL Basilikumpesto (Glas)
150 ml Tomatensaft
50 g Almased® (je nach Körpergröße)
1 TL Olivenöl
einige Tropfen Tabasco
schwarzer Pfeffer und einige Basilikumblättchen
zum Garnieren

Zubereitungszeit: etwa 5 Minuten
NW: ca. 280 kcal, 28 g EW, 9 g F, 20 g KH

- Das Pesto mit dem Tomatensaft glatt rühren. 100 ml Wasser dazugeben und so lange rühren, bis sich alles gut vermischt hat und die Flüssigkeit homogen ist.
- Almased®, Olivenöl und etwas Tabasco zu der Mischung geben und kräftig unterrühren. Den Shake in ein Glas füllen und mit frisch gemahlenem schwarzem Pfeffer und ein paar Basilikumblättchen garnieren.

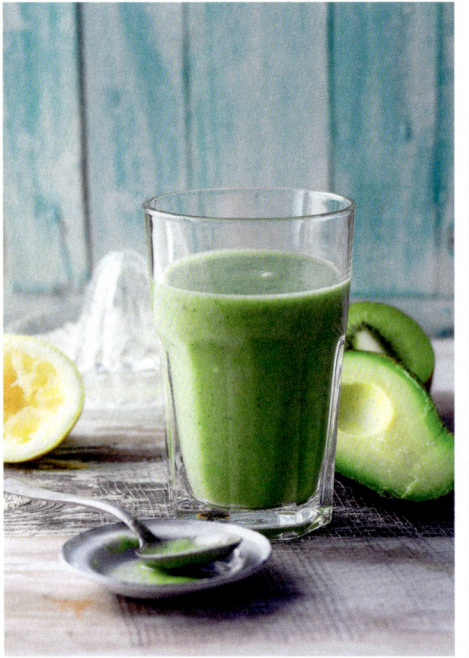

SOFT GREEN SMOOTHIE

50 g Baby-Spinat
½ kleine Kiwi
¼ Apfel
Fruchtfleisch von ¼ reifen Avocado
1 – 2 TL Zitronensaft
50 g Almased® (je nach Körpergröße)
1 TL Sojaöl

Zubereitungszeit: etwa 15 Minuten
NW: ca. 410 kcal, 30 g EW, 20 g F, 23 g KH

- Spinat waschen, Kiwi schälen und klein schneiden. Apfel waschen, entkernen und in Stücke schneiden. Alles mit der Avocado und dem Zitronensaft in einen Mixer geben und fein pürieren.
- Almased® und Sojaöl dazugeben und kräftig unterrühren. Smoothie schluckweise trinken.

— REGULIERT DIE VERDAUUNG —

GELBER EXOTIC-SHAKE

50 g Ananas
50 g Mango
2 Stangen Staudensellerie
1–2 TL Zitronensaft
¼ TL gemahlene Kurkuma
50 g Almased® (je nach Körpergröße)
1 EL Rapsöl

Zubereitungszeit: etwa 15 Minuten
NW: ca. 310 kcal, 28 g EW, 11 g F, 23 g KH

- Die Ananas schälen und den Strunk herausschneiden. Die Mango schälen. Beide Früchte in Stücke schneiden. Den Staudensellerie waschen, putzen und ebenfalls in Stücke schneiden. Obst und Sellerie mit Zitronensaft, Kurkuma und 100 ml Wasser in einen Mixer geben und fein pürieren.
- Almased® und Rapsöl zugeben und kräftig unterrühren. Den Shake in ein Glas füllen und schluckweise genießen.

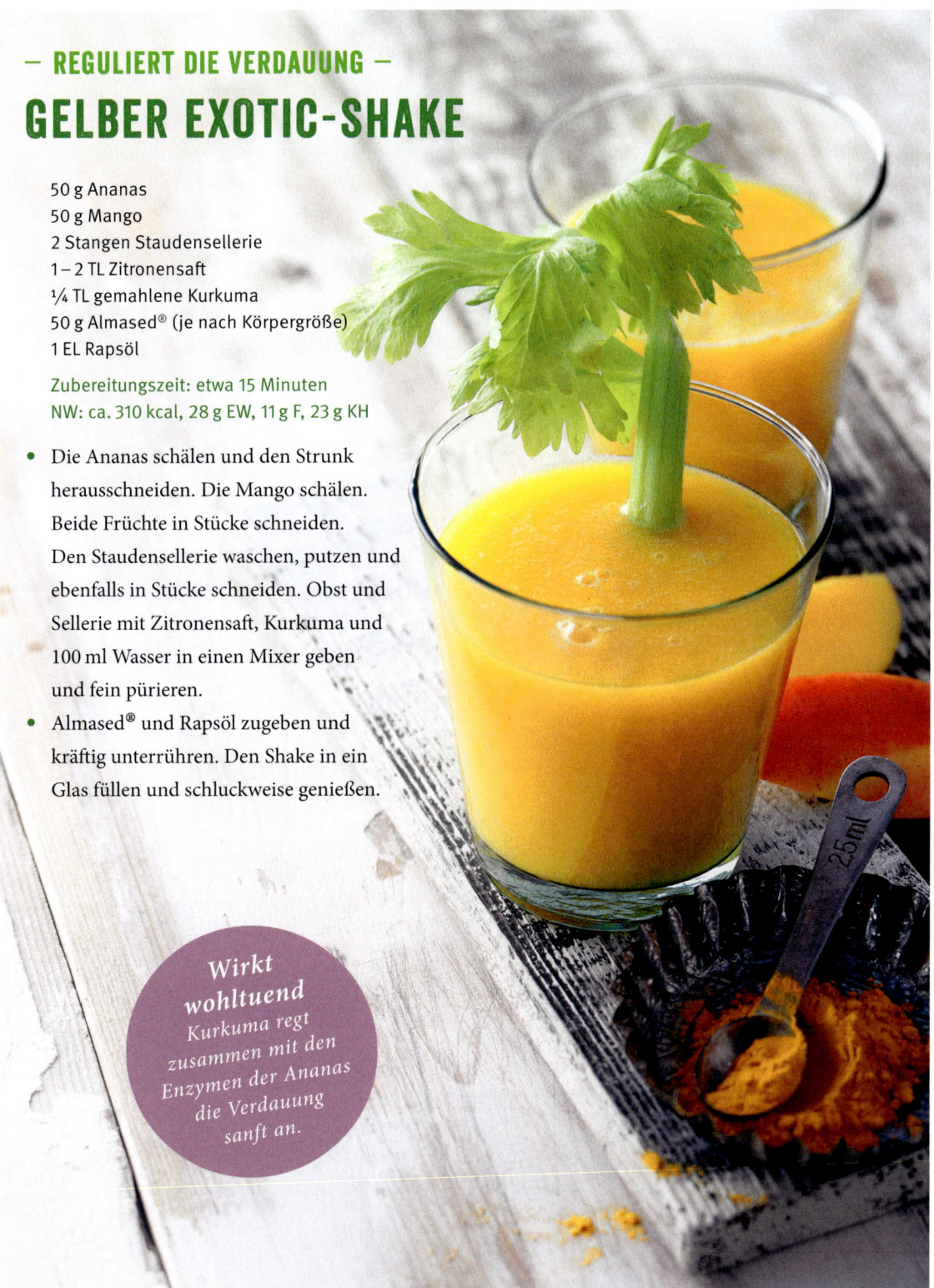

Wirkt wohltuend
Kurkuma regt zusammen mit den Enzymen der Ananas die Verdauung sanft an.

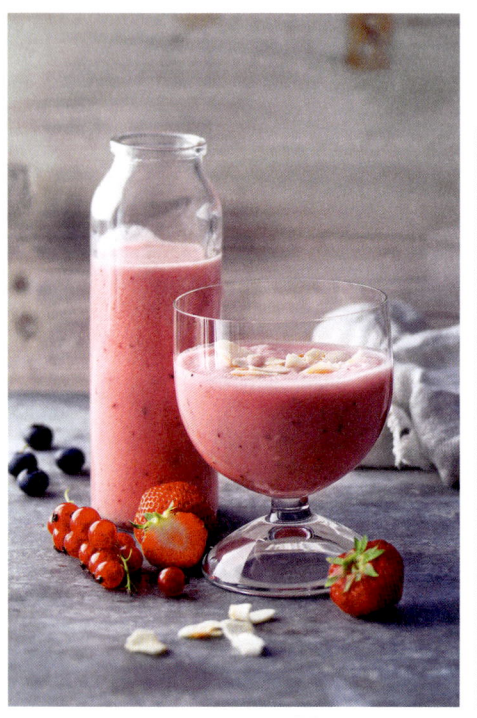

— BLITZSCHNELL —

KOKOS-BEEREN-TRAUM

75 g gemischte Beeren (z. B. Erdbeeren, Blaubeeren
und Rote Johannisbeeren)
150 ml ungesüßtes Kokoswasser
50 ml ungesüßte, fettreduzierte Kokosmilch
50 g Almased® (je nach Körpergröße)
1 TL Sojaöl
3 – 4 geröstete Kokoschips zum Garnieren

Zubereitungszeit: etwa 5 Minuten
NW: ca. 330 kcal, it g EW, 13 g F, 22 g KH

- Die Beeren verlesen, vorsichtig waschen und trocken tupfen. Erdbeeren putzen und vierteln, Johannisbeeren von den Rispen zupfen. Beeren, Kokoswasser und Kokosmilch in einen Mixer geben und fein pürieren.
- Almased® und Sojaöl zugeben und kräftig unterrühren. Den Shake in ein Glas füllen, mit den Kokoschips garnieren und servieren.

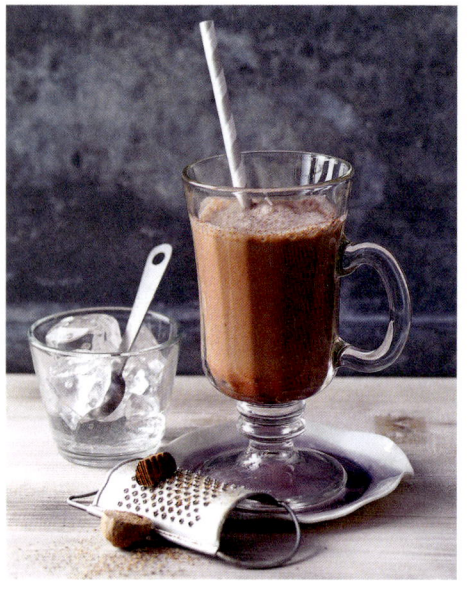

Mit ein paar Eiswürfeln wird der Shake zu einem feinen »Eiskaffee«.

— SOOO SCHOKOLADIG —

MOKKA-SCHOKO-SHAKE

30 ml kalter starker Espresso
200 ml eiskalte fettarme Milch
1 – 2 TL ungesüßtes Kakaopulver
je 1 Prise gemahlener Zimt und Muskatnuss
50 g Almased® (je nach Körpergröße)
1 EL Leinöl

Zubereitungszeit: etwa 5 Minuten
NW: ca. 390 kcal, 36 g EW, 15 g F, 27 g KH

- Espresso und Milch mit dem Kakaopulver und den gemahlenen Gewürzen in einen Mixer geben und kurz pürieren, bis sich alles gut vermischt hat.
- Almased® und Leinöl zugeben und kräftig unterrühren. Den Shake in ein Glas füllen und sofort servieren.

— WUNDERBAR WINTERLICH —
GRANATAPFEL-ORANGEN-PUNSCH

1 walnussgroßes Stück Ingwer
½ Bio-Orange
1 Zimtstange
25 ml ungesüßter Granatapfelsaft (Reformhaus oder Drogerie)
50 g Almased® (je nach Körpergröße)
1 EL Sojaöl
1 Orangenschalenspirale und 1 Stück
Zimtstange zum Garnieren (nach Belieben)

Zubereitungszeit: etwa 15 Minuten (+ Abkühl-
zeit für den Tee)
NW: ca. 310 kcal, 27 g EW, 11 g F, 23 g KH

- Den Ingwer schälen und in dünne Scheiben schneiden. Die Orange heiß waschen und abtrocknen. Mit einem Sparschäler ein Stück Schale dünn abschneiden. Ingwer, Orangen- schale und Zimtstange mit 250 ml Wasser aufkochen und ca. 10 Min. köcheln lassen. Den Tee durch ein Sieb gießen, 200 ml abmessen und lauwarm abkühlen lassen.
- Die Orangenhälfte auspressen und den Orangensaft sowie den Granatapfelsaft unter den lauwarmen Tee rühren. Almased® und Sojaöl zugeben und kräftig unterrühren. Punsch in ein Glas gießen und nach Belieben mit Orangenschalenspirale und Zimtstange garnieren.

Ingwer heizt dem Stoffwechsel mit seinen aromatischen Scharfstoffen ein. Das kurbelt die Fettverbrennung und die Durchblutung an und sorgt an kalten Tagen für warme Füße.

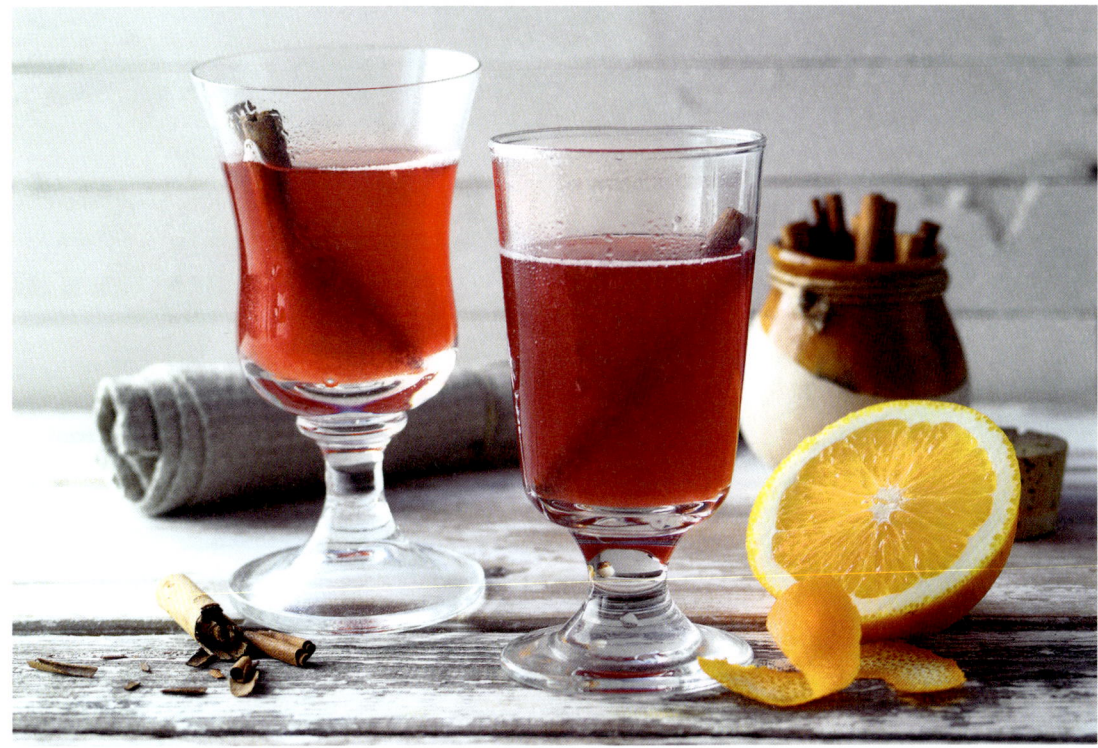

LEICHTE STARTER
– IN EINEN AKTIVEN TAG –

Egal, ob Sie den Tag lieber süß oder herzhaft beginnen: Hier ist garantiert einiges für Sie dabei. Denn während in der Reduktionsphase 2 morgens ein Almased®-Shake auf dem Plan steht, darf es ab der Stabilisierungsphase 3 auch mal wieder was anderes sein. Lassen Sie das Frühstück bitte nicht aus. Denn es bringt Ihnen nach der Fastenzeit in der Nacht die Energie und die Nährstoffe, die Sie für einen kraftvollen Start in den Tag benötigen. Die Frühstücksrezepte dürfen deshalb auch etwas mehr Kohlenhydrate liefern als das Mittag- oder Abendessen. Denn es bleibt noch den ganzen Tag Zeit, um sie durch Bewegung zu verarbeiten.

Wenn Sie morgens immer in Eile sind oder noch nichts herunterbekommen, können Sie Ihr Frühstück auch mit zur Arbeit nehmen und etwas später essen. Bedenken Sie aber, dass zwischen den Mahlzeiten unbedingt jeweils vier bis sechs Stunden Pause liegen sollten. Die braucht Ihr Körper, um das Essen zu verdauen und Blutzucker- und Insulinspiegel wieder in Balance zu bringen. Und nur so ist er in der Lage, Fett zu verbrennen.

Besonders gut vorbereiten und mitnehmen lassen sich die vier Brotaufstriche (siehe Seite 96–97). Sie schmecken nicht nur zum Frühstück, sondern auch mittags. Mit einer dünnen Scheibe Vollkornbrot (etwa 30 g) können Sie sie ab der Stabilisierungsphase 3 zum Frühstück genießen. Bereits in der Reduktionsphase 2 dürfen Sie die Aufstriche mit einer dünnen Scheibe Vollkornbrot mittags essen. Mit etwas Knabbergemüse oder einem Beilagen-Salat (siehe Seite 104) wird daraus eine vollwertige Mahlzeit mit etwa 350 Kilokalorien. Die Chia-Beeren-Konfitüre macht länger satt, wenn Sie sie mit etwas Eiweißreichem wie Magerquark oder leichtem Frischkäse kombinieren. Da sie nicht erhitzt wird, ist sie reich an Vitamin C und anderen hitzeempfindlichen Vitalstoffen. Dazu kommen Pflanzeneiweiß, hochwertiges Fett und Antioxidantien aus den Chiasamen. Für eine Veggie-Variante des Eiersalats können Sie den Putenbrustaufschnitt durch geräucherten Tofu ersetzen. Die Thunfischcreme wird vegetarisch, wenn Sie statt dem Thunfisch zwei hart gekochte, gewürfelte Eier unterheben. Die Mengen der Brotaufstriche sind jeweils für vier Portionen berechnet. Die angegebenen Nährwerte (NW) entsprechen jeweils einer Portion ohne Brot. Damit die Aufstriche frisch bleiben, bewahren Sie sie gut verschlossen im Kühlschank auf. So halten sie etwa vier Tage.

— ETWAS MEHR KOHLENHYDRATE —
OVERNIGHT-MÜSLI

100 g fettarmer Joghurt (1,5 % Fett)
100 g Magerquark
1 Schuss kohlensäurehaltiges Mineralwasser
1–2 Msp. Vanilleextrakt
2 EL Haferflocken
10 g Chiasamen (ersatzweise Leinsamen)
75 g gemischte Beeren (z. B. Erdbeeren, Himbeeren, Blaubeeren, Rote Johannisbeeren)

Zubereitungszeit: etwa 10 Minuten
(+ etwa 12 Stunden Ruhezeit)
NW: ca. 250 kcal, 22 g EW, 7 g F, 21 g KH

- Joghurt mit Quark, Mineralwasser und Vanilleextrakt glatt rühren. Haferflocken und Chiasamen zugeben und gut unterrühren. Die Masse in ein Schraubglas füllen, verschließen und
am besten über Nacht, mindestens jedoch für
2 Std., in den Kühlschrank stellen.

- Am nächsten Morgen die Beeren verlesen, vorsichtig waschen und trocken tupfen. Die Erdbeeren putzen und klein schneiden, die Johannisbeeren von den Rispen zupfen. Das Müsli
im Schraubglas gut durchrühren. Die Beeren
daraufgeben und servieren.

*Für eine Variante mit weniger Kohlenhydraten
können Sie die Haferflocken durch 1 EL Mandel-
oder Haselnussblättchen ersetzen.*

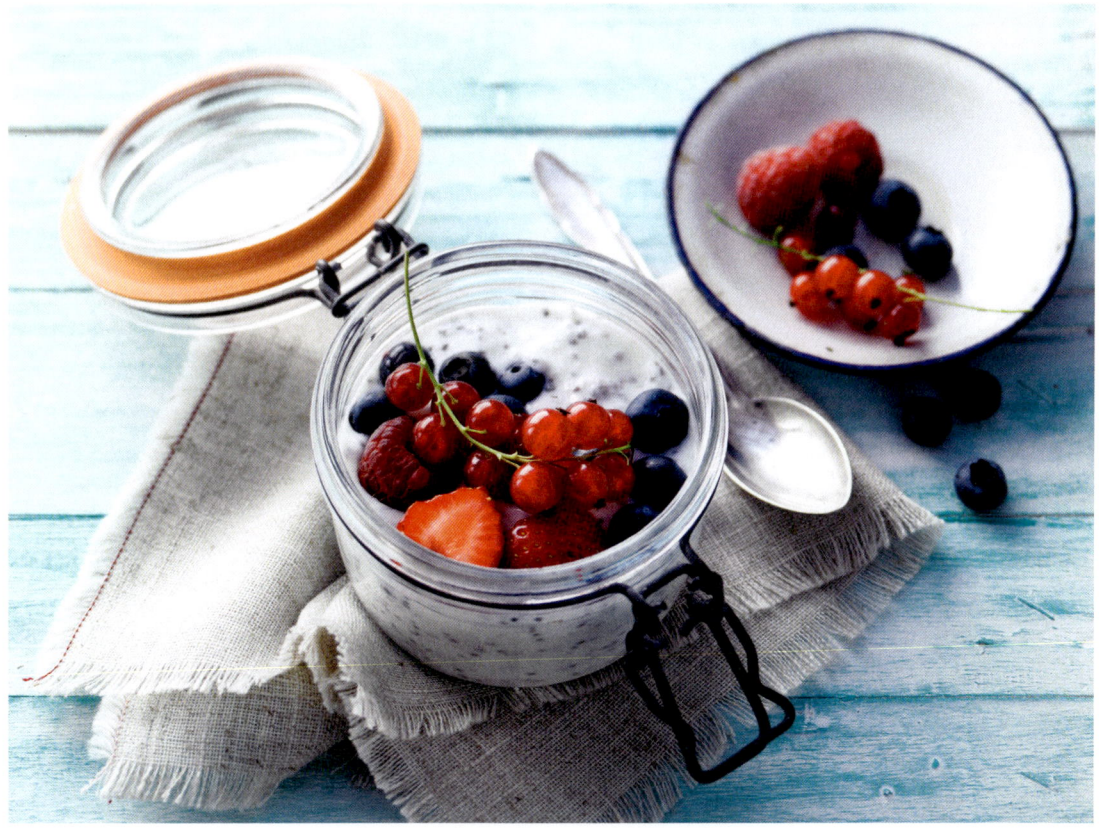

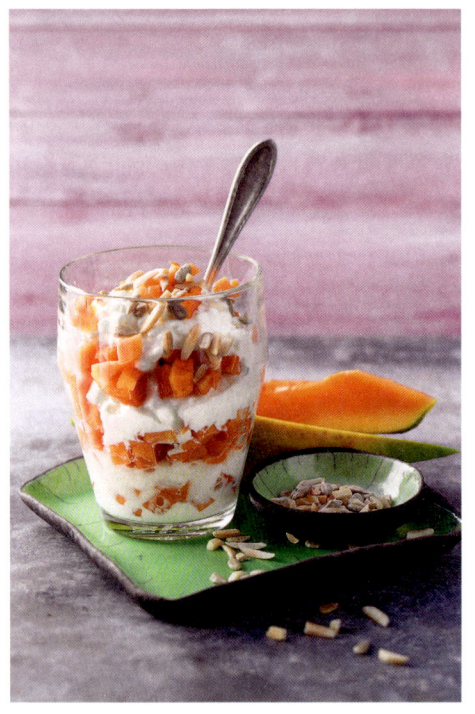

— EXTRA WENIG KOHLENHYDRATE —

PAPAYA-HÜTTENKÄSE-SPEISE

200 g körniger Frischkäse (0,8 % Fett)
1 EL fettarmer Joghurt (1,5 % Fett)
1 EL Saft und abgeriebene Schale von ½ Bio-Zitrone
2 EL Nuss- und Saatenmischung (z. B. Mandeln, Kokos-
flocken, Sonnenblumenkerne)
etwas Agavendicksaft (nach Belieben)
100 g Papaya, geschält, entkernt und gewürfelt

Zubereitungszeit: etwa 10 Minuten
NW: ca. 290 kcal, 33 g EW, 14 g F, 6 g KH

- Frischkäse und Joghurt mit Zitronensaft und -schale
  verrühren. Die Nuss- und Saatenmischung in einer
  Pfanne ohne Fett goldbraun rösten, herausnehmen und
  etwas abkühlen lassen.
- Frischkäsecreme nach Belieben mit Agavendicksaft süßen. Im Wechsel mit den Papayawürfeln in ein Glas
  schichten. Mit Nuss- und Saatenmischung bestreuen.

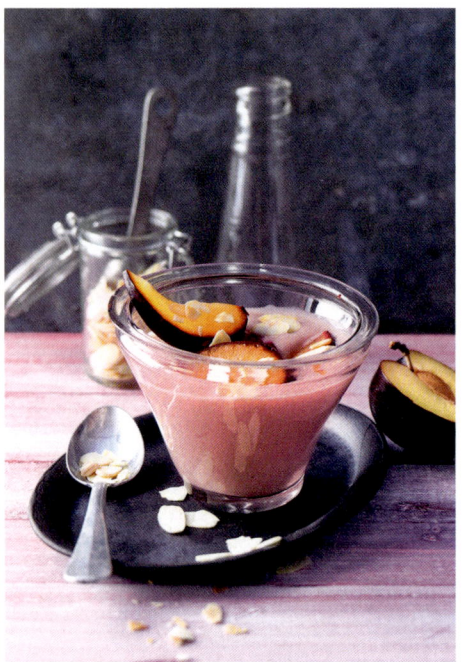

— VEGAN —

SCHOKO-ZIMT-CREME

200 g Seidentofu
1 EL ungesüßtes Mandelmus
1 TL ungesüßtes Kakaopulver
1 TL Agavendicksaft
1 Sommerpflaume (50 g)
etwas gemahlener Zimt
5 g geröstete Mandelblättchen

Zubereitungszeit: etwa 15 Minuten
NW: ca. 290 kcal, 18 g EW, 16 g F, 17 g KH

- Tofu, Mandelmus, Kakao und Agavendicksaft in einem
  Mixer pürieren. In einer Schüssel kalt stellen.
- Pflaume waschen, halbieren, entsteinen und in Spalten
  schneiden. Mit 50 ml Wasser in einem Topf aufkochen,
  3 – 4 Min. zugedeckt dünsten. Mit Zimt würzen. Kom-
  pott auf die Creme geben. Mit Mandeln bestreuen.

— SATTMACHER MIT GESUNDEM FETT —
RÄUCHERLACHS-KRESSE-OMELETT

1 Ei
Salz
Pfeffer
1 TL Öl
1 TL Sesamsamen
75 g fettarmer Joghurt (1,5 % Fett)
ca. ½ TL Wasabipaste (ersatzweise Meerrettich aus dem Glas)
½ Salatgurke (ca. 200 g)
75 g Räucherlachs in dünnen Scheiben
½ Kästchen Gartenkresse

Zubereitungszeit: etwa 15 Minuten
NW: ca. 380 kcal, 27 g EW, 27 g F, 8 g

- Das Ei mit 1 EL Wasser verquirlen und mit Salz und Pfeffer würzen. Öl in einer beschichteten Pfanne erhitzen. Die Eimasse hineingeben und durch Schwenken der Pfanne gleichmäßig dünn verteilen. Mit Sesam bestreuen und 2 – 3 Min. braten. Das Omelett wenden und noch ca. 1 Min. braten.

- Während das Omelett brät, für den Dip den Joghurt mit Wasabi glatt rühren und mit Salz und Pfeffer würzen. Die halbe Gurke waschen und in hauchdünne Scheiben schneiden.

- Das Omelett auf einen Teller geben und eine Hälfte mit dem Räucherlachs belegen. Etwas Dip darauf verteilen. Die Kresse abschneiden und darüberstreuen. Das Omelett zusammenklappen und mit dem übrigen Dip und den Gurkenscheiben servieren.

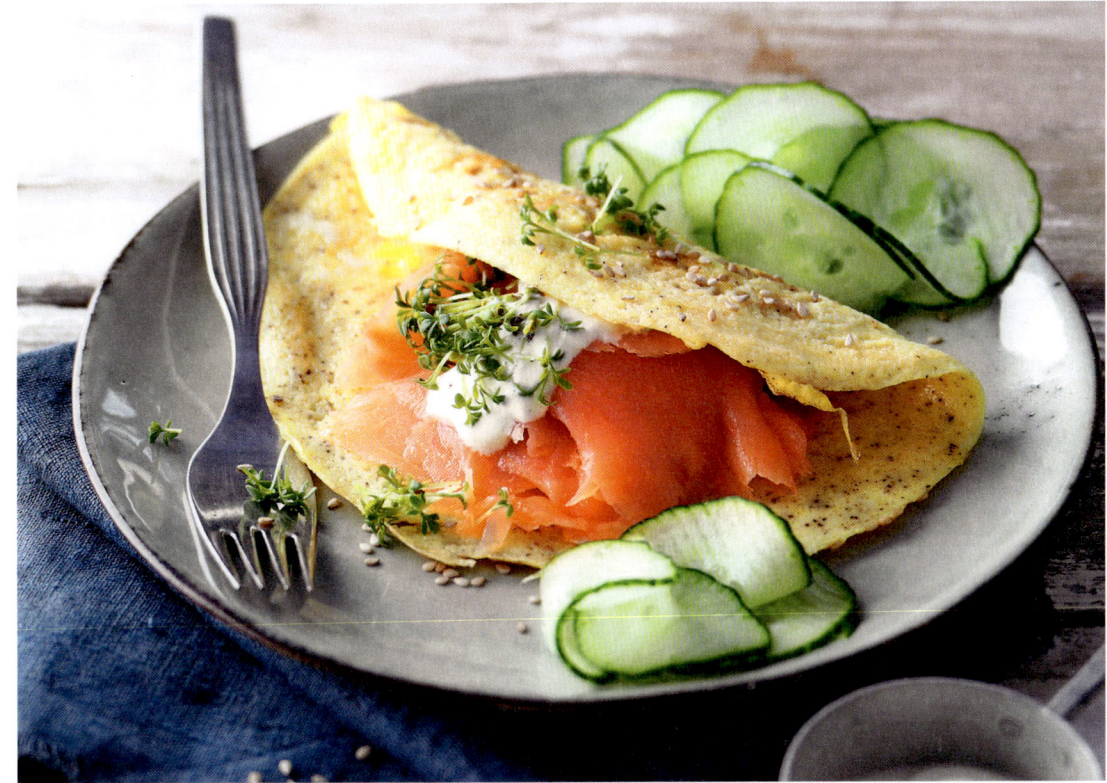

— VEGETARISCH —

ITALIENISCHES RÜHREI MIT PESTOQUARK

2 – 3 getrocknete Tomaten ohne Öl (5 g)
2 Stängel Basilikum
1 Ei
1 EL fettarme Milch
Salz
Pfeffer
1 TL Olivenöl
150 g Kirschtomaten
100 g Magerquark
1 Schuss kohlensäurehaltiges Mineralwasser
1 TL Basilikumpesto (Glas)

Zubereitungszeit: etwa 15 Minuten
NW: ca. 280 kcal, 24 g EW, 15 g F, 10 g KH

● Die getrockneten Tomate klein würfeln. Das Basilikum waschen und trocken schütteln, die Blättchen abzupfen und fein schneiden.

● Das Ei mit der Milch verquirlen und mit Salz und Pfeffer würzen. Die getrockneten Tomaten und das Basilikum unterrühren. Das Olivenöl in einer kleinen beschichteten Pfanne erhitzen. Die Eimasse hineingeben und in ca. 4 Min. zum Rührei braten.

● Inzwischen die Kirschtomaten waschen. Den Quark mit Mineralwasser glatt rühren und das Pesto unterrühren. Mit Salz und Pfeffer abschmecken. Alles anrichten und servieren.

Den Pestoquark dürfen Sie sich ab der Stabilisierungsphase 3 morgens oder mittags auch als eiweißreichen Brotaufstrich schmecken lassen.

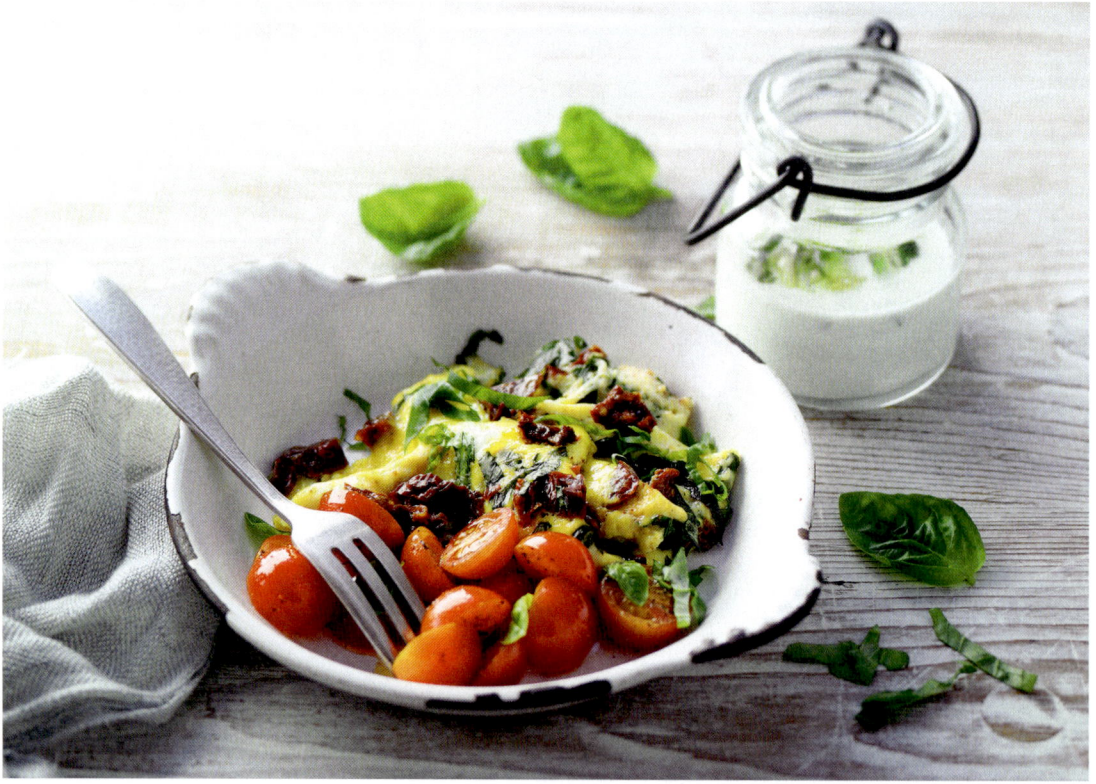

– FRUCHTIG-PIKANT –

PUTEN-CARPACCIO MIT SALSA

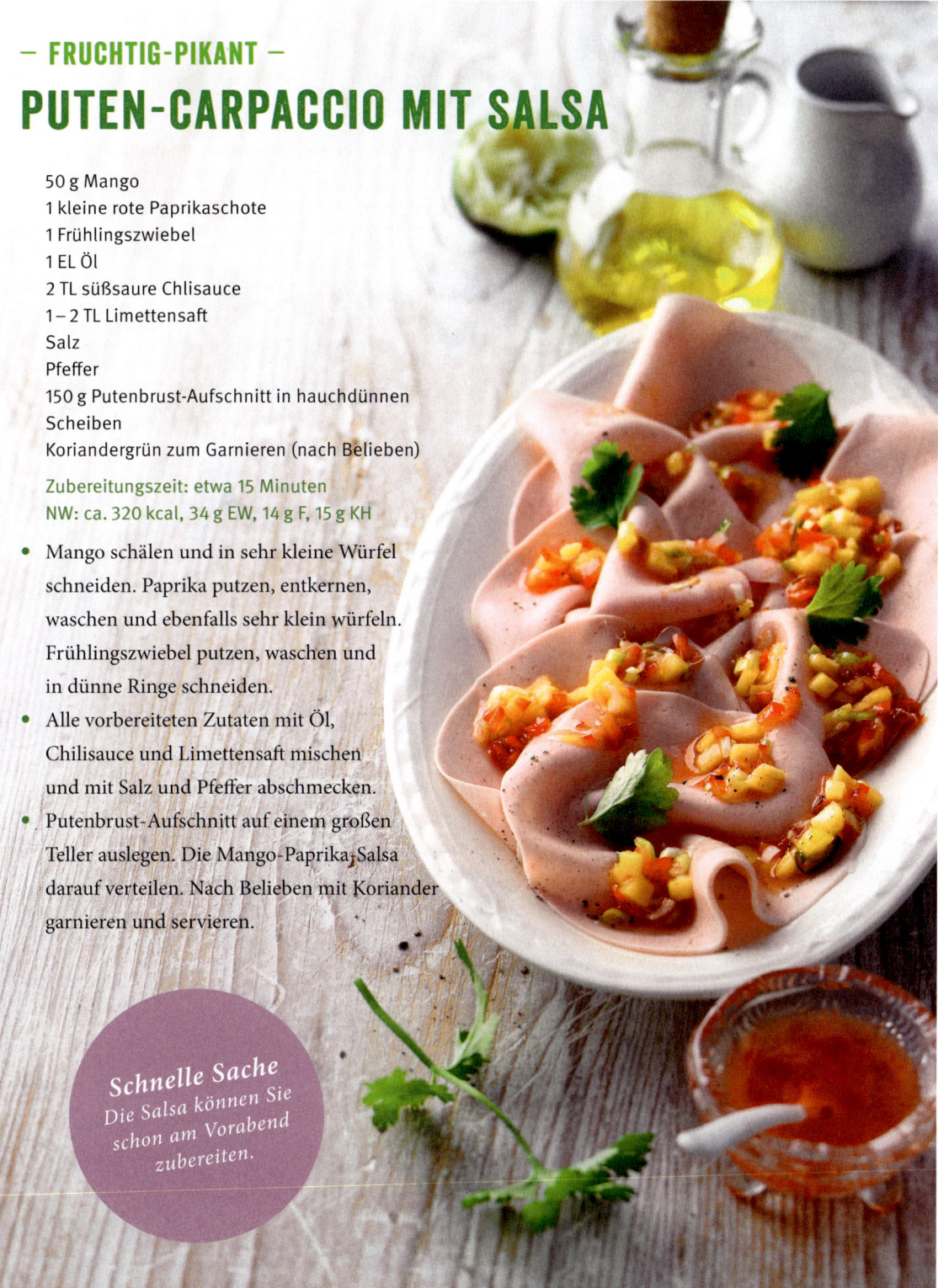

50 g Mango
1 kleine rote Paprikaschote
1 Frühlingszwiebel
1 EL Öl
2 TL süßsaure Chlisauce
1 – 2 TL Limettensaft
Salz
Pfeffer
150 g Putenbrust-Aufschnitt in hauchdünnen Scheiben
Koriandergrün zum Garnieren (nach Belieben)

Zubereitungszeit: etwa 15 Minuten
NW: ca. 320 kcal, 34 g EW, 14 g F, 15 g KH

● Mango schälen und in sehr kleine Würfel schneiden. Paprika putzen, entkernen, waschen und ebenfalls sehr klein würfeln. Frühlingszwiebel putzen, waschen und in dünne Ringe schneiden.

● Alle vorbereiteten Zutaten mit Öl, Chilisauce und Limettensaft mischen und mit Salz und Pfeffer abschmecken.

● Putenbrust-Aufschnitt auf einem großen Teller auslegen. Die Mango-Paprika-Salsa darauf verteilen. Nach Belieben mit Koriander garnieren und servieren.

Schnelle Sache
Die Salsa können Sie schon am Vorabend zubereiten.

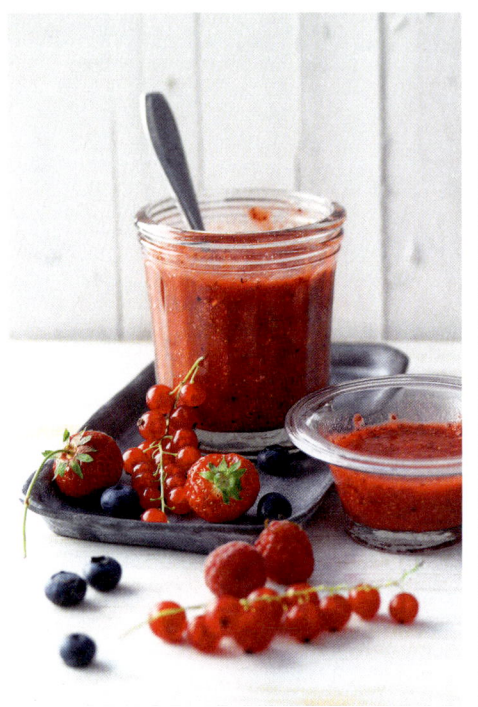

— SCHNELL GEMACHT —

CHIA-BEEREN-KONFITÜRE

125 g gemischte Beeren (z. B. Erdbeeren, Himbeeren,
Blaubeeren und Rote Johannisbeeren)
10 g Chiasamen (ersatzweise Leinsamen)
1 TL Agavendicksaft
1–2 Msp. Vanilleextrakt

Zubereitungszeit: etwa 10 Minuten
(+ mindestens 2 Stunden Kühlzeit)
NW: ca. 20 kcal, 1 g EW, 1 g F, 3 g KH

- Die Beeren verlesen, vorsichtig waschen und trocken tupfen. Erdbeeren putzen und Johannisbeeren von der Rispe zupfen.
- Die Beeren mit den Chiasamen, dem Agavendicksaft und der Vanille in einen Mixer geben und fein pürieren. Die Konfitüre in ein sauberes Schraubglas füllen, verschließen und für mindestens 2 Std. in den Kühlschrank stellen, bis die Masse eingedickt ist.

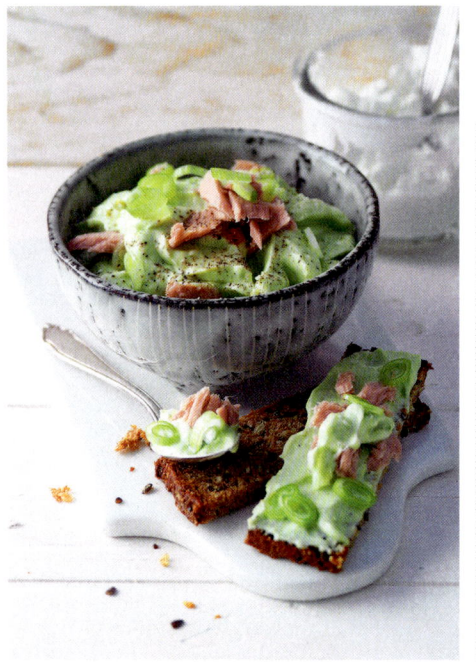

— LIEFERT HERZGESUNDES FETT —

THUNFISCH-AVOCADO-CREME

2 Frühlingszwiebeln
1 Dose Thunfisch naturell (150 g Abtropfgewicht)
1 reife Avocado
2 EL Magerquark
1–2 EL Limettensaft
Salz | Pfeffer

Zubereitungszeit: etwa 15 Minuten
NW: ca. 170 kcal, 10 g EW, 14 g F, 1 g KH

- Die Frühlingszwiebeln putzen, waschen und in dünne Ringe schneiden. Den Thunfisch in ein Sieb geben und gut abtropfen lassen.
- Die Avocado halbieren, entkernen und das Fruchtfleisch herauslösen. Mit Quark und Limettensaft in einem Mixer fein pürieren, salzen und pfeffern. Thunfisch und Frühlingszwiebeln untermischen.

— REICH AN B-VITAMINEN —

HERZHAFTER EIERSALAT

2 hart gekochte Eier
100 g gegrillter Putenbrustaufschnitt
1 Bund Schnittlauch
½ Bund Radieschen
75 g fettarmer Joghurt (1,5 % Fett)
1 EL leichte Salatcreme (20 g; 36 g Fett absolut)
1 TL mittelscharfer Senf
Salz | Pfeffer

Zubereitungszeit: etwa 15 Minuten
NW: ca. 100 kcal, 10 g EW, 6 g F, 2 g KH

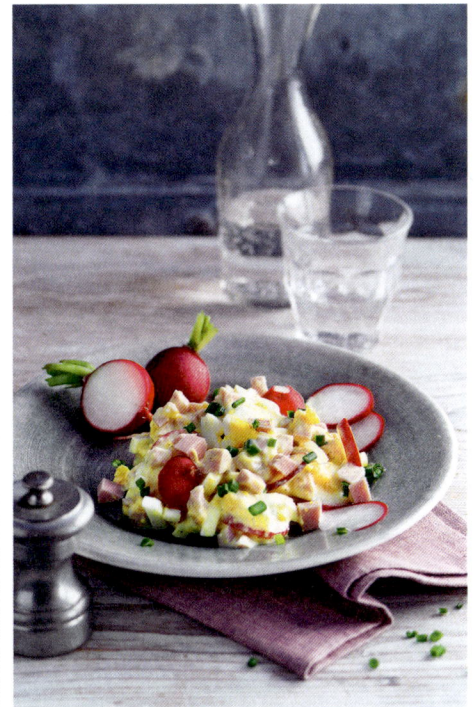

- Eier pellen, halbieren und klein würfeln. Putenbrust klein würfeln. Schnittlauch waschen, trocken schütteln und in Röllchen schneiden. Radieschen putzen, waschen, trocken tupfen und in Scheiben schneiden.
- Joghurt, Salatcreme und Senf glatt rühren, salzen und pfeffern. Alle vorbereiteten Zutaten untermischen.

— VEGAN UND LAKTOSEFREI —

PAPRIKA-CASHEW-AUFSTRICH

100 g Cashewkerne
145 g geröstete Paprikaschoten (in Öl)
¼ TL gemahlener Kreuzkümmel
¼ TL Paprikapulver edelsüß
Salz | Pfeffer

Zubereitungszeit: etwa 15 Minuten
(+ etwa 12 Stunden Einweichzeit)
NW: ca. 170 kcal, 5 g EW, 12 g F, 10 g KH

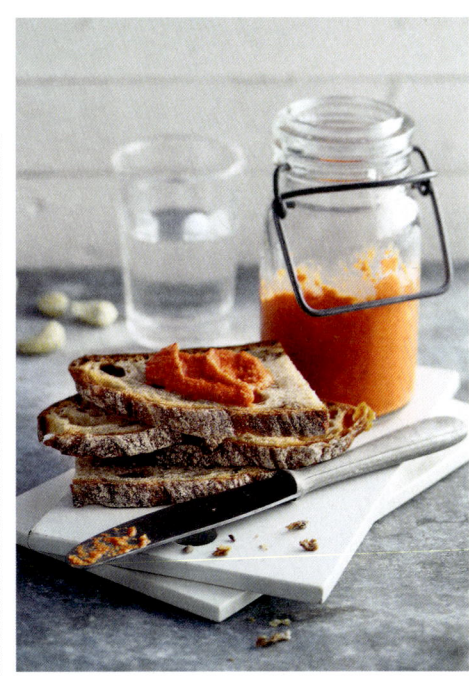

- Cashewkerne mit 100 ml Wasser in einem Topf aufkochen, 6 – 8 Min. köcheln lassen. Vom Herd nehmen und zugedeckt über Nacht stehen lassen.
- Die Paprika auf Küchenpapier gut abtropfen lassen. Mit Cashewkernen, Kreuzkümmel und Paprikapulver in einem Mixer zu einem geschmeidig-cremigen Aufstrich pürieren. Mit Salz und Pfeffer abschmecken.

LEICHTE VIELFALT
– FÜR JEDEN TAG –

Hier ist garantiert für jeden etwas dabei. Schon in der Startphase 1 dürfen Sie die Allround-Gemüsebrühe (siehe Seite 100) genießen. Sie wärmt und füllt den Magen mit nur 20 Kilokalorien pro Portion. Selbstkochen lohnt sich hier! Denn so bekommen Sie eine ganze Batterie an Mineral- und Vitalstoffen aus dem frischen Gemüse und verzichten auf Geschmacksverstärker, Aromen, Hefeextrakt und Ähnliches aus Fertigprodukten. Die Brühe lässt sich prima gleich für mehrere Portionen kochen und schmeckt nach der Startphase mit Einlagen (siehe Seite 101) als Magenfüller-Vorspeise.

Die Salate sind echte Sattmacher. Mit unseren Vorschlägen zum Kombinieren (siehe Seite 104) können Sie sich Ihren Wunschsalat immer wieder neu zusammenstellen. Zwei weitere raffinierte Salatrezepte machen Lust auf mehr Knackiges und lassen sich besonders gut mitnehmen.

Dass die kohlenhydratarme Küche mehr kann als Steak mit Salat oder Fisch mit Gemüse, beweisen nicht nur die vegetarischen und veganen Hauptgerichte. Auch die Rezepte mit Fleisch oder Fisch bieten reichlich Abwechslung – von deutschen Klassikern in leichten Varianten über heiß geliebte Italo-Hits mit wenig Kohlenhydraten bis hin zu einfach-asiatischen Köstlichkeiten ist hier garantiert für jeden Geschmack etwas dabei.

Schon ab der Reduktionsphase 2 dürfen es mittags auch mal wieder kleine Mengen Kohlenhydrate sein. Dann können Sie zu allen Gerichten, die nicht mit »mehr Kohlenhydrate« gekennzeichnet sind, noch eine kohlenhydratreiche Beilage servieren. Bevorzugen Sie immer die Vollkornvariante, die länger satt macht und mehr Mineralstoffe, Ballaststoffe und B-Vitamine liefert. Die schnellste und einfachste Variante ist eine dünne Scheibe Vollkornbrot (etwa 30 g). Andere geeignete Beilagen sind je 30 – 50 g Vollkornnudeln, Vollkornreis oder andere möglichst vollwertige Getreidebeilagen wie z. B. Vollkorn-Couscous oder 2 kleine Kartoffeln. Praktisch: Gleich etwas mehr kochen und für die nächsten Tage portionsweise kalt stellen.

Sie kochen für einen Partner oder die Familie, die keine Diät macht, mit? Kein Problem, die Gerichte schmecken ihnen garantiert auch! Vervielfältigen Sie die Mengen je nach Zahl der Esser, pro Erwachsenem eine bis eineinhalb Portionen mehr, und servieren Sie für alle, die keine Diät machen, noch kohlenhydratreiche Beilagen extra. So machen Sie alle am Tisch satt und glücklich.

— VEGETARISCHER ITALO-HIT —
MINESTRONE MIT PARMESANNOCKEN

2 Stängel Basilikum
75 g Magerquark
1 kleines Eigelb
10 – 15 g Vollkorn-Semmelbrösel
20 g geriebener Parmesan
Salz
geriebene Muskatnuss
½ Zucchini
2 Stangen Staudensellerie
1 TL Olivenöl
100 g vorgegarte grüne Bohnen (TK)
100 g passierte Tomaten (Tetrapak)
250 ml Gemüsebrühe
1 TL getrockneter Oregano | Pfeffer

Zubereitungszeit: etwa 25 Minuten
NW: ca. 420 kcal, 29 g EW, 21 g F, 25 g KH

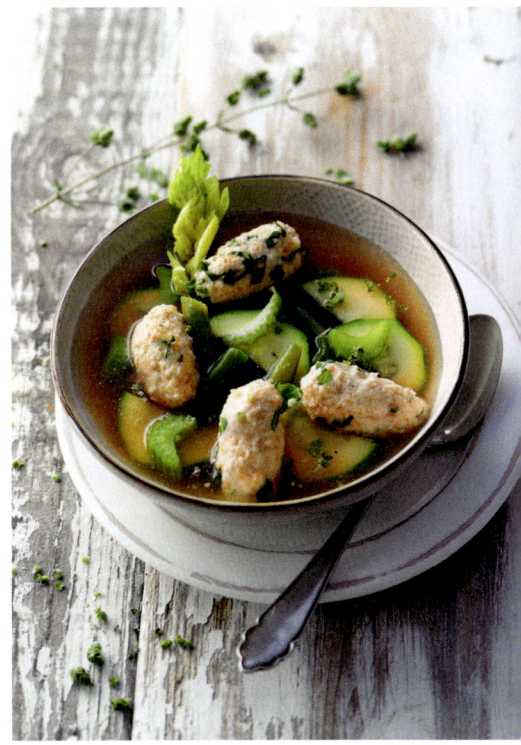

- Basilikum waschen, trocken schütteln, Blätter fein hacken. Quark mit Eigelb, Semmelbröseln und Parmesan gründlich verrühren. Basilikum unterrühren, die Masse mit Salz und etwas Muskat würzen. Beiseitestellen.

- Zucchini und Staudensellerie waschen und putzen. Zucchini längs halbieren und in dünne Scheiben schneiden. Staudensellerie ebenfalls in dünne Scheiben schneiden. Das Öl in einem Topf erhitzen und beide Gemüse darin kurz andünsten. Bohnen und passierte Tomaten zugeben. Brühe zugießen, mit Oregano, Salz und Pfeffer würzen und aufkochen. Hitze reduzieren und die Suppe offen ca. 10 Min. köcheln lassen.

- Inzwischen in einem weiten, flachen Topf Salzwasser aufkochen, die Hitze reduzieren. Aus der Quarkmasse mithilfe von zwei Esslöffeln ca. 4 Nocken abstechen und in das siedende (!) Wasser gleiten lassen. Ca. 8 Min. gar ziehen lassen, mit einem Schaumlöffel herausheben und abtropfen lassen. Die Minestrone abschmecken und in einen tiefen Teller geben. Nocken daraufgeben.

— AUCH IN DER STARTPHASE ERLAUBT —

ALLROUND-GEMÜSEBRÜHE

1 Zwiebel
1 großes Bund Suppengrün (oder
3 große Möhren, ½ kleine Sellerie-
knolle, 1 Petersilienwurzel, 1 kleine
Stange Lauch und 3 – 4 Stängel
Petersilie)
250 g anderes gemischtes Gemüse
nach Belieben (z. B. Wirsingblätter,
Staudensellerie, Fenchel, Kohlrabi)
1 EL Öl
1 Lorbeerblatt
1 Gewürznelke
6 schwarze Pfefferkörner

Zubereitungszeit: etwa 1 Stunde
NW: ca. 20 kcal, 0 g EW, 2 g F, 0 g KH

- Die Zwiebel mit der Schale quer halbieren. Das Suppengrün und alle anderen Gemüsesorten waschen, putzen
und ungeschält in grobe Stücke schneiden. Die Petersilie waschen und beiseitelegen.

- Die Zwiebelhälften in einem großen Topf ohne Fett auf
den Schnittflächen anrösten, bis diese dunkel werden,
herausnehmen. Das Öl im Topf erhitzen und das Suppengrün sowie das andere Gemüse darin unter Wenden
3 – 4 Min. andünsten. 2,5 l Wasser angießen, Zwiebelhälften, Petersilie samt Stielen und die ganzen Gewürze
zugeben. Alles aufkochen, dann bei kleiner Hitze zugedeckt ca. 45 Min. köcheln lassen.

- Die Brühe durch ein feines Sieb gießen und abkühlen
lassen. Dann kalt stellen oder einfrieren. In der Startphase 1 dürfen Sie pro Tag 2 – 3 Tassen davon als Snack
genießen. In allen übrigen Phasen wird die Brühe mit
einer Einlage (siehe rechte Seite) und etwas Salz abge-
schmeckt zur leichten Magenfüller-Vorspeise. Das Rezept ergibt ca. 1,5 l Brühe, das sind 6 Tassen (à 250 ml).

*Die Brühe hält sich im Kühlschrank zugedeckt 2 – 3 Tage,
eingefroren im Tiefkühlfach sogar mehrere Monate. Damit
Sie sie einfacher entnehmen können, am besten portionsweise in kleinen Gefrierbeuteln einfrieren und vor Ge-
brauch im heißen Wasserbad auftauen.*

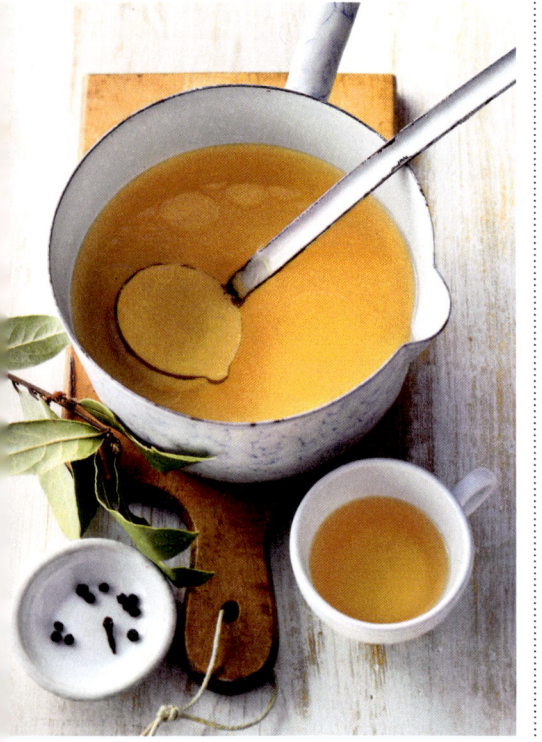

— AB DER REDUKTIONSPHASE —
FEINE EINLAGEN

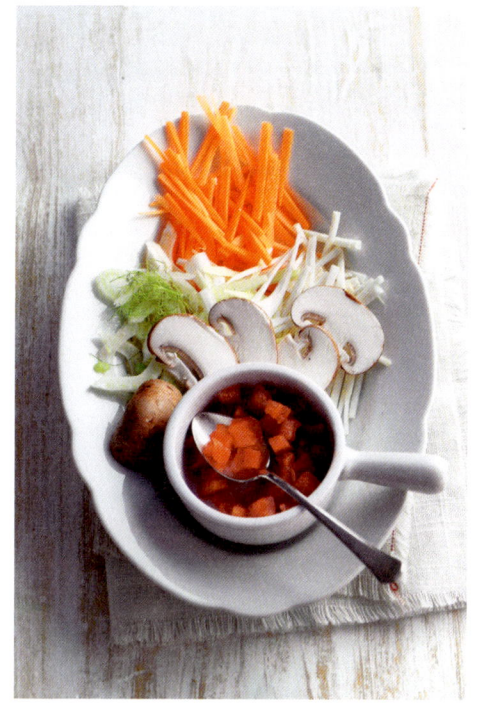

- Alle Mengenangaben sind für eine Tasse (250 ml Brühe). Sie können entweder nur eine Portion Gemüse nach Wunsch zur Brühe geben oder die Brühe mit einer Portion Gemüse und zusätzlich einer Portion eiweißreiche Einlage verfeinern. Von diesen aber immer nur eine Variante auswählen. Sie machen die Brühe sättigender. Frische Kräuter sind erlaubt und bringen noch Extra-Aroma.

FÜR DIE GEMÜSEINLAGE

- Pro Tasse 1 kleine Handvoll Gemüse nach Wunsch (z. B. feine Julienne von Wurzelgemüse, gehäutete, gewürfelte Tomaten, Spargelstücke, Fenchelstreifen oder kurz in wenig Öl gedünstete Pilze) in die Brühe geben und darin bissfest garen bzw. erhitzen.

FÜR DIE EIWEISSREICHE EINLAGE

- Pro Tasse 1 rohes Eigelb in die kochend heiße Brühe rühren oder 50 g klein geschnittenes, gegartes Fleisch (z. B. gekochtes mageres Rindfleisch oder gedünstetes Hähnchenfilet oder mageres Kasseler) in der Brühe erwärmen oder 50 g Seidentofu in Würfeln in der Suppe erhitzen. Fischliebhaber geben 50 g gewürfeltes Fischfilet oder 50 g Garnelen in die Brühe.

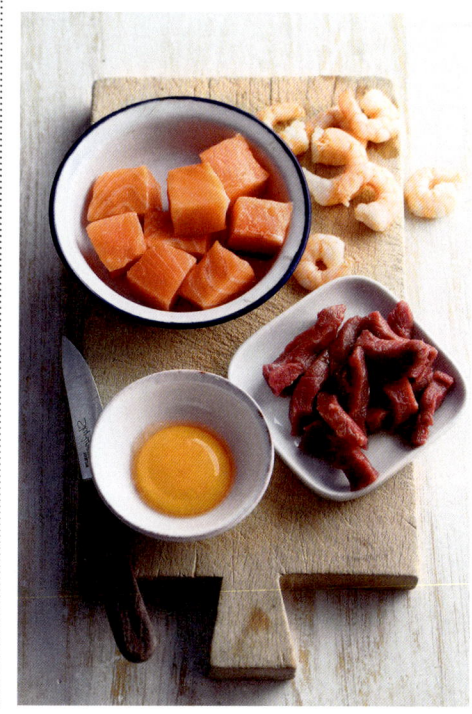

— LEICHTE VEGGIE-MAHLZEIT —
BLUMENKOHL-TABOULÉ MIT EIERN

½ kleiner Blumenkohl (ca. 300 g)
1 EL Olivenöl
2 EL Zitronensaft
Salz
Pfeffer
100 g Salatgurke
1 Tomate
1 – 2 Frühlingszwiebeln
1 kleine rote Spitzpaprika (ca. 100 g)
½ Bund Petersilie
3 Stängel Minze
2 wachsweich gekochte Eier

Zubereitungszeit: etwa 25 Minuten
NW: ca. 390 kcal, 25 g EW, 25 g F, 15 g KH

- Den halben Blumenkohl waschen und in Röschen teilen. Diese in einem Universalzerkleinerer oder auf einer groben Küchenreibe zu Couscousgröße zerkleinern. Das Olivenöl in einer beschichteten Pfanne erhitzen und den Blumenkohl-Couscous darin unter Wenden 1 – 2 Min. andünsten. Zitronensaft und 2 EL Wasser untermischen, mit Salz und Pfeffer würzen und weitere 1 – 2 Min. unter Wenden dünsten. In eine Schüssel füllen und abkühlen lassen.

- Inzwischen die Gurke waschen, längs halbieren und die Kerne mit einem Löffel herauskratzen. Die Hälften in dünne Halbmonde schneiden. Die Tomate waschen, vierteln, vom Stielansatz und den Kernen befreien und klein würfeln. Die Frühlingszwiebeln putzen, waschen und in dünne Ringe schneiden. Die Paprikaschote halbieren, putzen, waschen und klein würfeln. Die Petersilie und die Minze waschen und trocken schütteln, die Blättchen abzupfen und fein hacken.

- Alle vorbereiteten Zutaten unter den Blumenkohl-Couscous mischen. Den Salat mit Salz, Pfeffer und eventuell etwas Zitronensaft abschmecken. Die gekochten Eier pellen, halbieren und darauf anrichten.

Der Salat schmeckt auch lecker als Beilage zu Gegrilltem oder Kurzgebratenem wie Fisch, Fleisch oder Tofu.

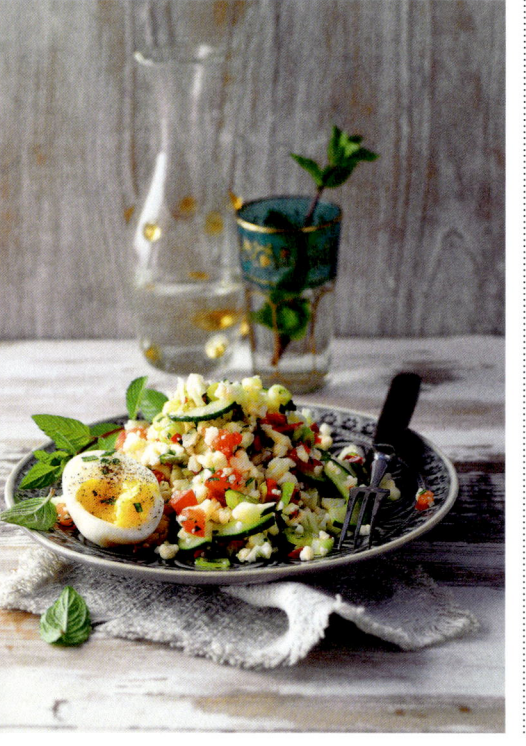

— SCHÖN FRISCH —
RUCOLASALAT MIT FISCHFILET

1 walnussgroßes Stück Ingwer
150 g festes weißes Fischfilet (z. B. Kabeljau, Seelachs)
75 g Rucola
100 g Salatgurke
je ½ Pink Grapefruit und Orange
1 Stängel Basilikum
½ reife Avocado
50 g fettarmer Joghurt (1,5 % Fett)
Salz | Pfeffer

Zubereitungszeit: etwa 25 Minuten
NW: ca. 430 kcal, 33 g EW, 24 g F, 17 g KH

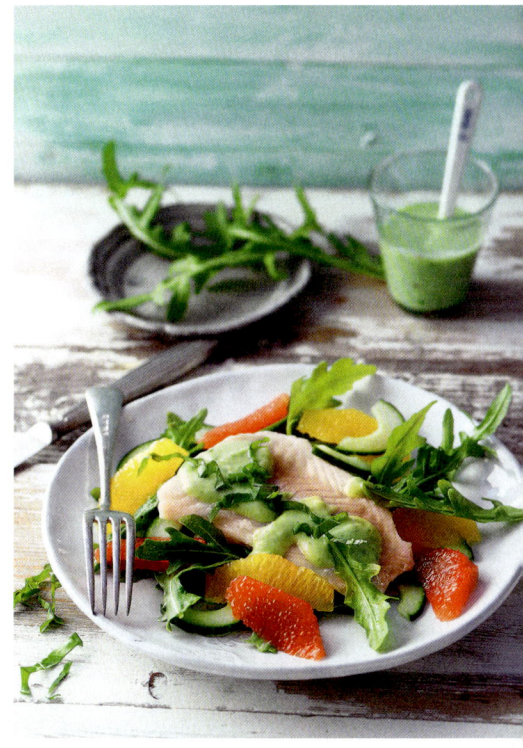

- Den Ingwer schälen und in Scheiben schneiden. Mit wenig Wasser in einen Topf geben. Das Fischfilet waschen, trocken tupfen und in einen Dämpfeinsatz legen. Den Einsatz in den Topf auf das Ingwerwasser setzen. Zugedeckt 5 – 6 Min. (je nach Dicke des Filets) dünsten.
- Inzwischen Rucola waschen, trocken schütteln und grobe Stiele entfernen. Gurke waschen, längs halbieren und die Kerne mit einem Löffel herauskratzen. Gurke in dünne Halbmonde schneiden. Die Zitrusfrüchte filetieren. Dazu die Schale samt weißer Haut komplett abschneiden und die Filets aus den Trennhäuten lösen. Austretenden Saft auffangen. Fruchtfilets je nach Größe halbieren oder dritteln.
- Für das Dressing Basilikum waschen, trocken schütteln und die Blätter abzupfen. Das Avocadofruchtfleisch aus der Schale lösen und mit Joghurt, 1 EL des aufgefangenen Grapefruitsafts, 1 – 2 EL des aufgefangenen Orangensafts und Basilikum fein pürieren. Mit Salz und Pfeffer abschmecken.
- Rucolablätter, Gurkenscheiben und Zitrusfilets auf einem Teller anrichten. Das Fischfilet daraufgeben und mit etwas Dressing beträufeln. Das restliche Dressing in ein Glas geben und extra dazu servieren.

BASIC-SALAT

Viel Volumen, viele Vitalstoffe, aber wenige Kalorien machen unsere Salate zu leichten und doch sättigenden Mahlzeiten. Dabei gilt: je bunter, desto besser! Mit eiweißreichen Toppings, kleinen, aber feinen Extras und einem leichten Dressing wird die Mischung zum schnellen Sattmacher. Ohne Toppings und Extras ist der Salat eine magenfüllende leichte Vorspeise oder Beilage. Kombinieren Sie nach Lust und Laune!

SALATKOMPONENTEN

Basis: 100 g Blattsalat-Mischung (z. B. Kopfsalat, Rucola, Radicchio, Feldsalat, Baby-Spinat)

Gemüse: 125 g gemischtes Gemüse nach Wunsch (z. B. Gurke, Tomaten, Fenchel, Möhren, Frühlingszwiebeln, Paprikaschote)

Eiweiß-Topping: 150 g Geflügel- oder Schweinefilet, mageres Rindersteak, magerer Kochschinken oder Geflügelaufschnitt, 200 g mageres Fischfilet (z. B. Seelachs oder Kabeljau), 100 g fettreicher Fisch wie etwa Lachsfilet oder Thunfisch (frisch oder aus der Dose), geräucherte Forelle oder Räucherlachs, 50 g Käse (z. B. Feta, Mozzarella, Halloumi oder Gouda), 150 g Tofu oder Seitan, 1 Ei

Extras: 25 g Oliven, Nüsse, Kerne

Kohlenhydratreiche Extras (ab der Reduktionsphase 2 mittags erlaubt): 1 Scheibe Vollkornbrot (30 g), 30 g Vollkornnudeln oder -reis, 1 gekochte Kartoffel oder 50 g gekochte Hülsenfrüchte (z. B. Kichererbsen, Bohnen oder Linsen), Obst wie z. B. Himbeeren (selten)

Dressing (je 4 Portionen)

Leichte Vinaigrette: Für 4 Portionen 1 gehäuften TL Senf mit 1 EL hellem Balsamico-Essig, 2 EL Gemüsebrühe, Salz und Pfeffer verquirlen. 2 EL Öl unterschlagen. In einem Schraubglas kühl aufbewahren. Vor der Verwendung mit Kräutern verfeinern. Pro Portion (2–3 TL) ca. 50 kcal, 0 g EW, 5 g F, 1 g KH

Cremiges Buttermilch-Dressing: Für 4 Portionen 200 ml Buttermilch mit 75 g saurer Sahne (10 % Fett), 3 EL Zitronensaft und 1 TL Agavendicksaft verrühren, salzen und pfeffern. Pro Portion (2–3 TL) ca. 50 kcal, 2 g EW, 2 g F, 4 g KH

DREI KÖSTLICHE SALATE

Leichter Beilagen-Salat:
1 Portion Basis-Salat + 1 Portion Gemüse + 1 Portion leichtes Dressing
= ca. 175 kcal, 5 g EW, 10 g F, 11 g KH

Sattmacher-Salat: (ab der Reduktionsphase 2 mittags oder abends erlaubt):
1 Portion Basis-Salat + 2 Portionen Gemüse + 1 Portion Eiweiß-Topping + 1 Portion Extras + 1 Portion leichtes Dressing
= ca. 300 kcal, 40 g EW, 6 g, F, 12 g KH

Sattmacher-Salat mit Extra-Kohlenhydraten: (ab der Reduktionsphase 2 mittags erlaubt):
1 Portion Basis-Salat + 2 Portionen Gemüse + 1 Portion Eiweiß-Topping + 1 Portion Extras + 1 Portion Kohlenhydratreiche Extras + 1 Portion leichtes Dressing
= ca. 360 kcal, 42 g EW, 6 g F, 24 g KH

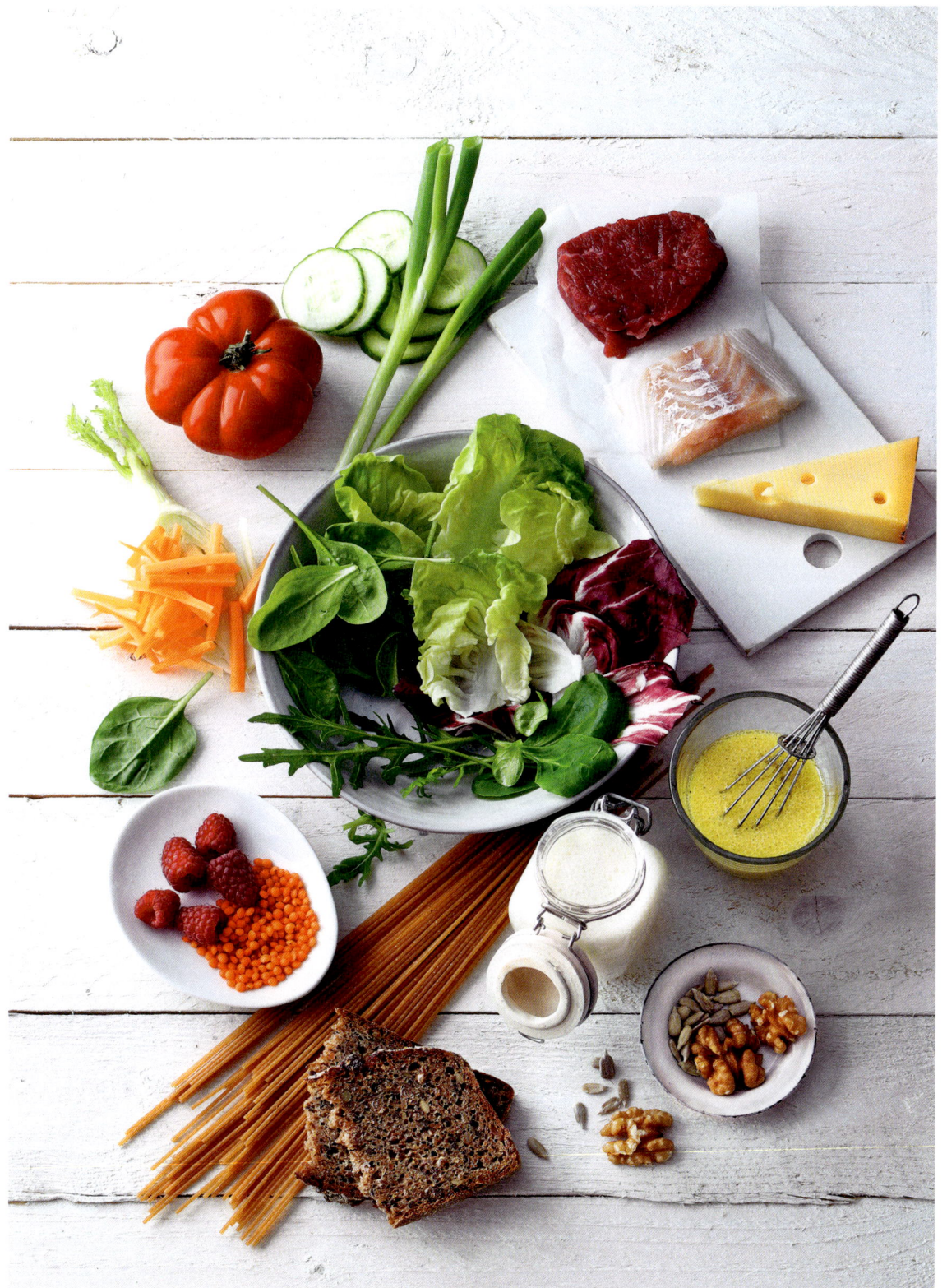

— KLASSIKER LIGHT —
EIER IN SENFSAUCE MIT SELLERIEPÜREE

300 g Knollensellerie
Salz
2 Eier
1 Schalotte
1 TL Butter
75 g fettarmer Joghurt (1,5 % Fett)
25 g Crème légère
½ TL Mehl (2 – 3 g)
1 EL leichter Frischkäse (12 % Fett)
geriebene Muskatnuss
1 – 2 TL mittelscharfer Senf
Pfeffer
1 EL gehackte Petersilie zum
Bestreuen

Zubereitungszeit: etwa 30 Minuten
NW: ca. 360 kcal, 24 g EW, 24 g F, 11 g KH

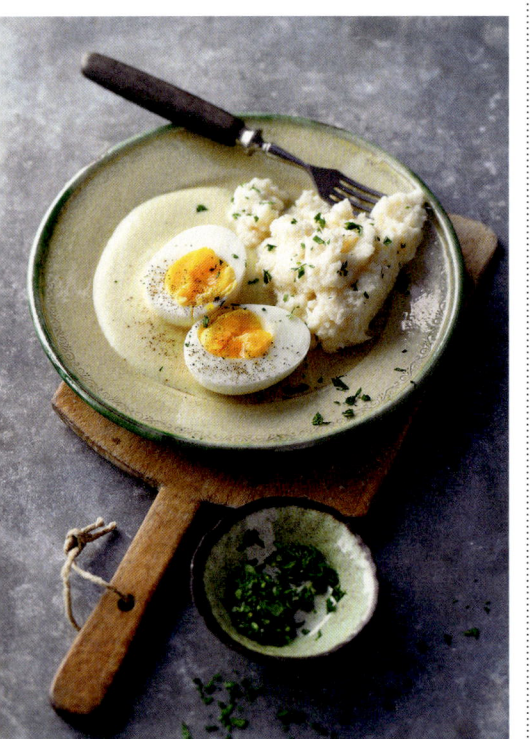

- Den Knollensellerie schälen und in ca. 2 cm große Würfel schneiden. In einem Topf in Salzwasser zugedeckt in 10 – 12 Min. weich garen.
- Inzwischen die Eier in kochendes Wasser geben und nach Belieben wachsweich (5 – 6 Min.) oder hart (ca. 9 Min.) garen. Die Schalotte schälen und in feine Würfel schneiden. Die Butter in einem Topf erhitzen und die Schalotte darin andünsten. 50 ml Selleriekochwasser dazugeben und zum Kochen bringen, dann die Hitze reduzieren.
- Den Joghurt mit der Crème légère und dem Mehl glatt rühren, in die Sauce rühren. Bei kleiner Hitze 3 – 4 Min. unter Rühren sanft köcheln lassen. Nicht zu stark kochen, sonst kann der Joghurt ausflocken.
- Den Sellerie abgießen und abtropfen lassen. Zurück in den Topf geben, den Frischkäse zugeben und alles fein pürieren. Das Püree mit Salz und Muskat würzen und warm halten. Den Senf unter die Sauce rühren, mit Salz und Pfeffer abschmecken. Die Sauce auf einen Teller geben, die Eier pellen, halbieren und in die Sauce setzen. Das Selleriepüre daneben anrichten und alles mit Pfeffer übermahlen und mit der Petersilie bestreuen.

Nach diesem Prinzip können Sie auch mit anderen Gemüsesorten, etwa Kürbis, Brokkoli, Rosenkohl oder Blumenkohl, Low-carb-Gemüsepürees herstellen. Die Garzeit je nach Gemüse verlängern, bis es sich gut pürieren lässt.

— SCHNELL GEMACHT —
GEMÜSE-FRITTATA

150 g Radicchio
150 g Champignons
2 Eier
2 EL fettarme Milch
Salz
Pfeffer
1 TL Öl
1 TL Pininenkerne
100 g Kirschtomaten

Zubereitungszeit: etwa 15 Minuten
NW: ca. 330 kcal, 25 g EW, 23 g F, 6 g KH

- Die Radicchioblätter ablösen, waschen, trocken schütteln und in Streifen schneiden. Die Champignons putzen, mit Küchenpapier trocken abreiben (nicht waschen!) und je nach Größe vierteln oder in kleine Stücke schneiden. Die Eier mit der Milch verquirlen und mit Salz und Pfeffer würzen.

- Das Öl in einer beschichteten Pfanne erhitzen. Radicchio und Pilze darin unter Wenden ca. 5 Min. kräftig anbraten und gleichmäßig flach in der Pfanne verteilen. Die Eier darübergießen und durch leichtes Schwenken der Pfanne gleichmäßig verteilen. Mit den Pinienkernen bestreuen. Die Hitze reduzieren und die Eier ca. 5 Min. stocken lassen, dabei in den letzten 1–2 Min. einen Deckel auflegen.

- Die Tomaten waschen und halbieren. Die Frittata auf einen Teller gleiten lassen und mit den Tomatenhälften servieren.

Tauschen Sie das Gemüse für die Frittata nach Lust und Saison aus. Festere Sorten wie Möhren oder Fenchel sehr fein schneiden und etwas länger dünsten, bevor Sie die Eier dazugeben.

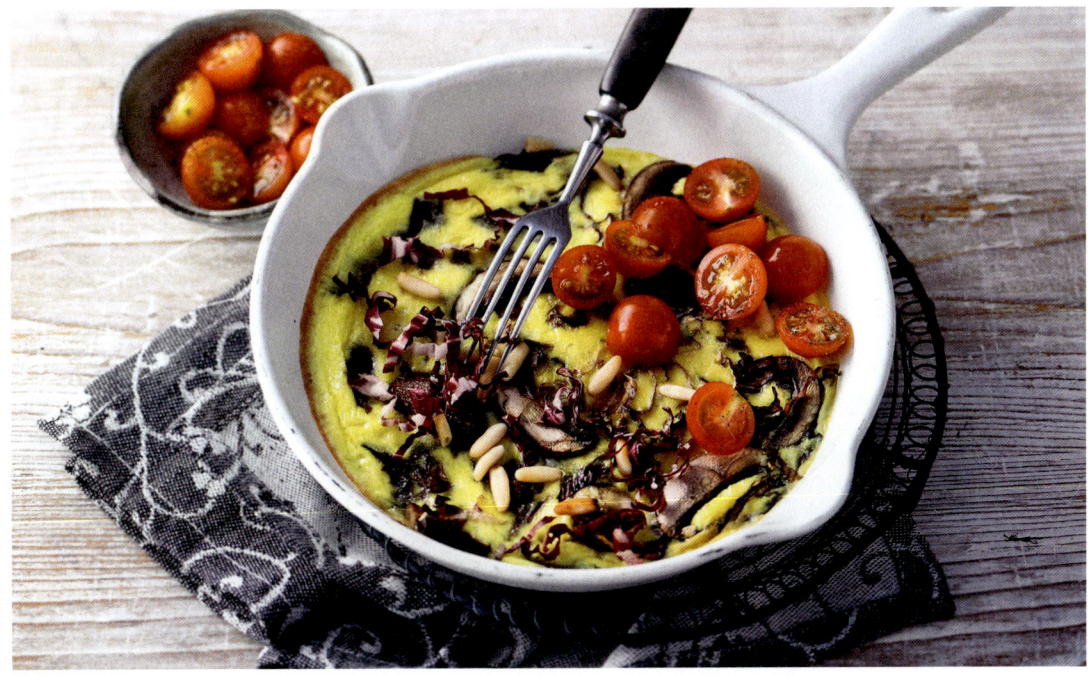

— REICH AN VITALSTOFFEN —

HALLOUMI MIT RATATOUILLE

1 kleine Zwiebel
1 Knoblauchzehe
½ Aubergine
½ Zucchino
½ gelbe Paprikaschote
4 mittelgroße Tomaten
je 2 Zweige Thymian und Rosmarin
1 TL Olivenöl
Salz
Pfeffer
100 g Halloumi (Grillkäse)

Zubereitungszeit: etwa 25 Minuten
NW: ca. 470 kcal, 26 g EW, 31 g F, 18 g KH

- Die Zwiebel und den Knoblauch schälen und fein würfeln. Die Gemüse waschen und putzen. Die Aubergine in Würfel schneiden, den Zucchino längs halbieren und in dünne Scheiben schneiden, die Paprikaschote in schmale Streifen schneiden. Die Tomaten waschen und grob würfeln, dabei die Stielansätze entfernen. Thymian und Rosmarin waschen und trocken schütteln, die Blätter bzw. Nadeln abzupfen und fein hacken.

- Das Öl in einem Topf erhitzen. Die Zwiebel darin andünsten, Knoblauch, Aubergine, Zucchino und Paprika zugeben und unter Wenden ca. 5 Min. andünsten. Tomatenwürfel und Kräuter zugeben und alle Zutaten gut verrühren. Zum Kochen bringen, mit Salz und Pfeffer würzen und bei kleiner Hitze zugedeckt ca. 10 Min. schmoren. Dabei ab und zu umrühren und nach Bedarf noch einen Schuss Wasser zugießen.

- Inzwischen den Halloumi in ca. 1 cm dicke Scheiben schneiden. In einer Grillpfanne oder einer beschichteten Pfanne ohne Öl ca. 4 Min. von beiden Seiten grillen bzw. anbraten. Das Ratatouille nochmals mit Salz und Pfeffer abschmecken und mit dem Halloumi anrichten.

Statt Halloumi können Sie auch die gleiche Menge fettreduzierten Feta über das fertige Ratatouille bröseln. Vegan wird das Gericht, wenn Sie Tofu oder Räuchertofu (davon dürfen Sie 200 g nehmen) zum Gemüse servieren.

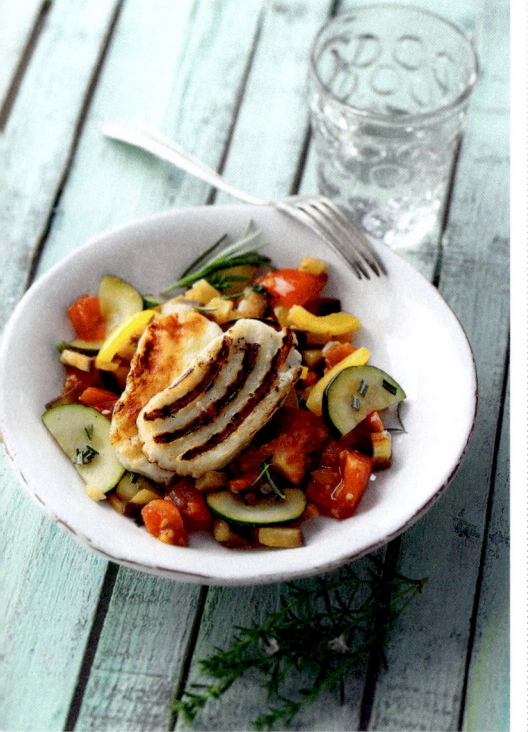

— WIE AM MITTELMEER —

SCHMORBOHNEN MIT FETA

125 g dicke weiße Bohnenkerne (Dose)
130 g grüne Bohnen (Dose)
125 g Kirschtomaten
1 rote Zwiebel
1 Knoblauchzehe
1 EL Olivenöl
½ TL getrockneter Oregano
Salz
Pfeffer
75 g fettreduzierter Feta (9 g Fett absolut)
½ TL Zitronensaft

Zubereitungszeit: etwa 30 Minuten
NW: ca. 420 kcal, 28 g EW, 20 g F, 27 g KH

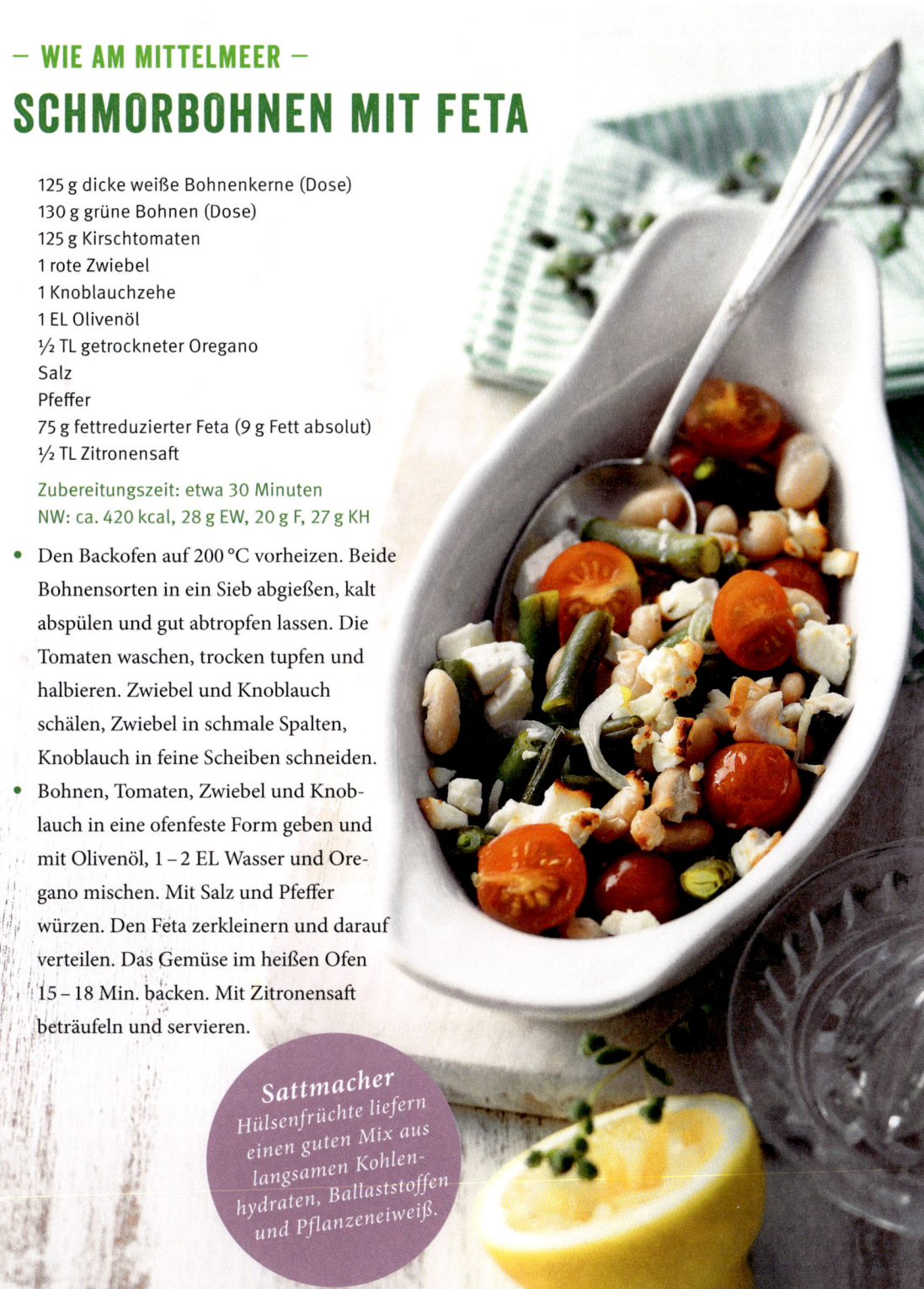

- Den Backofen auf 200 °C vorheizen. Beide Bohnensorten in ein Sieb abgießen, kalt abspülen und gut abtropfen lassen. Die Tomaten waschen, trocken tupfen und halbieren. Zwiebel und Knoblauch schälen, Zwiebel in schmale Spalten, Knoblauch in feine Scheiben schneiden.

- Bohnen, Tomaten, Zwiebel und Knoblauch in eine ofenfeste Form geben und mit Olivenöl, 1–2 EL Wasser und Oregano mischen. Mit Salz und Pfeffer würzen. Den Feta zerkleinern und darauf verteilen. Das Gemüse im heißen Ofen 15–18 Min. backen. Mit Zitronensaft beträufeln und servieren.

Sattmacher
Hülsenfrüchte liefern einen guten Mix aus langsamen Kohlenhydraten, Ballaststoffen und Pflanzeneiweiß.

— RAFFINIERTER OFEN-HIT —
BLUMENKOHL-»PIZZA«

250 g Blumenkohl
Salz
50 g geraspelter Gouda
(45 % Fett i.Tr.)
2 – 3 EL passierte Tomaten
(Tetrapak)
Pfeffer
etwas getrockneter Oregano
2 mittelgroße Tomaten
2 Frühlingszwiebeln
½ Kugel (ca. 65 g) fettreduzierter
Mozzarella (30 % Fett i. Tr.)
2 Stängel Basilikum

Zubereitungszeit: etwa 30 Minuten
NW: ca. 370 kcal, 33 g EW, 21 g F, 11 g KH

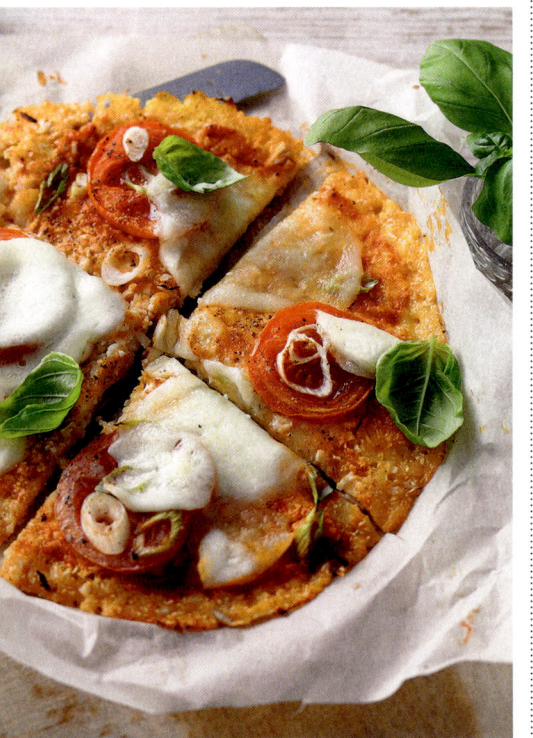

- Den Backofen auf 225 °C vorheizen. Den Blumenkohl waschen und abtropfen lassen. Die Röschen vom Strunk schneiden und in wenig Salzwasser ca. 4 Min. garen. Abgießen, kalt abschrecken und auf einer Haushaltsreibe grob raspeln. Mit dem geraspelten Gouda mischen. Ein Backblech mit Backpapier auslegen, die Blumenkohl-Käse-Mischung daraufgeben und zu einem runden »Pizzaboden« (ca. 18 cm Durchmesser) formen. Im heißen Ofen ca. 10 Min. vorbacken.

- Inzwischen die passierten Tomaten mit Salz, Pfeffer und Oregano würzen. Die frischen Tomaten waschen, trocken tupfen und ohne die Stielansätze in Scheiben schneiden. Die Frühlingszwiebeln putzen, waschen und in dünne Ringe schneiden. Den Mozzarella in dünne Scheiben schneiden.

- Den vorgebackenen Boden gleichmäßig mit Tomatensauce bestreichen. Mit Tomatenscheiben, Frühlingszwiebeln und Mozzarella belegen und im Ofen ca. 10 Min. backen. Das Basilikum waschen, trocken schütteln und die Blätter abzupfen. Die fertige »Pizza« mit Basilikum belegen, in Viertel schneiden und servieren. Dazu schmeckt ein grüner Salat.

Für eine etwas herzhafterer Variante können Sie die Pizza zusätzlich noch mit einer Scheibe magerem Koch- oder Lachsschinken belegen.

— VEGANER GENUSS —
KICHERERBSEN-TOFU-CURRY

100 g Brokkoliröschen (frisch oder TK)
Salz
50 g Kichererbsen (Dose)
1 kleine Aubergine (ca. 200 g)
1 TL Öl
ca. 1 TL mildes Currypulver
250 ml Gemüsebrühe
Pfeffer
100 g Tofu
50 g ungesüßte fettreduzierte Kokosmilch
ca. 1 TL Limettensaft
Koriandergrün zum Garnieren (nach Belieben)

Zubereitungszeit: etwa 25 Minuten
NW: ca. 390 kcal, 24 g EW, 22 g F, 17 g KH

- Die Brokkoliröschen in Salzwasser ca. 8 Min. bzw. nach Packungsanweisung garen. Die Kichererbsen in ein Sieb gießen, kalt abspülen und abtropfen lassen. Die Aubergine waschen, putzen und in kleine Würfel schneiden.

- Das Öl in einem Topf erhitzen und die Auberginenwürfel darin unter Wenden 3 – 4 Min. andünsten. Mit dem Currypulver bestäuben und dieses kurz anschwitzen. Die Gemüsebrühe dazugießen und zum Kochen bringen. Das Curry mit Salz und Pfeffer würzen und zugedeckt 8 – 10 Min. köcheln lassen.

- Inzwischen den Tofu in Würfel schneiden. Die Kokosmilch in das Curry rühren, mit Salz, Pfeffer, Currypulver und Limettensaft abschmecken. Tofu und Brokkoli zugeben und kurz erwärmen. Das Curry nach Belieben mit Koriandergrün garnieren und servieren.

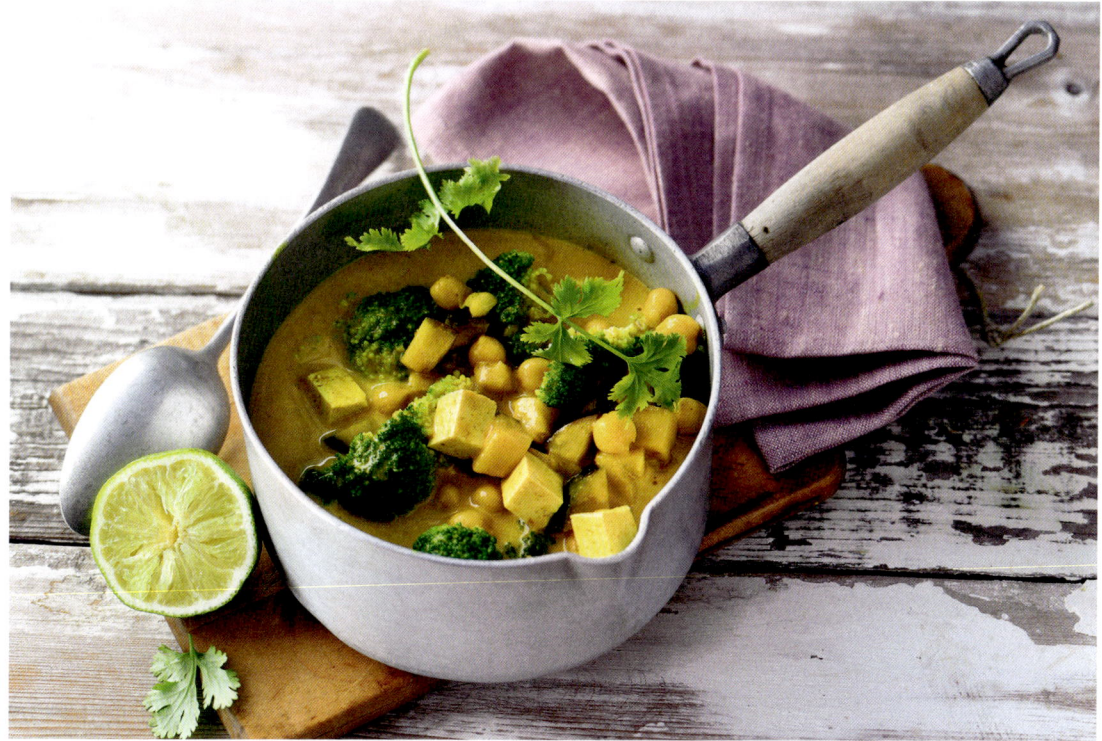

— ETWAS MEHR KOHLENHYDRATE —
MÖHRENNUDELN MIT GORGONZOLASAUCE

200 g Champignons
2 kleine Möhren (à ca. 100 g)
25 g Vollkornspaghetti
Salz
1 TL Öl
Pfeffer
100 g ml fettarme Milch
40 g Gorgonzola (27,7 g Fett absolut)
1 EL gehackte Petersilie
1 TL grob gehackte geröstete Walnusskerne

Zubereitungszeit: etwa 15 Minuten
NW: ca. 410 kcal, 22 g EW, 22 g F, 31 g KH

- Die Champignons putzen und mit Küchenpapier trocken abreiben. Je nach Größe halbieren oder vierteln. Die Möhren schälen und mit einem Spiralschneider in »Spaghetti« schneiden oder mit einem Sparschäler längs in hauchdünne »Tagliatelle« schneiden.
- Die Vollkornspaghetti in Salzwasser nach Packungsanweisung garen. 1 – 2 Min. vor Ende der Garzeit die Möhrennudeln zugeben und mitgaren. Inzwischen das Öl in einer Pfanne erhitzen und die Champignons darin unter Wenden ca. 5 Min. kräftig anbraten. Mit Salz und Pfeffer würzen.
- Die Milch in einem Topf erhitzen, aber nicht aufkochen. Den Gorgonzola hineinbröseln und unter Rühren schmelzen. Die Sauce unter Rühren 3 – 4 Min. köcheln lassen und mit Salz und Pfeffer abschmecken.
- Die Vollkorn- und Gemüsenudeln in ein Sieb abgießen, kurz abtropfen lassen und mit der Sauce mischen. Auf einen Teller geben und die gebratenen Pilze darauf anrichten. Mit der Petersilie und den gehackten Walnüssen bestreuen und servieren.

Wenn Sie auf die Kohlenhydrate aus den Vollkornnudeln lieber verzichten wollen, nehmen Sie eine Möhre mehr und kochen nur Gemüsenudeln. Diese eignen sich übrigens auch prima als Low-Carb-Nudelersatz für andere Pastasaucen wie z. B. Bolognese oder Pesto.

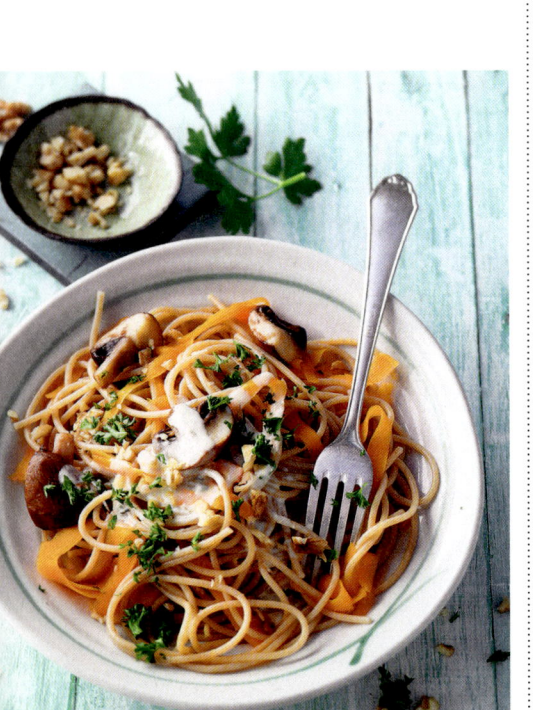

— SCHNELL GEMACHT —
STRAMMER VEGGIE-MAX MIT HUMMUS

50 g TK-Erbsen
50 g Kichererbsen (aus der Dose)
1 – 2 Schnittlauchhalme
50 g Magerquark
1 TL Zitronensaft
Salz | Pfeffer
1 TL Öl
1 Ei
2 mittelgroße Tomaten
1 dünne Scheibe Vollkornbrot (30 g)

Zubereitungszeit: etwa 15 Minuten
NW: ca. 340 kcal, 24 g EW, 16 g F, 20 g KH

- Die Erbsen in eine Schüssel geben, mit kochendem Wasser übergießen und ca. 5 Min. ziehen lassen. Inzwischen die Kichererbsen in ein Sieb geben, kalt abspülen und abtropfen lassen. Den Schnittlauch waschen, trocken schütteln und in Röllchen schneiden. Die Erbsen abgießen und abtropfen lassen.
- Erbsen, Kichererbsen, Quark und Zitronensaft in einem Mixer zu einem feinen Hummus pürieren. Mit Salz und Pfeffer abschmecken.
- Öl erhitzen und das Ei darin zum Spiegelei braten, salzen und pfeffern. Die Tomaten waschen, trocken tupfen, halbieren und ohne Stielansätze in Scheiben schneiden. Das Brot nach Belieben toasten. Mit 2 – 3 EL Hummus bestreichen und mit Schnittlauch bestreuen. Das Spiegelei daraufsetzen. Mit Tomaten servieren, übrigen Hummus extra dazu reichen.

Der feine grüne Hummus schmeckt ohne Brot auch lecker als Dip zu Knabbergemüse.

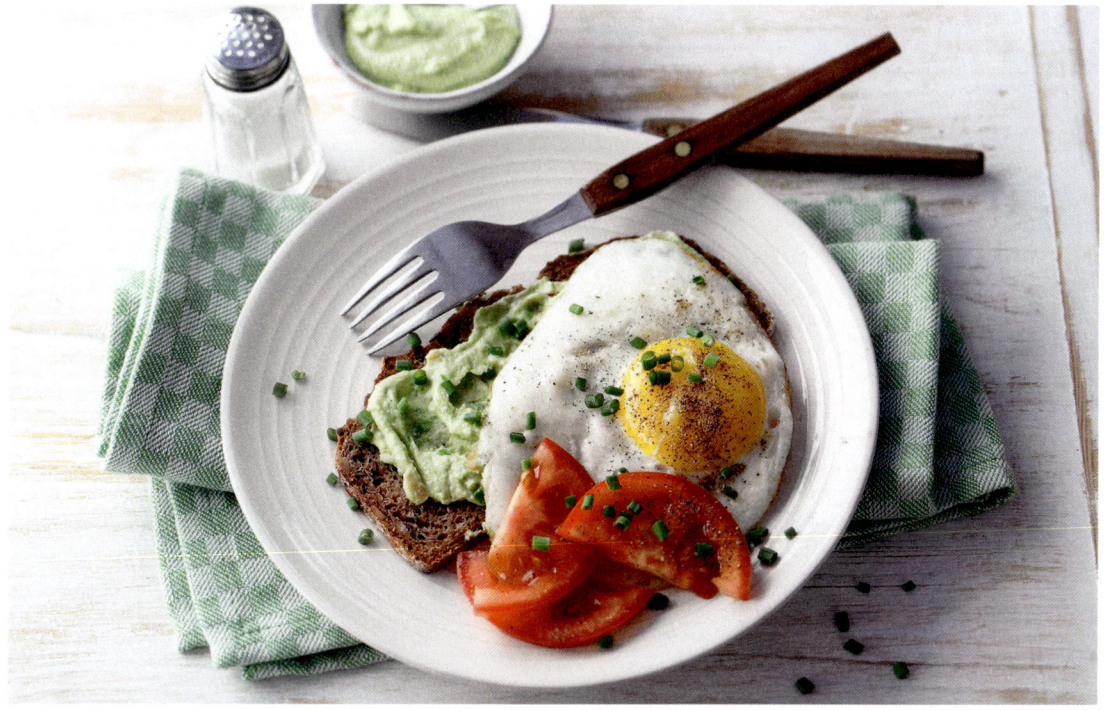

— LOW-CARB-RÖLLCHEN —
ZUCCHINI-CANNELLONI

1 mittelgroßer Zucchino (ca. 250 g)
50 g Baby-Spinat
2 Stängel Basilikum
125 g Ricotta (italienischer Frischkäse;
13 g Fett absolut)
Salz
Pfeffer
200 g stückige Tomaten (Dose)
½ TL getrocknete italienische Kräuter
1 Kugel (125 g) fettarmer Mozzarella
(9 g Fett absolut)

Zubereitungszeit: etwa 35 Minuten
NW: ca. 480 kcal, 42 g EW, 27 g F, 15 g KH

- Den Backofen auf 200 °C vorheizen. Den Zucchino waschen, putzen und trocken tupfen. Mit einem langen Messer der Länge nach in ca. 2 mm dünne Scheiben schneiden. Spinat und Basilikum waschen, trocken schütteln und die Blätter klein hacken. Beides zum Ricotta geben und untermischen. Mit Salz und Pfeffer würzen. Die stückigen Tomaten mit Salz, Pfeffer und den getrockneten Kräutern würzen.

- Den Mozzarella in Scheiben schneiden. Je 1 gehäuften TL Ricottamischung auf ein Ende jeder Zucchinischeibe geben und die Scheiben nicht zu fest aufrollen. Die Zucchini-Röllchen nebeneinander in eine kleine, flache Auflaufform legen. Die Tomaten darübergießen und die Mozzarellascheiben darauf verteilen.

- Die Cannelloini im heißen Ofen ca. 20 Min. backen und servieren. Dazu schmeckt ein leichter Beilagen-Salat (siehe Seite 104).

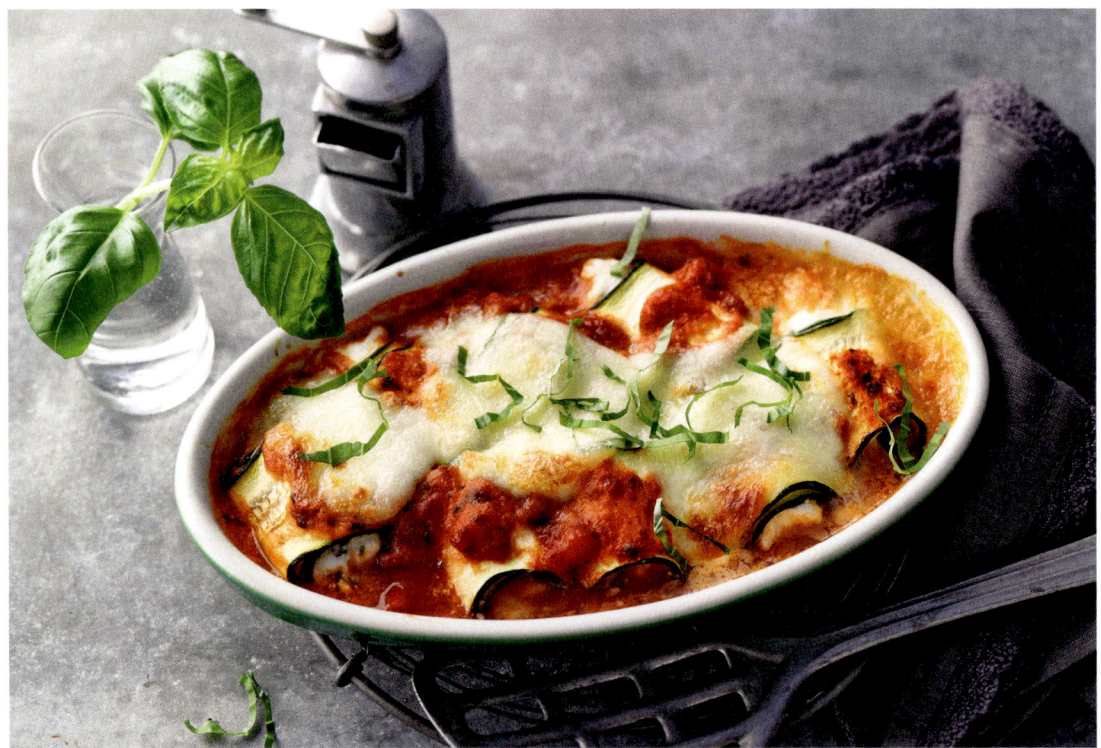

— GANZ WENIG KOHLENHYDRATE —

KRABBEN-GEMÜSE-OMELETT

2 Stangen Staudensellerie
1 Möhre
1 kleine Zwiebel
3 Stängel Dill
2 Eier
Salz
Pfeffer
1 TL Öl
75 g Nordseekrabben

Zubereitungszeit: etwa 20 Minuten
NW: ca. 340 kcal, 31 g EW, 20 g F, 9 g KH

- Den Sellerie waschen, putzen und in dünne Scheiben schneiden. Die Möhre schälen und grob raspeln. Die Zwiebel schälen und fein würfeln. Den Dill waschen, trocken schütteln und die Spitzen fein schneiden.
- Die Eier mit 1–2 EL Wasser verquirlen. Mit Salz und Pfeffer würzen und den Dill unterrühren. Das Öl in einer kleinen Pfanne (18–20 cm Durchmesser) erhitzen. Zwiebel, Sellerie und Möhre darin unter Wenden 3–4 Min. andünsten.
- Die Eiermischung darübergießen und gleichmäßig verteilen. Die Krabben darüberstreuen. Das Omelett zugedeckt bei mittlerer Hitze ca. 5 Min. stocken lassen. Dazu schmeckt ein leichter Beilagen-Salat (siehe Seite 104).

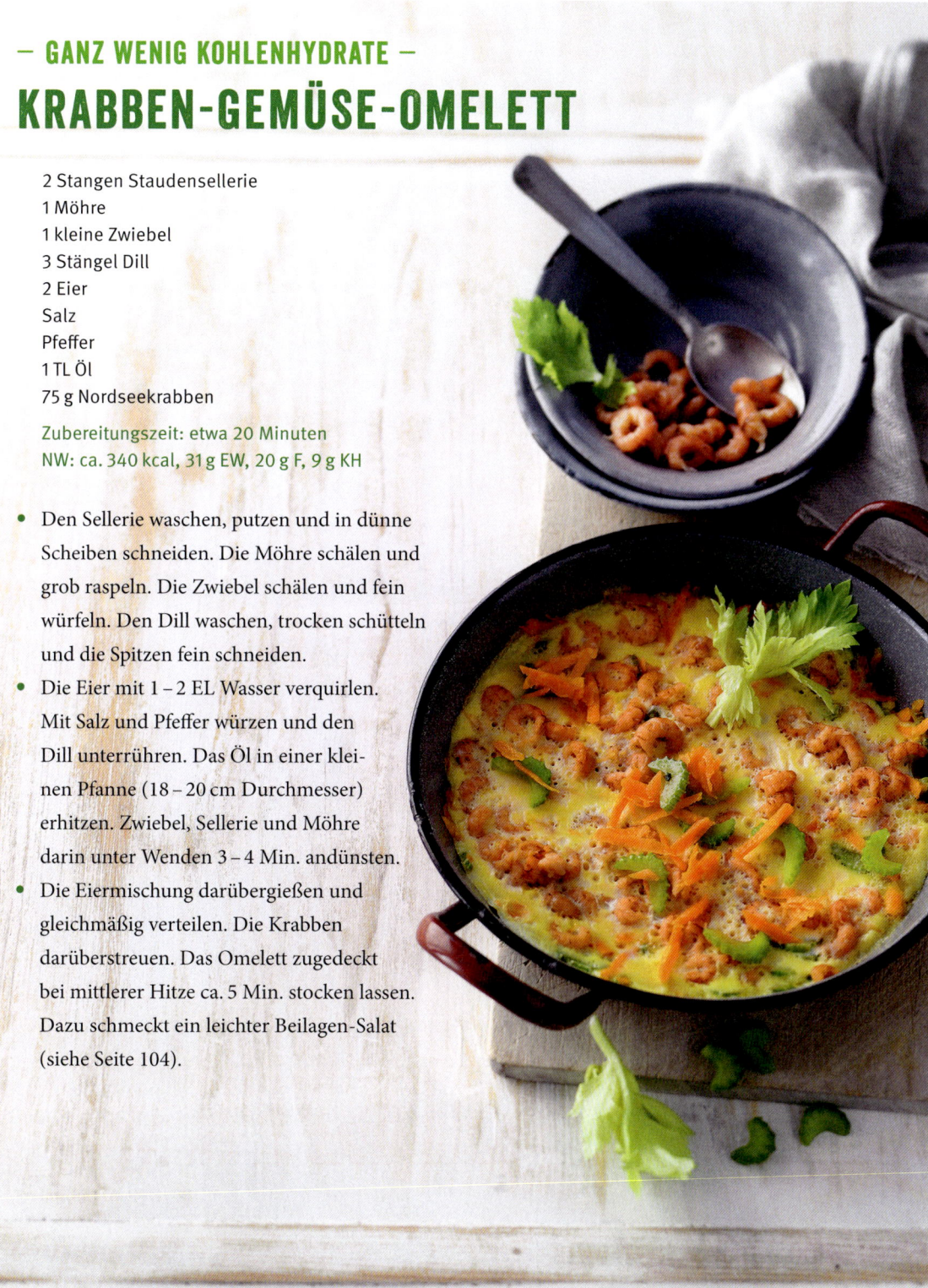

— PFANNENWUNDER —
ASIA-BRATNUDELN MIT GARNELEN

100 g Shirataki-Nudeln (siehe Tipp)
1 große Möhre
ca. 200 g Chinakohl
2 Frühlingszwiebeln
1 rote Chilischote
50 g Mungobohnensprossen
2 TL Öl
100 g rohe Garnelen (küchenfertig)
1 kleine Knoblauchzehe
1 Ei
Salz | Pfeffer
2 EL Sojasauce
1 EL Fischsauce
1 EL Limettensaft

Zubereitungszeit: etwa 25 Minuten
NW: ca. 370 kcal, 32 g EW, 20 g F, 14 g KH

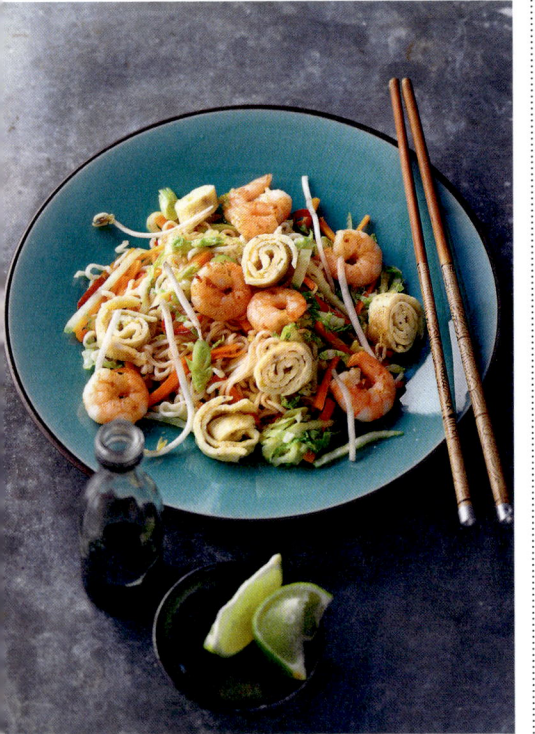

- Die Nudeln in ein Sieb gießen, kalt abspülen und abtropfen lassen. Die Möhre schälen und in dünne Stifte schneiden. Den Chinakohl waschen, trocken schütteln und in schmalen Streifen vom Strunk schneiden. Die Frühlingszwiebeln putzen, waschen und in dünne Ringe schneiden. Die Chilischote längs halbieren, putzen, waschen und in dünne Streifen scheiden. Die Sprossen waschen und abtropfen lassen.

- 1 TL Öl in einer tiefen beschichteten Pfanne oder einem Wok erhitzen. Möhre und Frühlingszwiebel darin kurz andünsten, Chinakohl und Chili zugeben und alles unter mehrmaligem Wenden 4 – 5 Min. dünsten.

- Inzwischen die Garnelen kalt abspülen und trocken tupfen. Den Knoblauch schälen und fein hacken. Das übrige Öl in einer zweiten Pfanne erhitzen. Die Garnelen und den Knoblauch darin unter Wenden ca. 5 Min. braten und wieder herausnehmen. Das Ei verquirlen, mit Salz und Pfeffer würzen und in der Pfanne zu einem dünnen Omelett braten. Aufrollen und in schmale Streifen schneiden.

- Sojasauce, Fischsauce und Limettensaft unter das Gemüse mischen. Die Nudeln zugeben und alles 2 – 3 Min. braten. Omelettstreifen und Garnelen untermischen, das Gericht abschmecken und servieren.

Die Shirataki-Nudeln werden aus dem Mehl der Konjakwurzel hergestellt. Sie sind als »Slim Pasta« in großen Supermärkten erhältlich oder aber im Asialaden.

— RASANTE KOMBI —

SESAM-LACHS MIT ANANAS-RETTICH-SALAT

100 g Ananas
200 g weißer Rettich
2 Stängel Koriandergrün
1 TL Fischsauce
1 TL Sojasauce
Saft und abgeriebene Schale von ½ Bio-Zitrone
2 TL Öl (am besten Sesamöl)
einige getrocknete Chiliflocken
Salz
100 g Lachsfilet ohne Haut
1 TL Sesamsamen

Zubereitungszeit: etwa 25 Minuten
NW: ca. 380 kcal, 22 g EW, 26 g F, 14 g KH

- Die Ananas schälen und in kleine Stücke schneiden. Den Rettich putzen, schälen, längs halbieren und in sehr dünne Scheiben hobeln. Koriander waschen und trocken schütteln, die Blättchen abzupfen und hacken.

- Fischsauce, Sojasauce, Limettensaft und -schale mit 1 TL Öl mischen. Mit Chiliflocken und Salz würzen. Ananas, Rettich und gehackten Koriander untermischen.

- Das Lachsfilet waschen, trocken tupfen und salzen. Eine Seite mit Sesam bestreuen, etwas andrücken. Übriges Öl in einer beschichteten Pfanne erhitzen. Lachs auf der Seite ohne Sesam darin ca. 5 Min. braten, wenden und auf der Sesamseite 2 – 3 Min. braten (je nach Dicke). Sesam-Lachs auf dem Salat anrichten.

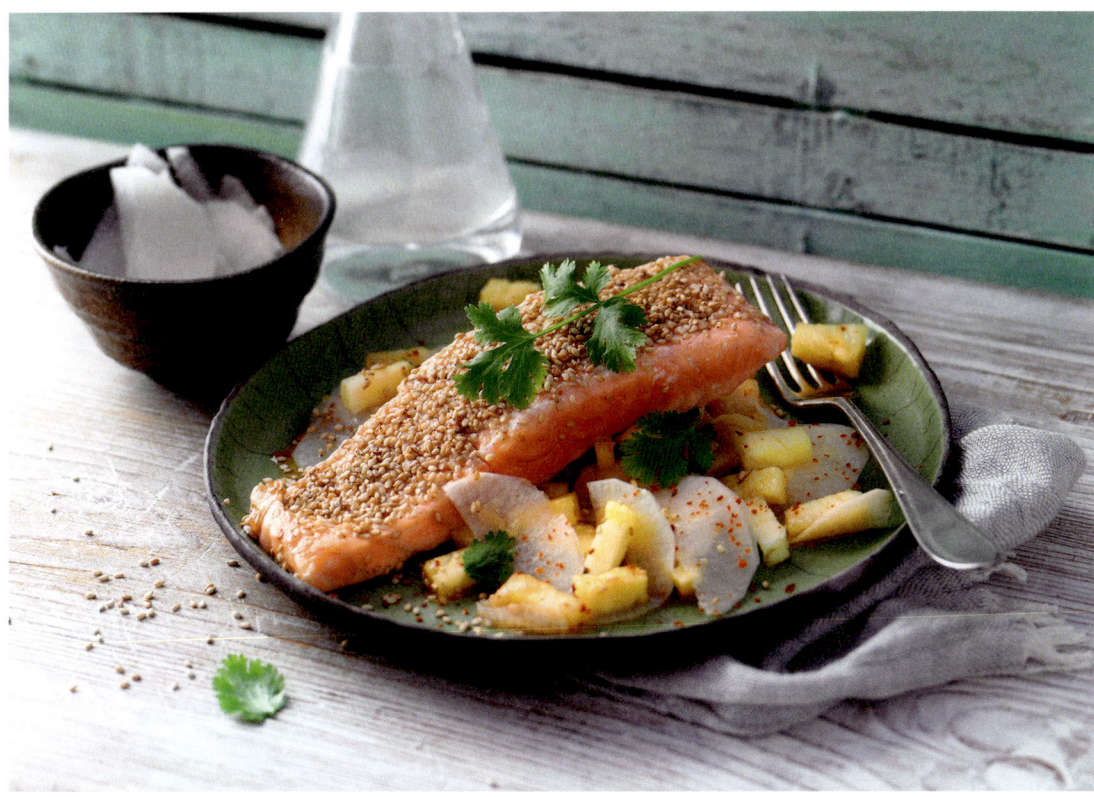

— MACHT GLÜCKLICH —

FISCH-KARTOFFEL-TOPF

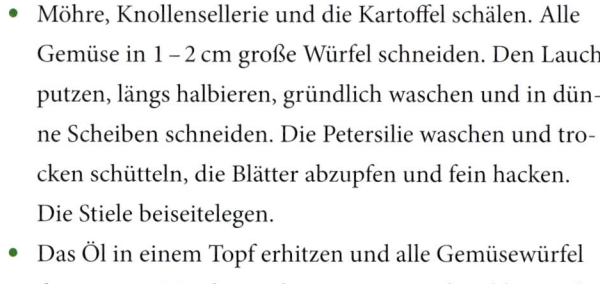

1 Möhre
100 g Knollensellerie
1 Kartoffel (100 g)
1 kleine Stange Lauch
2 Stängel Petersilie
1 TL Öl
1 Lorbeerblatt
Salz
Pfeffer
150 g festes weißes Fischfilet
(z. B. Kabeljau oder Seelachs)
40 g Crème légère (15 % Fett)

Zubereitungszeit: etwa 25 Minuten
NW: ca. 410 kcal, 34 g EW, 17 g F, 24 g KH

- Möhre, Knollensellerie und die Kartoffel schälen. Alle Gemüse in 1 – 2 cm große Würfel schneiden. Den Lauch putzen, längs halbieren, gründlich waschen und in dünne Scheiben schneiden. Die Petersilie waschen und trocken schütteln, die Blätter abzupfen und fein hacken. Die Stiele beiseitelegen.
- Das Öl in einem Topf erhitzen und alle Gemüsewürfel darin unter Wenden andünsten. Das Lorbeerblatt und die Petersilienstiele zugeben, mit Salz und Pfeffer würzen und 300 ml Wasser angießen. Das Wasser einmal aufkochen, dann die Hitze reduzieren und alles bei kleiner bis mittlerer Hitze ca. 15 Min. köcheln lassen, bis die Kartoffelwürfel gar sind.
- Inzwischen das Fischfilet waschen, trocken tupfen und in kleine Würfel schneiden. In den Eintopf geben und bei kleiner Hitze zugedeckt ca. 3 Min. gar ziehen lassen. Die Petersilienstiele und das Lorbeerblatt herausfischen. Die Crème légère einrühren und den Eintopf mit Salz und Pfeffer abschmecken. Mit der gehackten Petersilie bestreuen und servieren.

Der Eintopf lässt sich prima gleich in größerer Menge kochen und portionsweise für den Vorrat einfrieren. So bleibt er mindestens drei Monate frisch, und Sie haben immer wieder ein feines, leichtes Essen schnell auf dem Tisch.

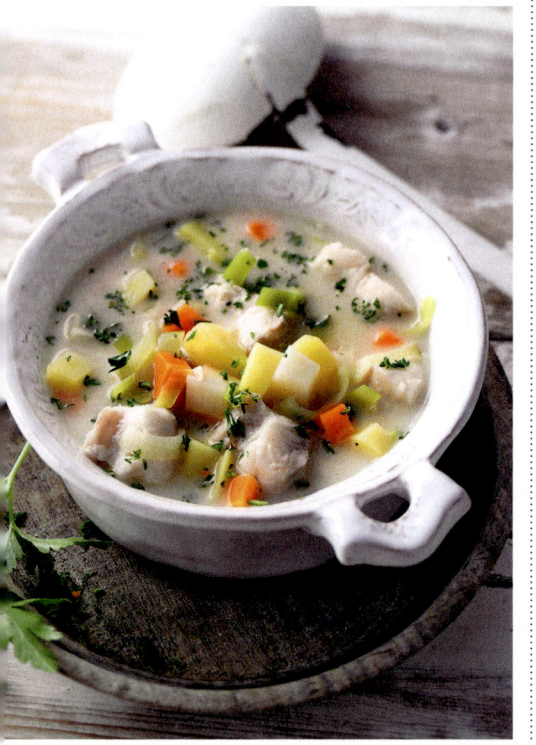

— EINFACH AROMATISCH —

CURRY-FISCH MIT MÖHRENSALAT

200 g Kabeljaufilet
1 TL Öl
¼ – ½ TL Currypulver
Salz
Pfeffer
300 g Möhren
1 haselnussgroßes Stück Ingwer
1 TL Sesamsamen
1 TL Sesamöl
2 – 3 EL Zitronensaft
1 Msp. gemahlener Kreuzkümmel

Zubereitungszeit: etwa 25 Minuten
NW: ca. 380 kcal, 39 g EW, 19 g F, 13 g KH

- Das Fischfilet waschen und trocken tupfen. Das Öl mit Currypulver, etwas Salz und Pfeffer verrühren und den Fisch damit auf beiden Seiten bestreichen. Ziehen lassen, bis der Salat fertig ist.
- Die Möhren schälen und grob raspeln. Den Ingwer schälen und fein hacken. Den Sesam in einer beschichteten Pfanne ohne Fett anrösten, herausnehmen. Sesamöl, Zitronensaft, Kreuzkümmel, Ingwer und Sesam in einer Schüssel verrühren. Salzen, pfeffern und die Möhren untermischen.
- Den Fisch in die Pfanne geben und pro Seite 2 – 4 Min. (je nach Dicke) braten. Mit dem Möhrensalat anrichten.

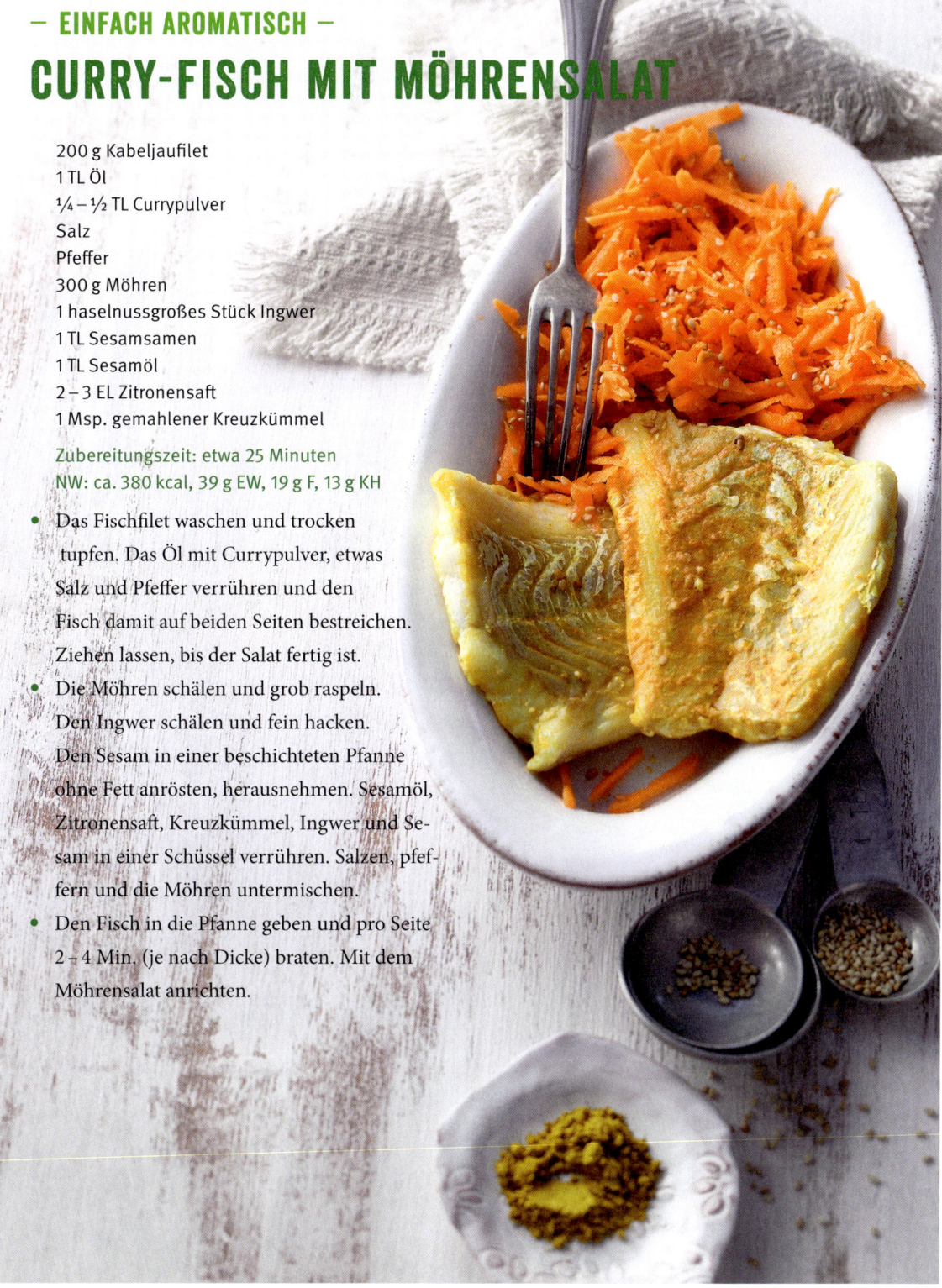

— BALLASTSTOFFREICH —

MINI-FISCHKÜCHLEIN AUF SPINATLINSEN

1 kleine Zwiebel
50 g Baby-Spinat
2 TL Öl
50 g geschälte rote Linsen
150 g festes weißes Fischfilet
(z. B. Kabeljau oder Seelachs)
1 EL Magerquark
1 EL Mandelmehl (ersatzweise fein
gemahlene Mandeln)
1 EL gehackte Petersilie
1 TL abgeriebene Bio-Zitronenschale
Salz
Pfeffer
1 TL saure Sahne

Zubereitungszeit: etwa 25 Minuten
NW: ca. 450 kcal, 45 g EW, 18 g F, 26 g KH

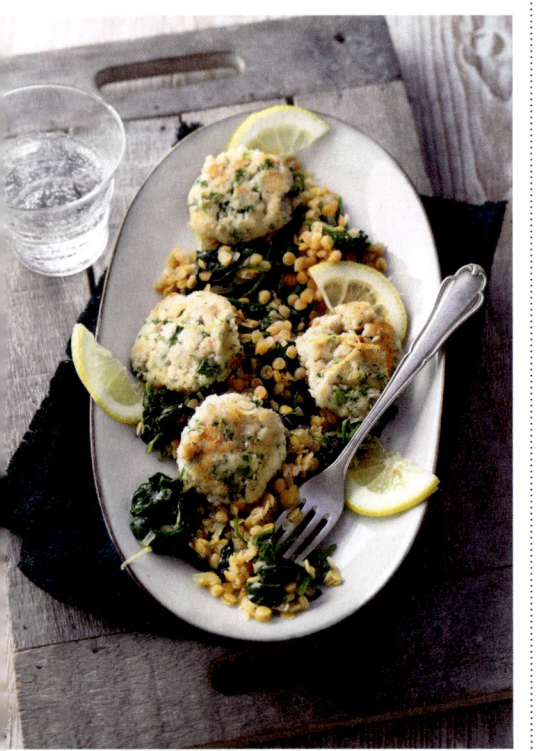

- Die Zwiebel schälen und fein würfeln. Den Spinat waschen, trocken schütteln und grob hacken. 1 TL Öl in einem Topf erhitzen und die Zwiebel darin andünsten. Die Linsen zugeben und unter Wenden kurz mitdünsten. 200 ml Wasser angießen und aufkochen. Die Hitze reduzieren und die Linsen bei kleiner bis mittlerer Hitze ca. 10 Min. köcheln lassen.

- Inzwischen das Fischfilet waschen, trocken tupfen und grob würfeln. Mit Quark, Mandelmehl, Petersilie und Zitronenschale in einen Mixer geben und fein pürieren. Die Masse mit Salz und Pfeffer würzen und mit angefeuchteten Händen zu vier flachen Küchlein formen. Das übrige Öl in einer beschichteten Pfanne erhitzen und die Küchlein darin pro Seite 3 – 4 Min. braten.

- Den Spinat unter die Linsen rühren und zugedeckt ca. 2 Min. garen, bis er zusammengefallen ist. Den Topf vom Herd nehmen und die saure Sahne unter die Spinatlinsen rühren. Mit Salz und Pfeffer abschmecken und auf einen Teller geben. Die Fischküchlein vorsichtig aus der Pfanne heben und darauf anrichten.

Die Spinatlinsen schmecken auch zu kurzgebratenem Fleisch als Beilage toll. Für eine eiweißreiche Veggie-Mahlzeit können Sie statt der Fischküchlein Räuchertofu zu den Hülsenfrüchten servieren. Sein rauchig-würziges Aroma ergänzt sie wunderbar.

— FRÜHLINGSF(R)ISCH —
FISCH-GEMÜSE-AUFLAUF

1 kleine Kohlrabiknolle
1 Möhre
50 g Zuckerschoten
Salz
50 g fettreduzierter Frischkäse (12 % Fett)
Pfeffer
frisch geriebene Muskatnuss
200 g Rotbarschfilet
1 TL fein abgeriebene Bio-Zitronenschale
1 EL gehackter Kerbel
1 TL hochwertiges Olivenöl

Zubereitungszeit: etwa 35 Minuten
NW: ca. 430 kcal, 46 g EW, 19 g F, 19 g KH

- Den Backofen auf 180 °C vorheizen. Kohlrabi und Möhre schälen. Kohlrabi in Würfel, Möhre in dünne Scheiben schneiden. Die Zuckerschoten waschen und entfädeln. Kohlrabi und Möhre in wenig Salzwasser ca. 5 Min. dünsten. Nach ca. 3 Min. die Zuckerschoten zugeben und mitgaren. Die Gemüse abgießen, das Wasser dabei auffffangen.

- Den Frischkäse mit 50 ml Gemüsekochwasser glatt pürieren und mit Salz, Pfeffer und etwas Muskat würzen. Das vorgegarte Gemüse in einer flachen Auflaufform verteilen. Das Fischfilet waschen, trocken tupfen und in große Würfel schneiden. Auf dem Gemüse verteilen und die Frischkäsesauce darübergießen. Den Auflauf im heißen Ofen ca. 15 Min. garen.

- Inzwischen für die Gremolata die Zitronenschale mit dem gehackten Kerbel und dem Öl verrühren und mit etwas Salz abschmecken. Den Auflauf aus dem Ofen holen und mit der Gremolata bestreuen. Sofort servieren.

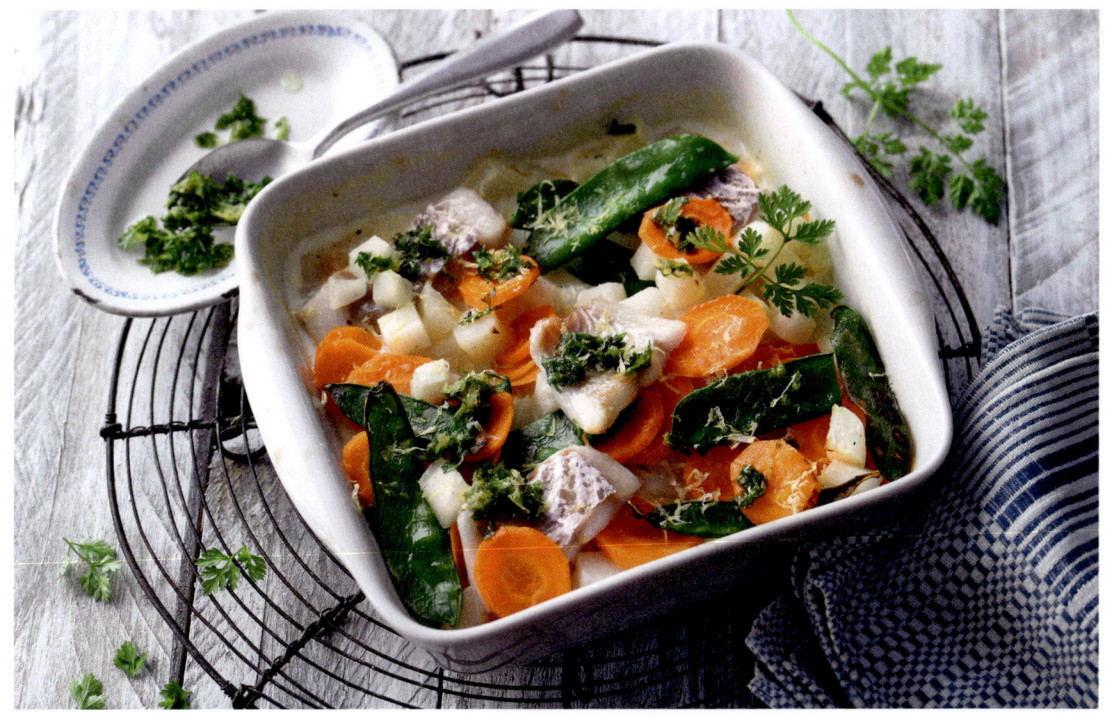

– GANZ UNKOMPLIZIERT –
ORANGEN-KABELJAU AUF FENCHELGEMÜSE

1 rote Zwiebel
2 mittelgroße Fenchelknollen
100 g Kirschtomaten
1 kleine Bio-Orange
1 TL Öl
0,1 g Safranfäden
Salz
Pfeffer
20 g grüne Oliven
200 g Kabeljaufilet (siehe Tipp)

Zubereitungszeit: etwa 40 Minuten
NW: ca. 410 kcal, 49 g EW, 11 g F, 27 g KH

- Den Backofen auf 200 °C vorheizen. Die Zwiebel schälen und in schmale Spalten schneiden. Die Fenchelknollen putzen, waschen, längs halbieren und quer in schmale Streifen schneiden. Die Tomaten waschen und trocken tupfen. Die Orange halbieren. Von einer Hälfte 3 dünne Scheiben abschneiden und beiseitelegen. Die Orangenhälften auspressen und ca. 50 ml Saft abmessen, eventuell mit Wasser auf diese Menge auffüllen.
- Das Öl in einer Pfanne erhitzen. Zwiebel und Fenchel darin unter Wenden 2 – 3 Min. andünsten. Die Tomaten zugeben und kurz mitdünsten. Den Orangensaft angießen, den Safran zugeben, mit Salz und Pfeffer würzen. Alles bei kleiner bis mittlerer Hitze 2 – 3 Min. köcheln lassen, dann die Oliven untermischen und das Ganze in eine kleine, flache Auflaufform umfüllen.
- Das Fischfilet waschen, trocken tupfen und mit Salz und Pfeffer würzen. Auf das Gemüse legen und mit den Orangenscheiben belegen. Die Auflaufform mit Alufolie verschließen. Im heißen Ofen 20 – 25 Min. garen, bis der Fisch durch und das Fenchelgemüse weich ist.

Verwenden Sie ein möglichst flaches Stück Kabeljaufilet für dieses Gericht. So gart der Fisch im Ofen gleichmäßig und ist schneller fertig.

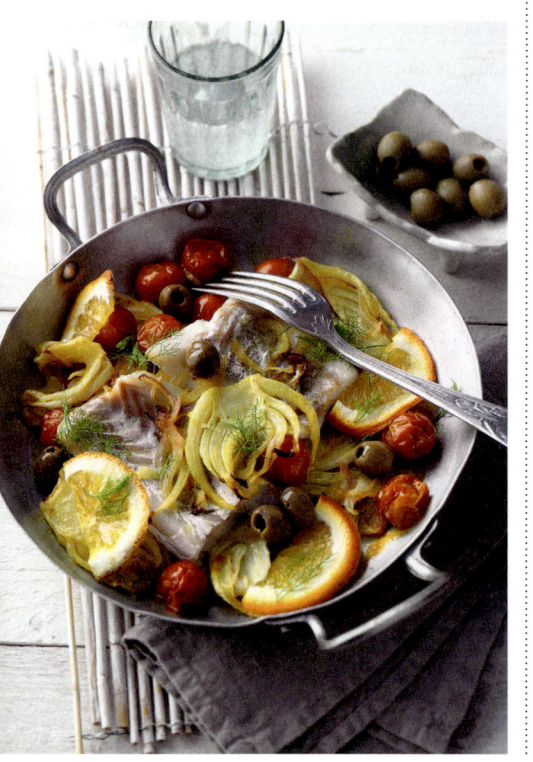

— MIT TOMATEN-SALSA —
MEXIKANISCHE SALAT-TACOS

1 kleine rote Paprikaschote
½ Zucchino
1 TL Öl
150 g mageres Rinderhack (Beefsteakhack)
Salz
Pfeffer
½ TL gemahlenes Kreuzkümmel
etwas Chilipulver
1 große Tomate
1 kleine rote Zwiebel
1 TL Limettensaft
1 Spritzer Agavendicksaft
¼ reife Avocado
1 Römersalatherz

Zubereitungszeit: etwa 25 Minuten
NW: ca. 430 kcal, ta g EW, 25 g F, 14 g KH

- Die Paprikaschote längs halbieren, putzen, waschen und klein würfeln. Den Zucchino waschen, putzen und in kleine Würfel schneiden.

- Das Öl in einer beschichteten Pfanne erhitzen. Das Hackfleisch darin unter Wenden krümelig anbraten, mit Salz und Pfeffer würzen. Paprika und Zucchini zugeben und unter Wenden ca. 5 Min. anbraten. Den Hack-Gemüse-Mix mit Salz, Pfeffer, Kreuzkümmel und Chilipulver würzig abschmecken.

- Die Tomate waschen, trocken tupfen, vierteln, vom Stielansatz und den Kernen befreien. Das Fruchtfleisch in kleine Würfel schneiden. Die Zwiebel schälen und sehr fein würfeln. Mit Tomate und Limettensaft mischen. Mit Salz, Pfeffer und Agavendicksaft abschmecken. Das Avocadofruchtfleisch aus der Schale lösen und würfeln. Salatblätter waschen und trocken schütteln, mit dem Hack-Gemüse-Mix füllen und mit Avocado und Salsa toppen.

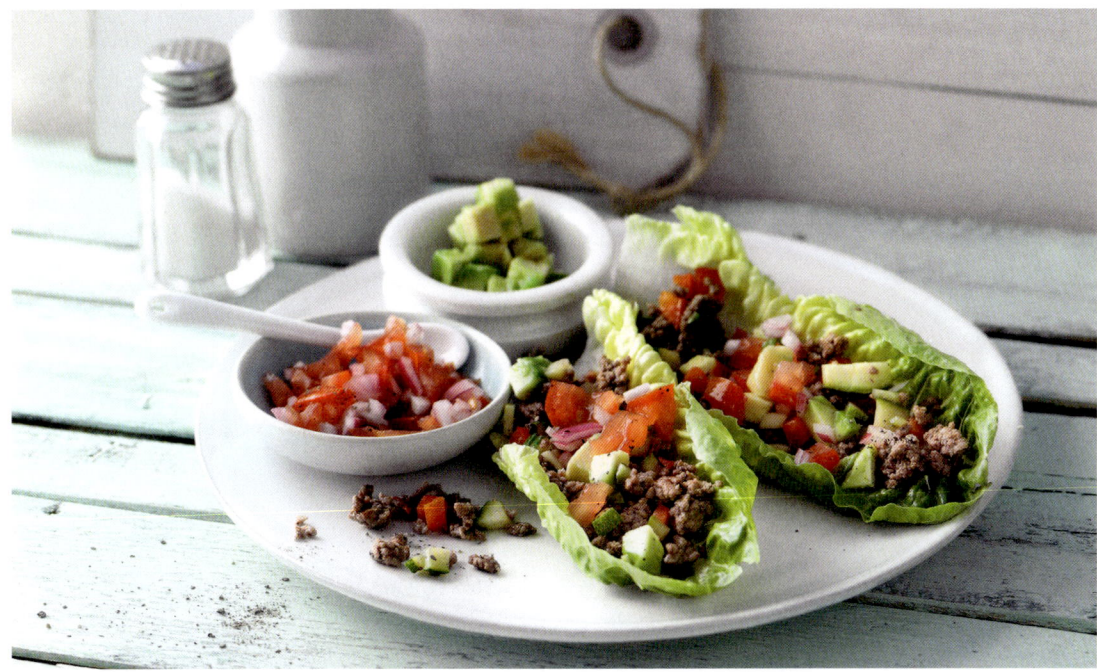

— RAFFINIERTE KOMBI —
STEAK MIT ZUCCHINI-POMMES

1 Zucchino (ca. 250 g)
1 Eiweiß
1 TL Olivenöl
1 Schuss kohlensäurehaltiges
Mineralwasser
Salz
Paprikapulver edelsüß
1 Rumpsteak (200 g)
Pfeffer
½ TL Tomatenmark
1 EL Crème légère

Zubereitungszeit: etwa 35 Minuten
NW: ca. 350 kcal, 50 g EW, 14 g F, 6 g KH

- Den Backofen auf 250 °C vorheizen. Den Zucchino waschen, putzen und in ca. 1 cm breite, 5 – 7 cm lange Pommes-frites-artige Stäbchen schneiden. Das Eiweiß in einer Schüssel mit ½ TL Öl, Mineralwasser, Salz und Paprikapulver verquirlen. Die Zucchini-Stäbchen vorsichtig darin wenden, bis sie rundherum mit der Mischung überzogen sind.

- Die Zucchini-Stäbchen mit einem Schaumlöffel herausheben, abtropfen lassen und auf einem mit Backpapier ausgelegten Backblech verteilen. Im heißen Ofen 20 – 25 Min. backen, dabei nach der Hälfte der Zeit mit einem Pfannenwender wenden.

- Inzwischen das Steak trocken tupfen, auf beiden Seiten mit dem übrigen Öl einstreichen und mit Salz und Pfeffer würzen. In einer beschichteten Pfanne ohne Fett unter Wenden 6 – 8 Min. medium braten. Das Steak in Alufolie wickeln und ca. 5 Min. ruhen lassen.

- Das Tomatenmark in der Pfanne kurz anrösten, dann 50 ml Wasser zugießen und den Bratsatz loskochen. Kurz köcheln lassen und die Crème légère unterrühren. Mit Salz und Pfeffer abschmecken. Das Steak mit der Sauce und den Zucchini-Pommes servieren.

Die Zucchini-Pommes schmecken auch zu anderen Gerichten als Low-Carb-Beilage. Für ein schnelles vegetarisches Essen die Stäbchen einfach mit einer Packung magerem Kräuterquark kombinieren.

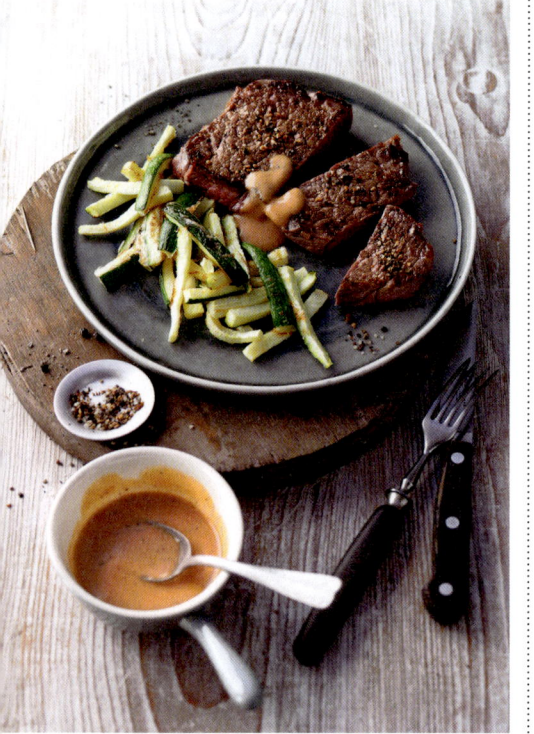

— HERZHAFTER LIEBLING —

FRIKADELLEN AUF PAPRIKAGEMÜSE

1 Möhre
125 g mageres Rinderhack (Beefsteakhack)
1 EL Magerquark
1 – 2 EL Mandelmehl (ersatzweise fein gemahlene Mandeln)
Salz
Pfeffer
¼ TL Paprikapulver edelsüß
1 kleine Zwiebel
je ½ Paprikaschote in gelb, grün und rot
2 TL Öl
1 EL Aiwar (pikante Paprikapaste)
¼ TL getrockneter Oregano
30 g fettreduzierter Feta (11 g Fett absolut)

Zubereitungszeit: etwa 30 Minuten
NW: ca. 420 kcal, 40 g EW, 22 g F, 15 g KH

- Die Möhre schälen und grob raspeln. Hack mit Möhrenraspeln, Quark, Mandelmehl, Salz, Pfeffer und Paprika verkneten. Aus der Masse mit angefeuchteten Händen 3 – 4 kleine, flache Frikadellen formen. Zugedeckt kalt stellen.

- Zwiebel schälen und fein würfeln. Paprikaschoten längs halbieren putzen, waschen und in schmale Streifen schneiden. 1 TL Öl in einer tiefen Pfanne erhitzen und die Zwiebel darin andünsten. Paprika zugeben und unter Wenden kurz andünsten. Aiwar und Oregano unterrühren, ca. 50 ml Wasser angießen und alles zugedeckt ca. 10 Min. dünsten, dabei ab und zu umrühren. Eventuell etwas Wasser zugeben.

- Inzwischen das übrige Öl in einer zweiten Pfanne erhitzen und die Frikadellen darin pro Seite 5 – 6 Min. braten. Das Gemüse mit Salz und Pfeffer abschmecken und die Frikadellen darauf anrichten. Den Feta darüberbröseln und alles zugedeckt 2 – 3 Min. ziehen lassen.

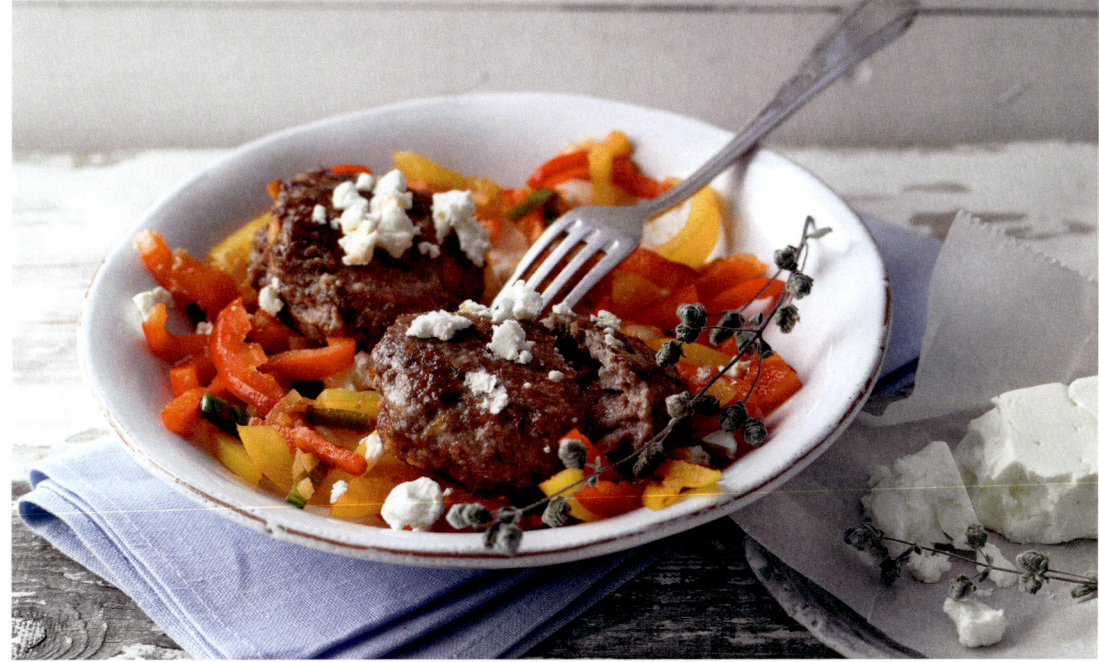

— CREMIG-PIKANT GEFÜLLT —

SCHNITZELRÖLLCHEN AUF BROKKOLIPÜREE

250 g Brokkoli
Salz
25 g fettreduzierter Frischkäse
(12 g Fett absolut)
½ TL Aiwar (pikante Paprikapaste)
Pfeffer
2 Frühlingszwiebeln
1 dünnes Schweineschnitzel (150 g)
1 TL Öl
2 TL saure Sahne
evtl. 1 EL fettarme Milch
geriebene Muskatnuss

Zubereitungszeit: etwa 30 Minuten
NW: ca. 370 kcal, 44 g EW, 17 g F, 9 g KH

- Den Brokkoli waschen und in Röschen teilen, den Stiel schälen und in kleine Würfel schneiden. Den Brokkoli in wenig Salzwasser zugedeckt ca. 8 Min. garen.
- Inzwischen den Frischkäse mit dem Aiwar verrühren. Mit Salz und Pfeffer würzen. Die Frühlingszwiebeln putzen, waschen und in dünne Ringe schneiden. Unter den Frischkäse mischen.
- Das Schnitzel trocken tupfen und zwischen zwei Lagen Frischhaltefolie sehr flach klopfen. Anschließend quer halbieren und mit Salz und Pfeffer würzen. Die Hälften jeweils mit Frischkäsecreme bestreichen, aufrollen und mit Holzspießchen feststecken.
- Das Öl in einer kleinen beschichteten Pfanne erhitzen. Die Schnitzelröllchen darin rundherum kräftig anbraten und anschließend bei mittlerer Hitze unter Wenden in ca. 10 Min. fertig braten.
- Den Brokkoli abgießen und mit der sauren Sahne und eventuell etwas Milch fein pürieren. Mit Salz, Pfeffer und Muskat abschmecken. Die Schnitzelröllchen nach Belieben in Scheiben schneiden. Mit dem Brokkolipüree auf einem Teller anrichten.

Sie sind kein Brokkoli-Fan? Gemüsepüree lässt sich auf die gleiche Weise auch aus anderen Gemüsesorten wie z. B. Blumenkohl, Rosenkohl oder Möhren zubereiten. Die Garzeit dabei je nach Gemüsesorte anpassen.

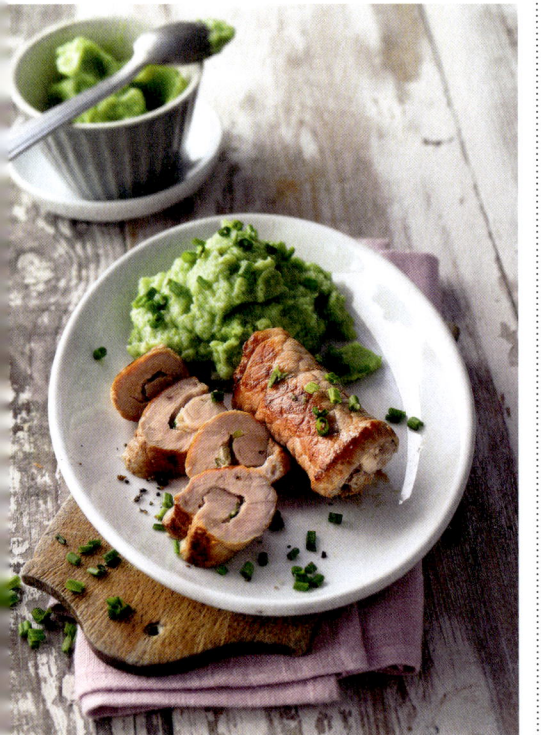

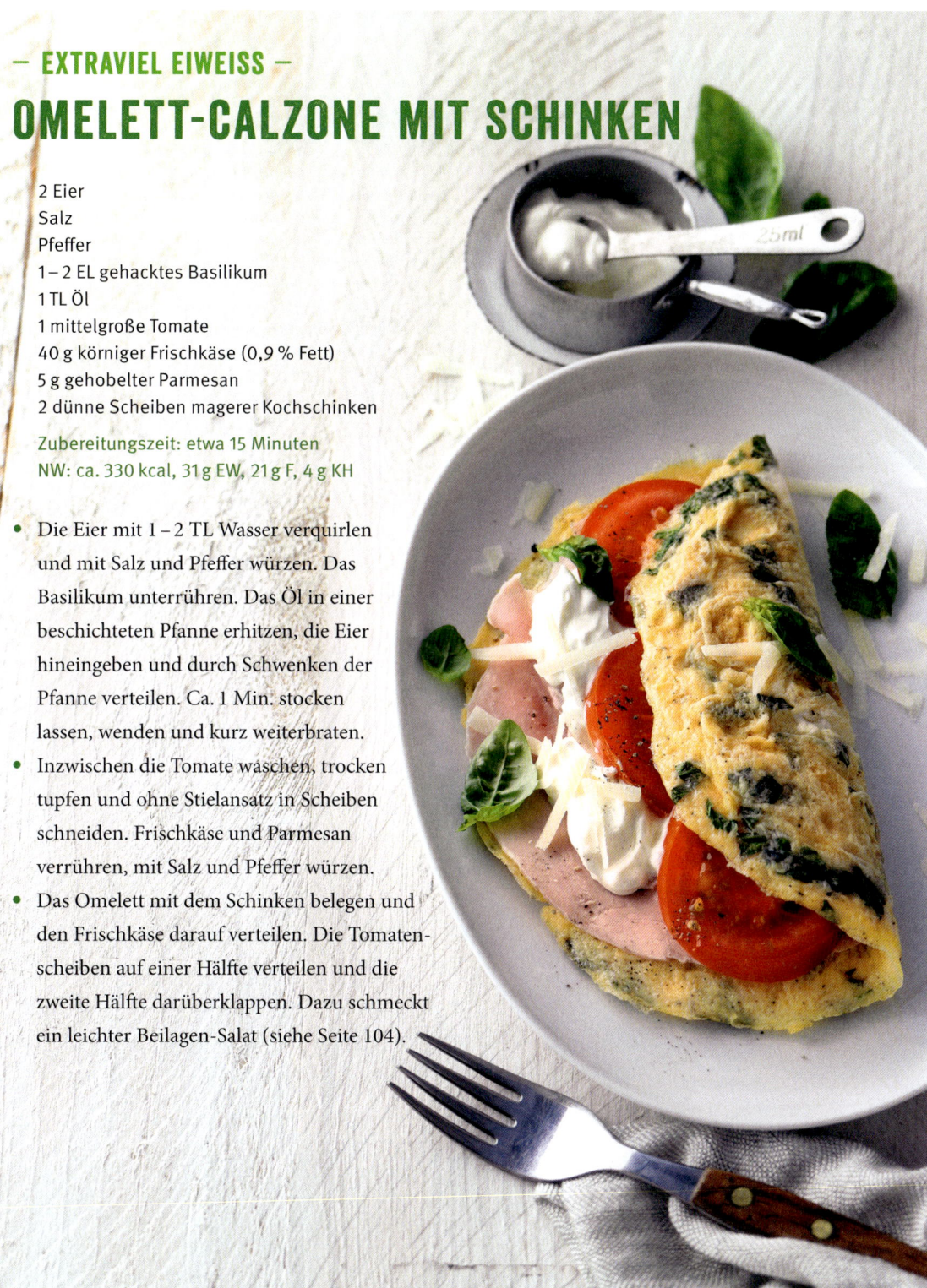

— EXTRAVIEL EIWEISS —

OMELETT-CALZONE MIT SCHINKEN

2 Eier
Salz
Pfeffer
1 – 2 EL gehacktes Basilikum
1 TL Öl
1 mittelgroße Tomate
40 g körniger Frischkäse (0,9 % Fett)
5 g gehobelter Parmesan
2 dünne Scheiben magerer Kochschinken

Zubereitungszeit: etwa 15 Minuten
NW: ca. 330 kcal, 31 g EW, 21 g F, 4 g KH

- Die Eier mit 1 – 2 TL Wasser verquirlen und mit Salz und Pfeffer würzen. Das Basilikum unterrühren. Das Öl in einer beschichteten Pfanne erhitzen, die Eier hineingeben und durch Schwenken der Pfanne verteilen. Ca. 1 Min. stocken lassen, wenden und kurz weiterbraten.

- Inzwischen die Tomate waschen, trocken tupfen und ohne Stielansatz in Scheiben schneiden. Frischkäse und Parmesan verrühren, mit Salz und Pfeffer würzen.

- Das Omelett mit dem Schinken belegen und den Frischkäse darauf verteilen. Die Tomatenscheiben auf einer Hälfte verteilen und die zweite Hälfte darüberklappen. Dazu schmeckt ein leichter Beilagen-Salat (siehe Seite 104).

— LEICHT ORIENTALISCH —
HÄHNCHEN MIT OFEN-BLUMENKOHL

½ Blumenkohl (ca. 400 g)
1 rote Zwiebel
4 TL Olivenöl
¼ TL gemahlener Kreuzkümmel
etwas Cayennepfeffer
Salz
Pfeffer
1 Hähnchenbrustfilet (150 g)
125 g fettarmer Joghurt (1,5 % Fett)
1 EL Tahini (Sesampaste)
1 – 2 TL Zitronensaft
1 kleine Knoblauchzehe
1 EL gehackte Petersilie

Zubereitungszeit: etwa 40 Minuten
NW: ca. 470 kcal, 47 g EW, 25 g F, 15 g KH

- Den Backofen samt Backblech auf 200 °C vorheizen. Den Blumenkohl waschen und in kleine Röschen schneiden. Die Zwiebel schälen, halbieren und in Spalten schneiden. 3 TL Öl mit Kreuzkümmel, Cayennepfeffer, Salz und Pfeffer in einer Schüssel verrühren. Blumenkohl und Zwiebelspalten zugeben und gut mit dem Gewürzöl vermischen. Das Gemüse auf dem Backblech verteilen und ca. 30 Min. im Ofen rösten. Nach der Hälfte der Zeit einmal wenden.

- Inzwischen das Hähnchenbrustfilet waschen und trocken tupfen. Mit Salz und Pfeffer würzen. Das übrige Öl in einer beschichteten Pfanne erhitzen, das Hähnchenbrustfilet pro Seite 3 – 4 Min. kräftig anbraten, wieder herausnehmen. Ca. 10 Min. vor Ende der Garzeit des Blumenkohls auf das Gemüse legen und zu Ende garen.

- Für die Sauce Joghurt, Tahini und Zitronensaft glatt rühren. Den Knoblauch schälen und dazupressen. Die Sauce mit Salz und Pfeffer abschmecken. Das Hähnchenbrustfilet mit dem Blumenkohlgemüse anrichten und mit etwas Sauce beträufeln. Mit Petersilie bestreuen. Die restliche Sauce extra dazu reichen.

Tahini bekommen Sie im Bioladen, aber auch in türkischen und orientalischen Lebensmittelgeschäften. Ich bevorzuge die helle Variante, die milder schmeckt. Die Paste versorgt uns mit gesundem Fett, Mineralien wie Kalzium und Eisen und nervenstärkenden B-Vitaminen.

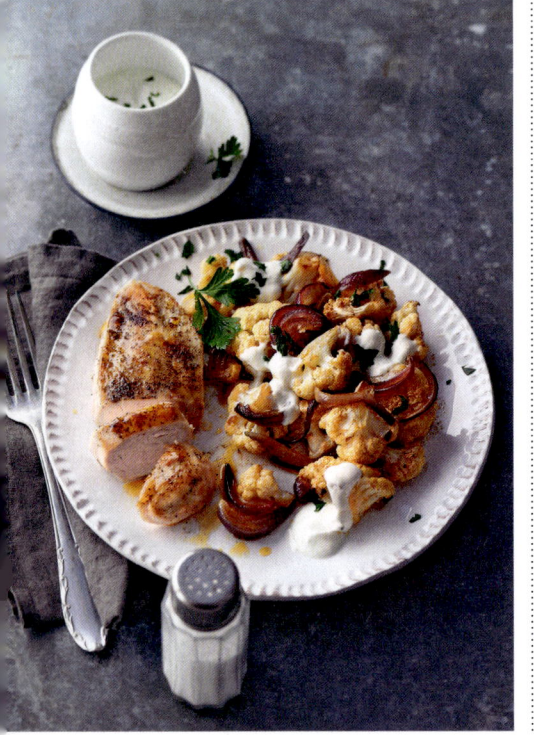

— FEINES AUS DEM OFEN —
SPARGEL-SCHINKEN-GRATIN

500 g grüner Spargel
Salz
75 g fettreduzierter Frischkäse (12 g Fett absolut)
125 g fettarme Milch
2 EL gehackte Petersilie
Pfeffer
geriebene Muskatnuss
4 dünne Scheiben magerer Kochschinken (75 g)
1 EL geriebener Parmesan
1 TL fein gehackte Walnusskerne

Zubereitungszeit: etwa 35 Minuten
NW: ca. 390 kcal, 32 g EW, 21 g F, 15 g KH

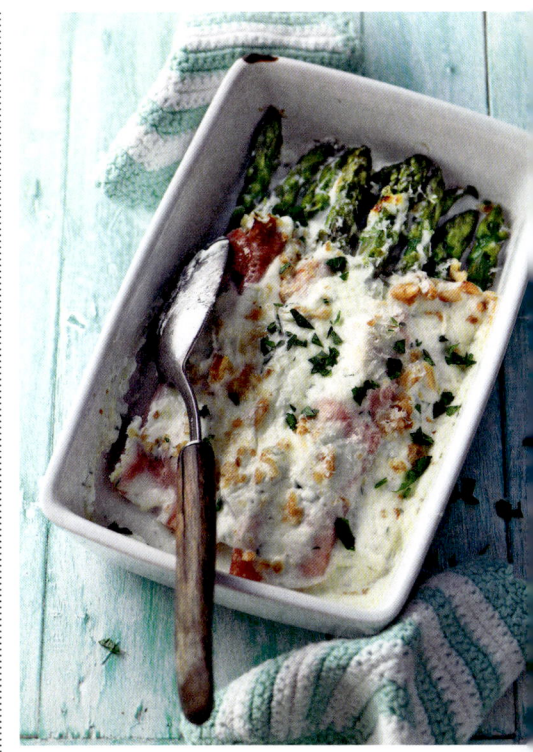

- Den Backofen auf 200 °C vorheizen. Den Spargel waschen und die unteren Enden abschneiden. Die Stangen nur im unteren Drittel schälen. Spargel in wenig Salzwasser in einem breiten Topf oder in einer Pfanne zugedeckt ca. 3 Min. dünsten. Herausnehmen, kalt abschrecken und abtropfen lassen.

- Den Frischkäse mit der Milch glatt pürieren. Die Petersilie unterrühren und die Sauce mit Salz, Pfeffer und etwas Muskat abschmecken.

- Je ein Viertel der Spargelstangen in 1 Scheibe Kochschinken wickeln. Die Röllchen in eine flache Auflaufform legen und mit der Frischkäsesauce übergießen. Den Parmesan und die gehackten Walnüsse mischen und das Gratin damit bestreuen. Im heißen Ofen 15 – 18 Min. backen.

Im Winter schmeckt das Gratin statt mit Spargel sehr fein mit Chicoréehälften. Dazu 2 Chicoréestauden längs halbieren und kurz vorkochen. Den bitteren Strunk keilförmig herausschneiden und die Hälften in den Schinken wickeln.

— WÜRZIG GESCHMORT —
BLITZGULASCH MIT APFEL-SAUERKRAUT

150 g Schweinefilet
1 kleine Stange Lauch
2 TL Öl
1 TL Tomatenmark
½ TL Paprikapulver edelsüß
1 Msp. gemahlener Kümmel
Salz | Pfeffer
½ rotschaliger Apfel
1 kleine rote Zwiebel
200 g frisches Sauerkraut (Reformhaus)
50 ml Apfelsaft
2 TL saure Sahne

Zubereitungszeit: etwa 25 Minuten
NW: ca. 410 kcal, 39 g EW, 17 g F, 21 g KH

- Das Schweinefilet trocken tupfen, in ca. 1 cm breite Scheiben schneiden und diese würfeln. Den Lauch putzen, längs halbieren, waschen und in dünne Scheiben schneiden. 1 TL Öl in einem Topf erhitzen und das Fleisch darin unter Wenden rundherum goldbraun anbraten. Den Lauch zugeben und kurz mitbraten. Das Tomatenmark einrühren und kurz anrösten. Paprikapulver und Kümmel einrühren. 100 ml Wasser angießen, aufkochen, mit Salz und Pfeffer würzen und zugedeckt ca. 10 Min. schmoren.

- Inzwischen den Apfel waschen, halbieren, entkernen und in dünne Scheiben schneiden. Die Zwiebel schälen und fein würfeln. Das Sauerkraut gut abtropfen lassen und etwas auseinanderzupfen. Das übrige Öl in einem Topf erhitzen. Zwiebel und Apfel hineingeben und kurz darin andünsten. Das Sauerkraut zugeben, den Apfelsaft angießen und alles zugedeckt ca. 5 Min. schmoren. Mit Salz und Pfeffer abschmecken.

- Das Gulasch auf einem Teller oder in einer Schüssel anrichten und die saure Sahne als Klecks daraufgeben. Mit dem Apfel-Sauerkraut servieren.

Frisches Sauerkraut, das nicht pasteurisiert wurde, enthält besonders viele wohltuende Vitalstoffe. Es ist durch seine Milchsäurebakterien probiotisch, das heißt, es unterstützt unsere natürliche Darmflora und sorgt so für eine gute Verdauung; zusammen mit reichlich Vitamin C aus dem Kraut werden die Abwehrkräfte gestärkt.

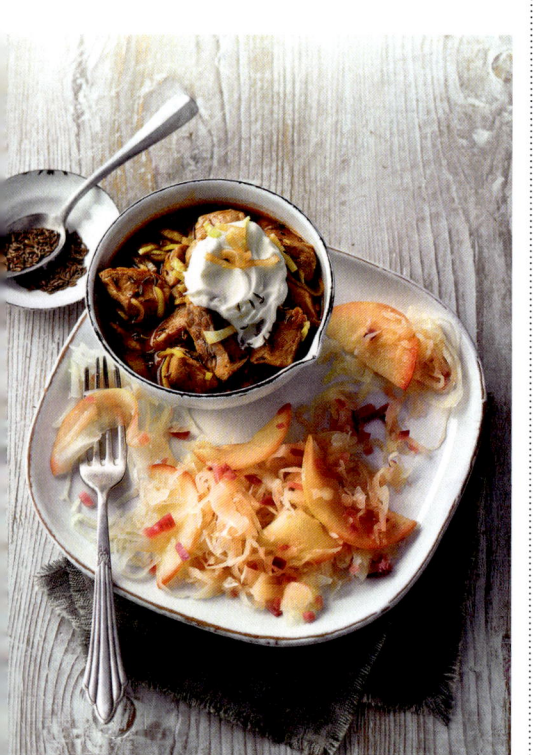

— KLASSIKER MAL ANDERS —

ZUCCHINI-NUDELN MIT BOLOGNESE

1 kleine Zwiebel
1 Möhre
2 Stangen Staudensellerie
1 TL Öl
125 g Geflügelhack
Salz
Pfeffer
1 TL getrockneter Oregano
200 g geschälte Tomaten (Dose)
1 großer Zucchino (ca. 300 g)
10 g gehobelter Parmesan

Zubereitungszeit: etwa 25 Minuten
NW: ca. 370 kcal, 39 g EW, 17 g F, 15 g KH

- Die Zwiebel schälen und fein würfeln. Die Möhre schälen und ebenfalls würfeln. Den Sellerie waschen, putzen und in dünne Scheiben schneiden. Das Öl in einer beschichteten Pfanne erhitzen und das Hackfleisch darin unter Wenden krümelig anbraten. Zwiebel, Möhre und Sellerie zugeben und kurz mitbraten. Das Gemüse mit Salz, Pfeffer und Oregano würzen. Die Tomaten samt Flüssigkeit und 50 – 100 ml Wasser angießen, aufkochen und alles bei mittlerer Hitze ca. 10 Min. köcheln lassen, ab und zu umrühren.

- Inzwischen den Zucchino waschen, putzen und mit einem Spiralschneider zu langen, dünnen Nudeln schneiden oder mit einem Sparschäler längs in dünne Streifen hobeln. Zucchini-Nudeln in Salzwasser 2 – 3 Min. garen, abgießen, mit der Bolognese anrichten und mit Parmesan bestreut servieren.

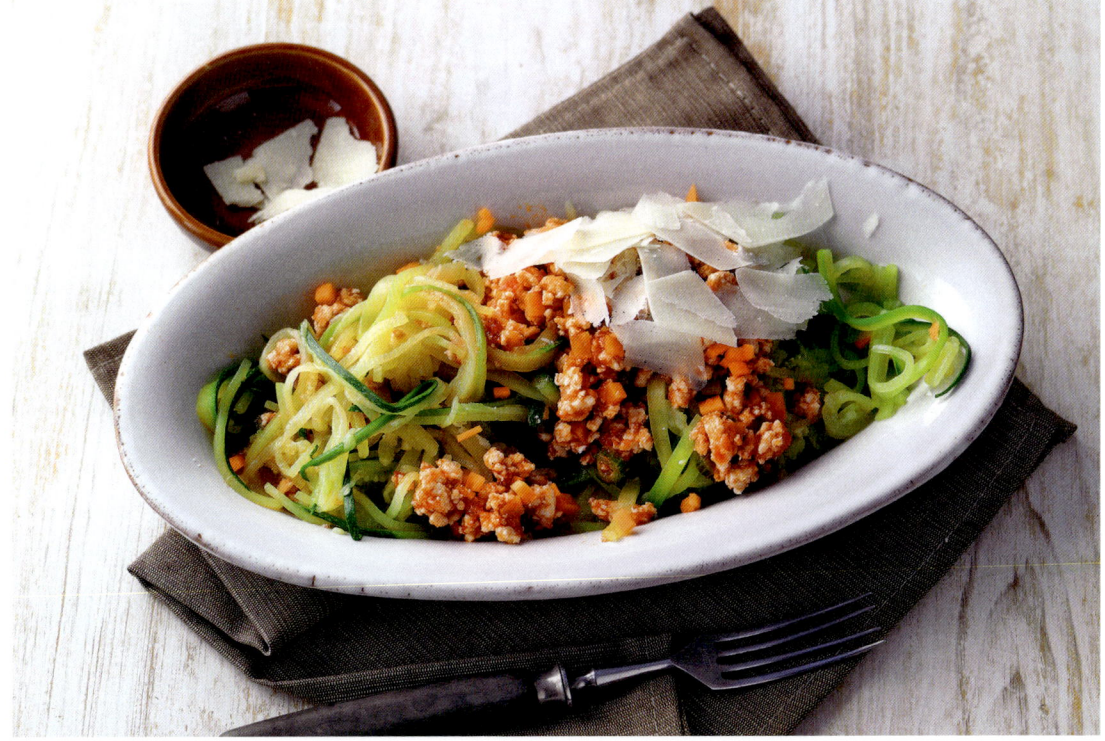

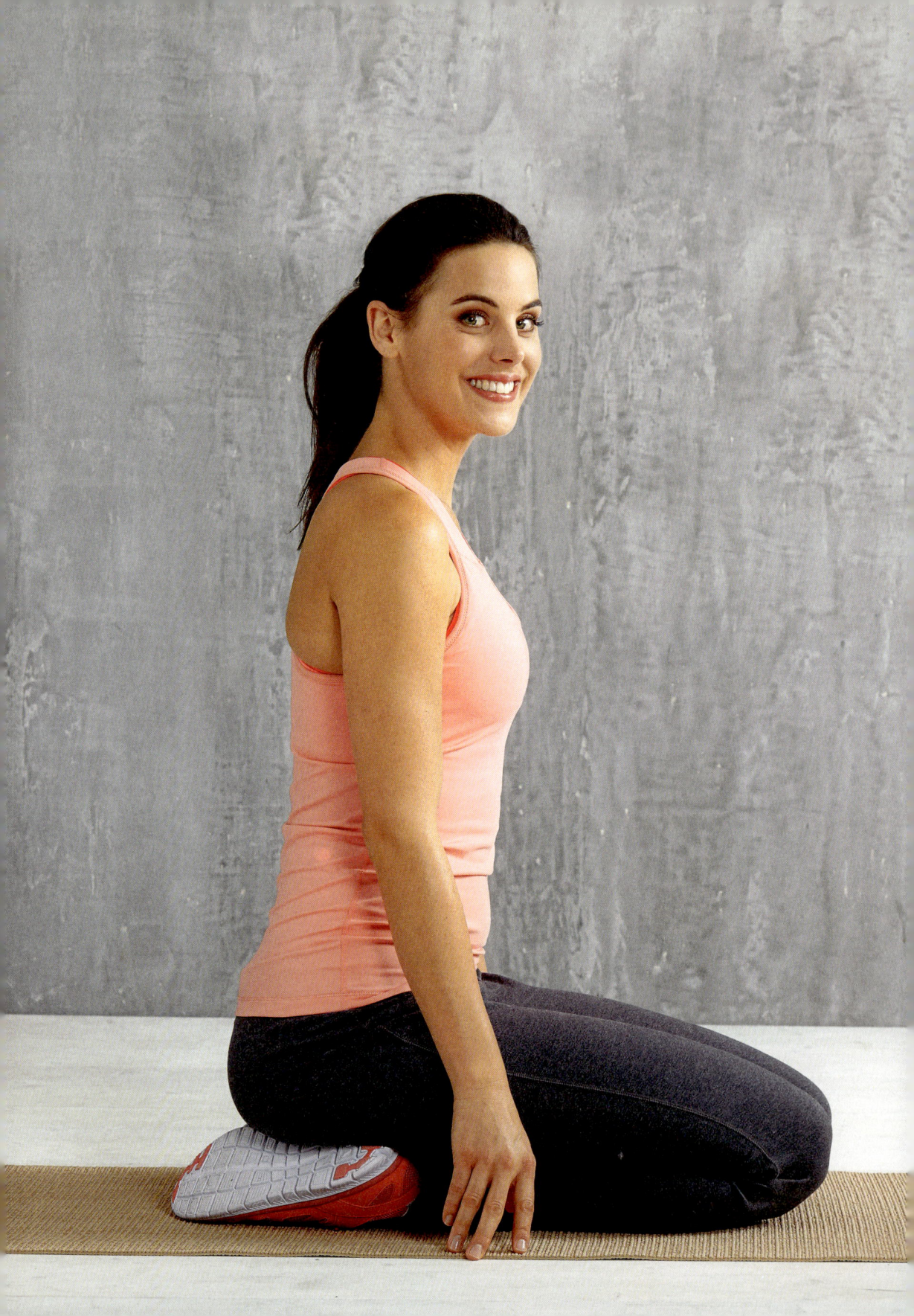

MINI-WORKOUTS
– MAXIMALE WIRKUNG –

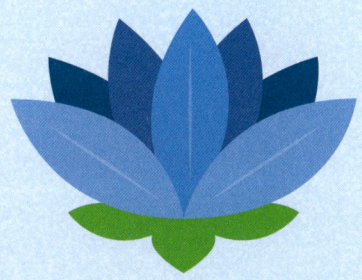

In unserem überwiegend sitzenden Leben ist es wichtiger denn je, passende Bewegungsformen zu finden, und das gilt ganz besonders, wenn Sie abnehmen möchten. Es darf, aber muss nicht immer viel Sport sein, auch Alltagsbewegung, Entspannung und Wahrnehmung unterstützen Sie bei Ihrem Vorhaben. Wir zeigen Ihnen wie! Eine Vielzahl von Anregungen und Ideen sowie drei komplette Übungsprogramme in unterschiedlichen Schwierigkeitsstufen eröffnen Ihnen den Weg in ein bewegtes Leben. Sie müssen sich nur noch das Passende heraussuchen.

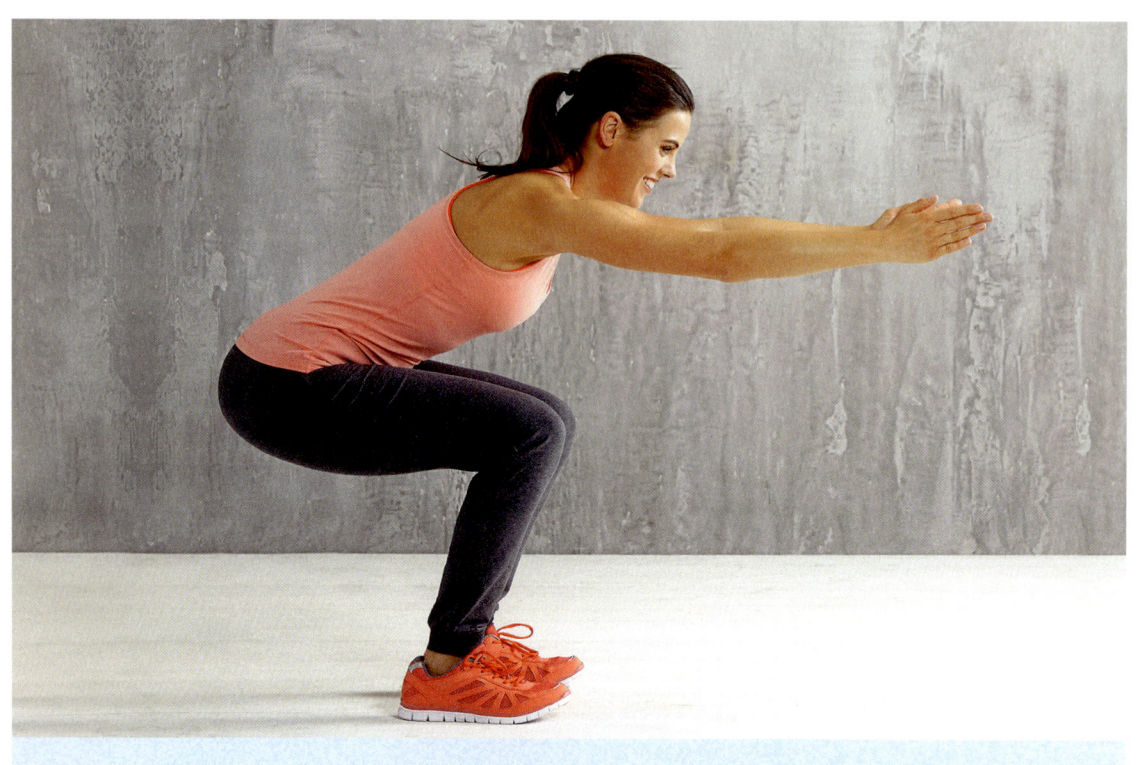

BEWEGUNG
– INS LEBEN BRINGEN –

Sport unterstützt Sie beim Abnehmen sehr. Er verbrennt Kalorien und hilft Ihnen dabei, die Energiebalance zu Ihren Gunsten zu verändern. Bereits mit ein bisschen mehr Bewegung im Alltag und regelmäßigen Sporteinheiten werden Sie Ihr Zielgewicht erreichen und auch halten können.

Doch Sport ist kein reiner »Kalorienfresser«, sondern hat einen viel breiter gefächerten Nutzen: Er bringt beispielsweise ein Hoch, wenn Sie ein Spiel gewinnen, tiefe innere Befriedigung, wenn Sie etwas Neues schaffen wie einen Bewegungsablauf

oder eine Übungsvariante. Oder aber er fühlt sich einfach nur gut an. Sport hilft Ihnen, sich in Ihrem Körper wohlzufühlen. Dabei geht es nicht darum, dass Sie einen bestimmten »Abnehm-Sport« machen. Vielmehr dürfen Sie nach Herzenslust Verschiedenes ausprobieren, Sport und Bewegung genießen, bis Sie »Ihren« Sport gefunden haben.

Neben Sport und vermehrter Alltagsbewegung helfen Entspannung und Körperwahrnehmung beim Abnehmen. Auch hier gilt: Sie können sich aussuchen, was zu Ihnen und Ihrem Leben passt!

SICH REGEN BRINGT SEGEN

Bewegung hilft auf unterschiedlichen Wegen beim Gewichtabnehmen und -halten. Zum einen wird durch Bewegung mehr Energie verbraucht. Zum anderen erhöht ein Zuwachs an Muskeln Ihren Grundumsatz. Daher ist es sinnvoll, Ausdauereinheiten (beispielsweise Walking, Schwimmen, Laufen und Radfahren) und Krafttraining (an Geräten, beim Yoga, Pilates und Ähnliches) zu verbinden. Außer Übungen für Ausdauer und Kraft sind beim Abnehmen Übungen zur Verbesserung der Körperwahrnehmung und der Koordination (zum Beispiel des Gleichgewichts) sinnvoll. Beides führt dazu, dass Sie neue Bewegungsabläufe einfacher erlernen, sich wohler in Ihrem Körper fühlen und Ihr (Gewichts-) Ziel leichter erreichen können.

BEWEGUNG IM ALLTAG HILFT

Es muss gar nicht immer »richtiger« Sport sein, denn auch normale Bewegung im Alltag hilft Ihnen! Studien belegen, dass Menschen, die mit öffentlichen Verkehrsmitteln zur Arbeit fahren, es leichter haben, ihr Gewicht zu halten als Autofahrer – und zwar alleine durch die zusätzlichen Schritte, die dafür nötig sind.
Ein Beispiel: Wenn Sie jeden Tag zwei Kilometer gehen und dabei etwa 140 Kilokalorien verbrauchen, entspricht das 51.100 Kilokalorien im Jahr oder umgerechnet über sieben Kilogramm Körperfett! (1 Kilogramm Fett hat 7000 Kilokalorien.) Welche Möglichkeiten Sie noch nutzen können:

- Beim Telefonieren können Sie aufstehen und herumgehen.
- Wenn Sie auf den Bus warten, heben und senken Sie Ihre Fersen. Damit aktivieren Sie noch zusätzlich Ihre Venenpumpe.
- Statt des Fahrstuhls oder der Rolltreppe nehmen Sie die Treppe.
- Beim Zähneputzen stehen Sie abwechselnd nur auf einem Bein oder machen Kniebeugen.

Machen Sie mit Freunden einen kleinen Wettbewerb: Wer findet mehr Bewegungsideen im Alltag? Sie mögen Präzision und Technik? Dann probieren Sie einen Schrittzähler oder Activity Tracker aus. Messen Sie damit Ihr Bewegungspensum und steigern Sie es nach und nach in kleinen Schritten.

WERDEN SIE EIN SITZMUFFEL

Sitzen ist mittlerweile als eigenständiger Risikofaktor für Übergewicht und verschiedene Krankheiten bekannt. Dem können Sie entgegenwirken, indem Sie sich alle 15 Minuten kurz räkeln, recken und strecken und zusätzlich nach 55 Minuten Sitzen eine fünfminütige Bewegungspause einlegen. Gehen Sie auf der Stelle oder wählen Sie Übungen passend für Ihre Situation und Ihre Bedürfnisse aus der Tabelle auf Seite 137.

SPORT FÜR KÖRPER, SEELE UND GEIST

Es gibt nicht DEN richtigen Sport, wenn Sie abnehmen wollen. Wählen Sie etwas aus, was Sie schon immer ausprobieren wollten oder was Sie schon lange begeistert. Seien Sie ruhig spielerisch dabei und machen Sie heute Yoga, übermorgen Hoch Intensives Intervall-Training (HIIT) und am Wochenende Walking.
Das ist wichtig, weil Sie nur dann dauerhaft bei »Ihrem« Sport bleiben werden, wenn er Sie im Herzen berührt und Ihnen Freude bereitet.
Optimal wäre es, wenn Sie regelmäßig Ausdauer- und Krafttraining durchführen. Auch hier gilt: Alles, was Sie mehr tun als bisher, ist prima!

ENSTPANNUNG

Stress führt zur Ausschüttung von Stresshormonen. Diese sorgen auch dafür, dass der Körper vermehrt Zucker freisetzt, um für Kampf oder Flucht ausreichend Energie zu haben. Da wir heutzutage bei Stress den Blutzucker nicht sofort durch Bewegung abbauen können, wird vermehrt Insulin ausgeschüttet. Insulin öffnet die Türen zu unseren Zellen, wo der Zucker gespeichert wird, sodass der Blutzuckerspiegel schnell wieder sinkt – oft sogar unter den Normalwert. Das Ergebnis: (Heiß-)Hunger auf Süßes. Zusätzlich reagieren manche Menschen auf Stress mit emotionalem Essen und trösten sich mit Schokolade. Verschiedene Studien belegen, dass Stress Übergewicht fördert.

Nicht alle Stressauslöser können Sie selbst beeinflussen, aber Sie können dafür sorgen, dass Sie weniger Situationen als Stressoren empfinden und mit diesen besser umgehen.

Es gibt eine Vielzahl von Entspannungsmethoden. Die drei folgenden sind leicht zu erlernen. Wenn Sie keinen Kurs besuchen möchten, können Sie ein Buch mit CD nutzen (siehe Seite 156).

- **Meditation:** Sie führt dauerhaft zu einer »inneren Distanz« zu unseren Gefühlen. Wir lassen uns folglich nicht mehr so leicht stressen und bleiben gelassener.
- **Progressive Muskelrelaxation:** Durch das ritualisierte An- und Entspannen sowie die Nachspürphase wird nicht nur Ihre Wahrnehmung geschult, sondern Sie entspannen körperlich sehr schnell.
- **Autogenes Training:** Durch wiederholtes Hören suggestiver Sätze wie zum Beispiel »Dein Atem fließt ruhig und regelmäßig« werden Sie zunehmend ruhiger und entspannter. Auch Autogenes Training ist stark ritualisiert.

NEHMEN SIE SICH UND IHRE BEDÜRFNISSE WAHR

Wenn Sie eine gute Selbst-Wahrnehmung haben, werden Sie viel sicherer Entscheidungen treffen können, zum Beispiel, welche Sportart Ihnen gut tut oder welche Bewegungs-Variante Sie wählen sollten. Achtsam mit sich selbst zu sein, bedeutet aber auch, spüren zu können, ob ich wirklich hungrig bin oder nur Appetit habe. Möchte ich etwas essen oder brauche ich vielleicht eher ein kaltes oder warmes Getränk oder eine Umarmung? Nur wenn Sie Ihre körperlichen und emotionalen Bedürfnisse wahrnehmen, können Sie auch angemessen darauf reagieren.

Stellen Sie sich täglich in bestimmten Abständen einen Wecker oder Ihr Smartphone. Wenn es drei- oder viermal am Tag klingelt, fühlen Sie in sich hinein. Wie geht es Ihnen? Wie fühlt sich Ihr Körper an? Wie atmen Sie? Spüren Sie den Boden unter Ihren Füßen? Was brauchen Sie in diesem Moment körperlich, emotional oder geistig?

FÜR ALLE FÄLLE: YOGA, PILATES UND HIIT

Wir haben für Sie drei der beliebtesten Sportarten ausgewählt und jeweils ein in sich geschlossenes Training konzipiert. Yoga und Pilates bieten Ihnen ein umfassendes Kräftigungstraining, während das Hoch Intensive Intervall-Training (HIIT) Kraft- und Ausdauertraining kombiniert.

Alle drei Übungsreihen sind so aufgebaut, dass Sie sich individuell nach Ihren Bedürfnissen und Möglichkeiten bewegen können. Sie sind totale Anfängerin? Dann beginnen Sie jeweils mit Stufe 1. Sie sind bereits aktiv und treiben ein bisschen Sport? Dann wählen Sie die Stufe 2 aus. Als fitter

Sportler können Sie gleich bei der intensiven Stufe 3 starten. Wenn Sie sich nicht sicher sind, machen Sie den Test auf Seite 138.

Sie müssen nicht immer das ganze vorgegebene Trainingsprogramm absolvieren, sondern können nach Tageszeit und Anlass einzelne Übungen auswählen, die Ihnen im Hier und Jetzt gut tun und beispielsweise auf dem Bürostuhl durchführbar sind (siehe Tabelle unten).

DREI KOMPLETTE ÜBUNGSPROGRAMME

Yoga verbessert Ihre innere und äußere Haltung, hilft bei der Zentrierung und trainiert Ihre Kraft. Wählen Sie die passende Intensität aus den Ergebnissen der Testfragen zu den Bereichen Kraft, Beweglichkeit und Gleichgewicht (siehe Seite 138). Beim Pilates-Programm liegt der Schwerpunkt zwar auf der Kraft der Rumpfmuskulatur, jedoch spielen Beweglichkeit und Gleichgewicht auch eine Rolle. Wählen Sie die Pilates-Intensität nach Ihren Antworten auf diese Fragen.

Das HIIT verbessert vor allem Ihre Ausdauer und Kraft. Wählen Sie Ihre Intensität aus Ihren Antworten auf die Fragen zu Kraft und Ausdauer.

EINZELNE ÜBUNGEN FÜR IHREN ALLTAG

Wie gesagt, Sie müssen nicht das vollständige Programm durchführen. Suchen Sie Ideen, die sich in Ihren Alltag integrieren lassen. Sehen Sie in der Tabelle nach. Bastrika beispielsweise eignet sich gut, um morgens wach zu werden. Und um wieder Energie zu tanken und sich zu erwärmen, wenn Sie spüren, dass das Mittagstief naht.

Wenn Sie eine Übung ausgesucht haben, führen Sie diese entsprechend Ihres Testergebnisses (Seite 138) in Stufe 1, 2 oder 3 durch.

Die Übungen: Der beste Zeitpunkt und das jeweilige Einsatzgebiet

Am Morgen	Bastrika (Seite 140), Hund – Planke (Seite 142), Leg Pull Front (Seite 146), Skater (Seite 151), Squats – Jumps (Seite 153), Push Back – Scissor-Jumps (Seite 155)
Im Büro	Bastrika (Seite 140), Standing Single Leg Balance (Seite 145), Spine Twist (Seite 147)
Gleichgewicht	Boot (Seite 143), Standing Single Leg Balance (Seite 145), Side Lift Twisted (Seite 154)
Haltung	Kobra (Seite 141), Krieger (Seite 144), Standing Single Leg Balance (Seite 145), Spine Twist (Seite 147)
Ausdauer	Skater (Seite 151), Squats – Jumps (Seite 153), Push Back – Scissor-Jumps (Seite 155)
Zentrierung	Bastrika (Seite 140), Krieger (Seite 144), Standing Single Leg Balance (Seite 145)
Kraft	Hund – Planke (Seite 142), Boot (Seite 143), Leg Pull Front (Seite 146), Criss Cross (Seite 148), Bridging (Seite 149), Push Ups (Seite 152), Squats – Jumps (Seite 153)
Zum Abend	Kobra (Seite 141), Boot (Seite 143), Standing Single Leg Balance (Seite 145), Spine Twist (Seite 147), Criss Cross (Seite 148), Bridging (Seite 149)

WIE FIT SIND SIE?

ZIEL: INDIVIDUELLES TRAINING

Die Intensität Ihrer Bewegungseinheiten sollte so sein, dass Ihr Körper weder unter- noch überfordert wird. Bei einer Unterforderung haben Sie keinen Trainingseffekt, und Ihre Leistungsfähigkeit verbessert sich nicht. Überfordern Sie sich hingegen, werden Sie beispielsweise anfälliger für Verletzungen und Erkältungskrankheiten. Ihr Körper wird erschöpfen, und die Leistungsfähigkeit stagniert oder sinkt sogar.

Mit unserem Test finden Sie heraus, wie fit Sie sind. Und danach können Sie für Ihr Training die angemessene Intensitätsstufe wählen.

KRAFT

Wie viel Kraft hat Ihre stabilisierende Rumpfmuskulatur? Die Ausgangsposition für diese Übung ist der Vierfüßlerstand. Ihre Handgelenke sind dabei unter Ihren Schultern, Ihre Knie unter den Hüftgelenken. Ihr Rücken ist lang und aufgerichtet. Kopf und Nacken sind entspannt.

☐ Ich kann im Vierfüßlerstand einen Arm oder ein Bein heben oder alternativ diagonal ein Bein und einen Arm heben, aber wackele dabei sehr. (Stufe 1)

☐ Ich kann im Vierfüßlerstand diagonal ein Bein und einen Arm heben und bleibe dabei ruhig und stabil. (Stufe 2)

☐ Ich kann aus der Liegestütz-Position heraus einen Arm und ein Bein heben. (Stufe 3)

BEWEGLICHKEIT

Setzen Sie sich mit gestreckten, geschlossenen Beinen auf den Boden. Ihre Füße und Knie sollten sich jeweils berühren. Lassen Sie die Knie gestreckt und versuchen Sie, mit Ihren Fingern Ihre Füße zu berühren. Wie weit kommen Sie?

☐ Bis knapp unter meine Knie. (Stufe 1)

☐ Ich berühre fast meine Fußgelenke. (Stufe 2)

☐ Ich komme locker mit Fingern zu den Füßen oder darüber hinaus. (Stufe 3)

AUSDAUER

Wie schnell kommen Sie beim Treppensteigen aus der Puste?

☐ Bereits im ersten Stock bin ich deutlich kurzatmiger oder aus der Puste. (Stufe 1)

☐ Bis zum zweiten oder dritten Stock geht es, dann atme ich deutlich schneller. (Stufe 2)

☐ Ich komme locker bis in den fünften Stock. (Stufe 3)

GLEICHGEWICHT

Können Sie noch auf einem Bein stehen?

☐ Ich kann nicht mehr oder nur wenige Sekunden auf einem Bein stehen. (Stufe 1)

☐ Ich kann länger als 30 Sekunden auf einem Bein stehen. (Stufe 2)

☐ Ich kann länger als 30 Sekunden mit geschlossenen Augen auf einem Bein stehen. (Stufe 3)

YOGA FÜR KÖRPER, SEELE UND GEIST

Yoga bietet uns ein ganzheitliches Denk- und Übungssystem. Dazu gehören beispielsweise die Körperübungen (Asanas) ebenso wie Atemübungen (Pranayama), Konzentration und Meditation. Daher finden Sie bei den Übungen am Ende jeder Beschreibung eine Besonderheit: Sätze, die Sie in Ihr Inneres führen, während Sie im Außen Ihren Körper kräftigen.

Unsere Übungsreihe bietet sich vor allem für den Morgen an. Übungen von der Atemtechnik »Bastrika« über »Kobra«, Hund–Planke« und »Boot« hin zum »Krieger« geben Ihnen einen sanften, aber kraftvoll erwärmenden Start in den Tag. Ihnen passt es abends besser? Dann beginnen Sie mit Bastrika und führen alle anderen Übungen in umgekehrter Reihenfolge aus: auf Bastrika folgt also Krieger, Boot und Hund–Planke. Der Energiebogen wird dann zum Abschluss hin mit der Kobra sinken (siehe Übungen ab Seite 140).

WAS SIE BRAUCHEN

Um loslegen zu können, benötigen Sie nur bequeme Kleidung, die Sie nicht einengt und die Ihnen genügend Bewegungsfreiheit bietet. Es muss keine spezielle Sportbekleidung sein.

Um Ihnen den aufrechten Sitz zu erleichtern, können Sie eine fest zusammengelegte Decke, ein dickes (Yoga-)Kissen oder ein dickeres Buch nehmen. Wenn Sie im Sitz Ihre Knie unterlagern möchten, verwenden Sie dafür spezielle Yoga-Blöcke aus Kork oder Kunststoff oder stattdessen dicke Bücher oder mehrere kleine, feste Kissen.

Eine Matte ist absolut empfehlenswert, denn sie nimmt Druck beispielsweise von den Hand- und Kniegelenken und verhindert außerdem, dass Sie mit den Händen und Füßen wegrutschen.

Nur für HIIT benötigen Sie feste Sportschuhe.

PILATES FÜR EINE STABILE MITTE

Joseph Pilates hat sein Trainingssystem unter anderem aus dem Yoga heraus entwickelt, beschränkt sich jedoch auf rein körperliche Übungen, die, ebenso wie beim Yoga, im Rhythmus des eigenen Atems durchgeführt werden. Bei Pilates wird meist durch die Nase ein- und ausgeatmet. Zusätzlich kommen tänzerische Elemente zum Einsatz. Die große Besonderheit bei Pilates ist das sogenannte Powerhouse, das zu einer Stabilisierung des Rückens, vor allem der Lendenwirbelsäule, führt (siehe Übungen ab Seite 145).

POWERHOUSE

Zum Powerhouse gehören die tiefe Rücken-, die tiefe Bauchmuskulatur sowie der Beckenboden. Aktivieren Sie vor jeder Übung Ihr Powerhouse, indem Sie bei einer Ausatmung den Beckenboden nach innen oben und den Bauchnabel zurück zur Wirbelsäule ziehen. Halten Sie Ihren Kraftgürtel die ganze Zeit fest! Sie können bei jeder Ausatumung das Powerhouse noch etwas »nachziehen«. Die tiefe Rückenmuskulatur lässt sich nur schwer direkt ansteuern. Sie wird indirekt angesteuert und unterstützt durch die Muskulatur von Beckenboden und Bauch. Zusätzliche wird durch die aufrechte Haltung bei den Übungen die Muskulatur bereits aktiviert.

— YOGA —
BASTRIKA

Ziel: Vertiefung der Atmung, Erwärmung, Anregung des Stoffwechsels, Massage der Bauchorgane

1 Setzen Sie sich in einen bequemen aufrechten Sitz. Legen Sie sich ein dickes Kissen unter das Gesäß. Schieben Sie die Sitzbeinhöcker nach unten, den Scheitel nach oben. Nehmen Sie eine würdevolle Haltung ein. Wenn Sie einen Zug in der Leiste spüren und Ihre Knie nicht den Boden berühren, stützen Sie mit Blöcken oder dicken Büchern Ihre Beine.

2 Legen Sie die Hände auf die Oberschenkel oder die Knie. Schließen Sie die Augen und nehmen Sie wahr, wie sich Ihr Atem anfühlt. Beginnen Sie nun mit der Blasebalg-Atmung, indem Sie bei der Ausatmung den Bauch aktiv Richtung Wirbelsäule ziehen.

3 Bei jeder Einatmung schieben Sie den Bauch aktiv nach vorne. Arbeiten Sie dabei mit der Kraft Ihrer Bauchmuskeln. Ihre Haltung bleibt würdevoll aufgerichtet, nur Ihr Bauch bewegt sich im Rhythmus Ihres Atems.

4 Spüren Sie die Wärme, die entsteht und die Energie, die Ihren Kopf flutet!

20 Wiederholungen

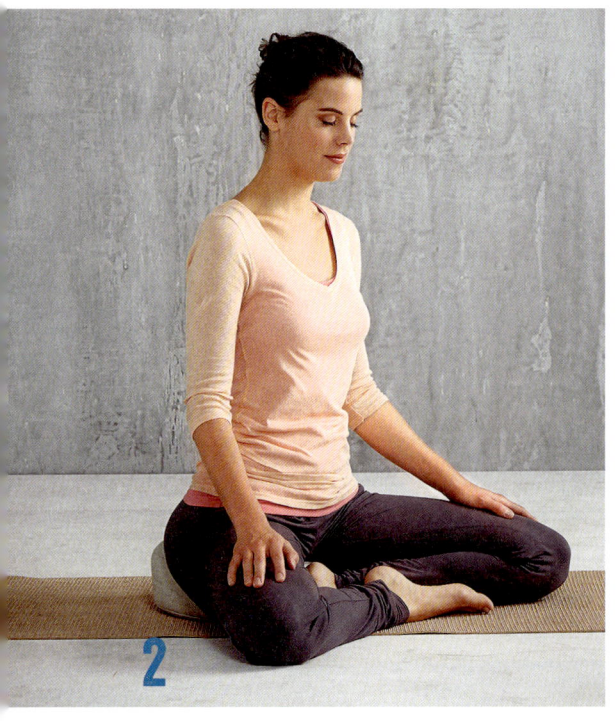

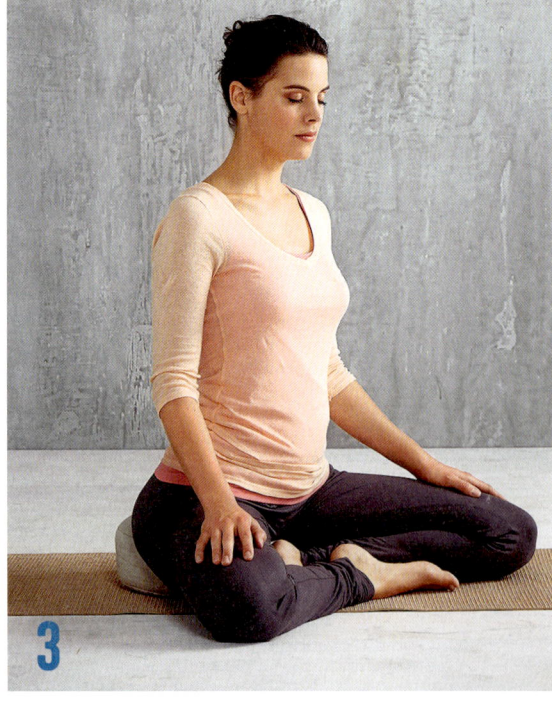

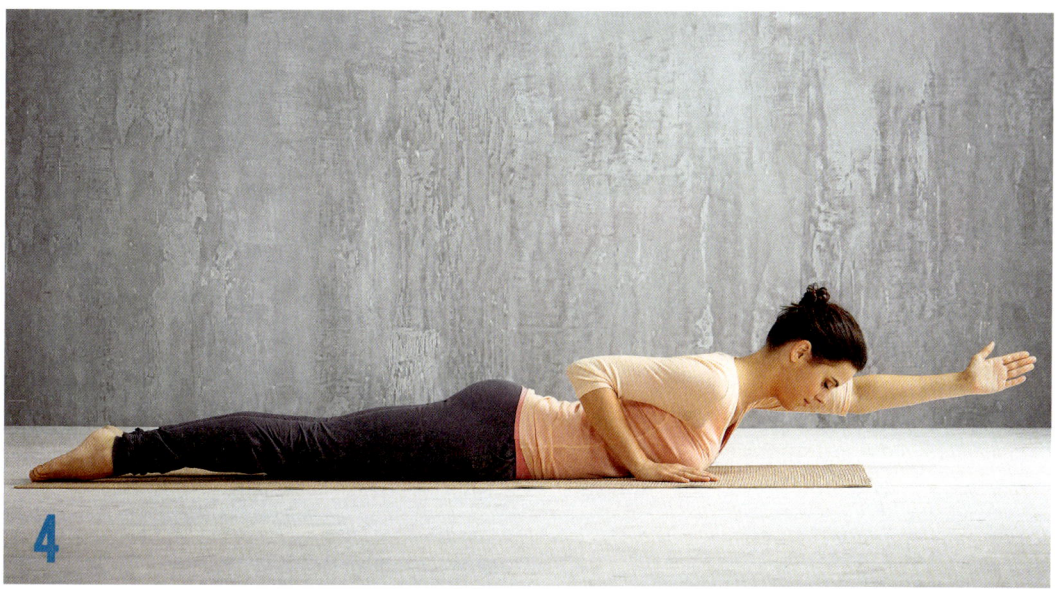

4

— YOGA —

KOBRA

Ziel: Kräftigung der Rückenmuskulatur, Öffnung und Weitung des Herzraums

1 Legen Sie sich mit hüftschmal geöffneten Beinen auf den Bauch. Drücken Sie die Fußrücken in den Boden, sodass Spannung im vorderen Oberschenkel und eine Grundspannung in der Gesäßmuskulatur entsteht.

2 Spreizen Sie die Finger und stellen Sie die Hände ganz sanft unter Ihren Schultern auf dem Boden ab. Ziehen Sie die Schultern bewusst nach hinten unten. Ihre Stirn zeigt zum Boden, Ihr Nacken ist lang.

3 Beim Einatmen heben Sie nur mit Kraft Ihres Rückens den Oberkörper vom Boden ab. Die Hände bleiben weiterhin nur leicht im Kontakt mit dem Boden. Der Kopf bleibt in der Verlängerung der Wirbelsäule. Beim Ausatmen lassen Sie den Oberkörper wieder sinken. Halten Sie die ganze Zeit über den Druck der Fußrücken in den Boden.

4 **Stufe 2:** Strecken Sie beim Heben des Oberkörpers zusätzlich einen Arm nach vorne oben. Ihr Daumen zeigt dabei zur Decke. Beim Ausatmen nehmen Sie den Arm zurück. Wechseln Sie mit jedem Atemzug den Arm. Ihre Schultern zeigen weiterhin nach hinten unten.

5 **Stufe 3:** Strecken Sie bei jeder Einatmung beide Arme nach vorne oben. Ihr Nacken bleibt lang, Ihre Schultern ziehen nach hinten unten.

6 Lassen Sie mit jeder Wiederholung mehr Weite im Herzraum entstehen!

10 Wiederholungen (Stufe 2: je Seite, im Wechsel)

— YOGA —
HUND — PLANKE

Ziel: *Ganzkörper-Kräftigung, insbesondere Stärkung der Stützkraft und der Rumpfmuskulatur*

1 Kommen Sie in den Vierfüßlerstand. Die Hände liegen etwas vor den Schultern. Die Finger sind gespreizt, die Mittelfinger liegen parallel. Die Ellenbeugen zeigen nach vorne.

2 Drücken Sie sich vom Boden ab, schieben Sie den Po nach hinten oben. Die Knie sind etwas gebeugt, der Rücken ist lang.

3 Beim Einatmen verlagern Sie Ihr Gewicht nach vorne und kommen in die Planke. Ihr Körper bildet eine gerade Linie. Beim Ausatmen kommen Sie zurück in den Hund.

4 **Stufe 2:** Heben Sie in der Planke ein Bein etwas vom Boden ab.

5 **Stufe 3:** Ziehen Sie das Knie des abgehobenen Beins nach vorne zum Arm.

6 Spüren Sie bei jeder Wiederholung die Ruhe und die Kraft, die in Ihnen stecken!

10 Wiederholungen (Stufe 3: je Seite, im Wechsel)

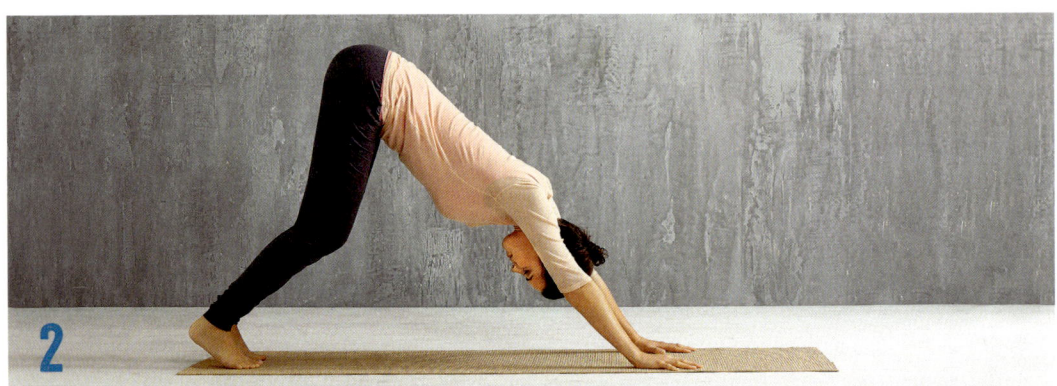

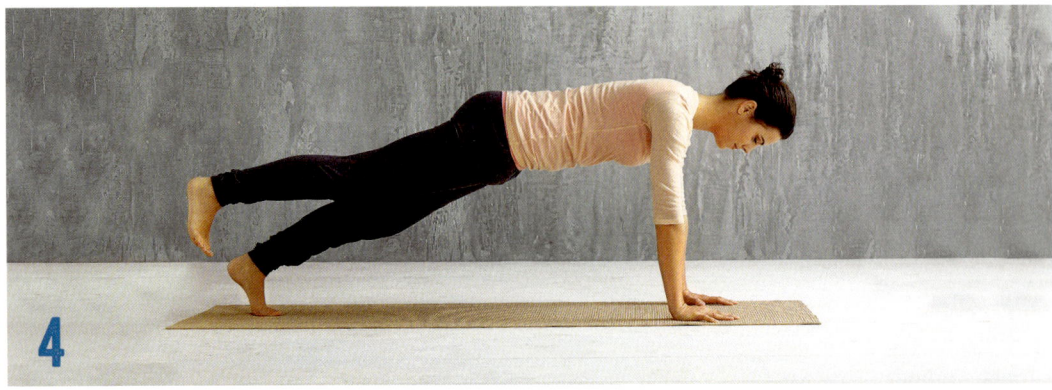

— YOGA —
BOOT

Ziel: *Kräftigung der geraden und tiefen Bauch- sowie der Rückenmuskulatur*

1 Setzen Sie sich auf eine Matte oder Decke auf den Boden und stellen Sie die Füße auf. Legen Sie die Hände in die Kniekehlen. Drücken Sie die Hände gegen die Oberschenkel, sodass Sie sich gut aufrichten können. Verankern Sie sich bewusst mit den Sitzbeinhöckern im Boden und schieben Sie den Scheitel am Hinterkopf Richtung Decke. Versuchen Sie lang und aufge- richtet zu sein.

2 Beim Einatmen strecken Sie ein Bein nur so weit, dass Sie aufgerichtet bleiben können. Bei- de Knie bleiben auf einer Höhe. Ziehen Sie die Zehen Richtung Nase. Beim Ausatmen stellen Sie den Fuß wieder ab. Wechseln Sie bei jeder Atmung das Bein.

3 **Stufe 2:** Halten Sie ein Bein in seiner höchsten Position und nehmen Sie das zweite Bein dazu. Bleiben Sie aufgerichtet und halten Sie diese Position mehrere Atemzüge lang.

4 **Stufe 3:** Versuchen Sie zusätzlich, den Druck der Hände gegen die Oberschenkel zu verrin- gern oder die Hände ganz zu lösen.

5 Auch wenn es vielleicht wackelig wird: Neh- men Sie wahr, wie die Erde Sie trägt und wie viel Energie aus Ihrer Mitte kommt!

10 Wiederholungen (Stufe 1: je Seite, im Wechsel)

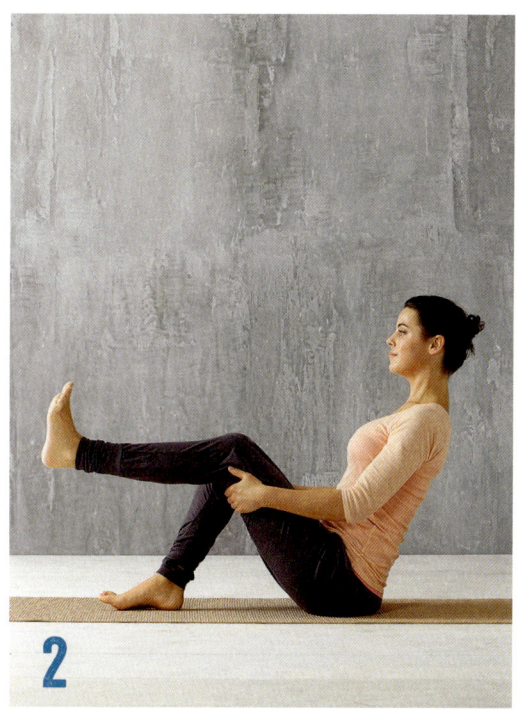

2

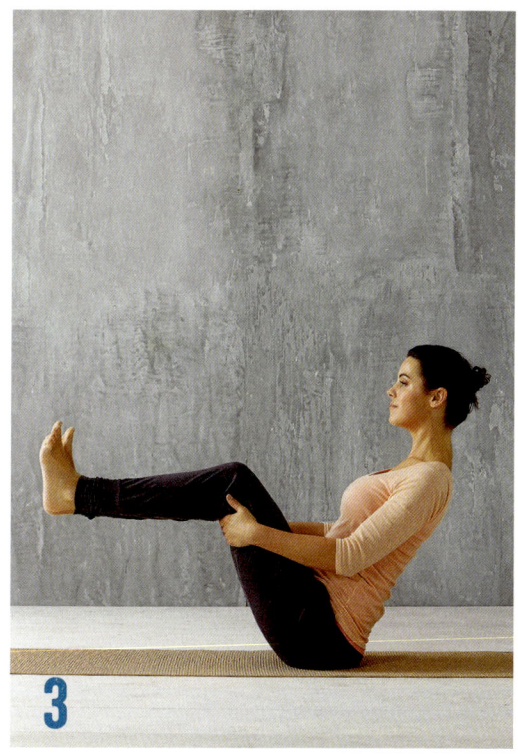

3

— YOGA —

KRIEGER

Ziel: *Kräftigung der Bein-, der Rücken- und Schultermuskulatur; Öffnung des Herzraums*

1 Kommen Sie in einen Ausfallschritt. Beide Füße zeigen nach vorne, die Beine sind gestreckt. Schieben Sie Ihren Scheitel Richtung Decke und verwurzeln Sie sich in Gedanken über Ihre Füße im Boden.

2 Beim Einatmen heben Sie Ihr Brustbein nach vorne oben und führen die Arme ausgestreckt neben den Kopf, etwa auf Höhe der Ohren. Ziehen Sie dabei die Schultern aktiv nach hin-ten unten. Beim Ausatmen kommen Sie zurück zur Ausgangsposition.

3 **Stufe 2:** Beugen Sie beim Einatmen zusätzlich das vordere Knie. Die hintere Ferse hebt sich dabei vom Boden ab: der Krieger. Achten Sie auf das vordere Knie. Es sollte gebeugt maximal einen rechten Winkel haben. Die Mitte der Kniescheibe zeigt zum großen Zeh.

4 **Stufe 3:** Verharren Sie für zwei Atemzüge.

5 Spüren Sie die Kraft, die in Ihnen steckt.

10 Wiederholungen je Seite

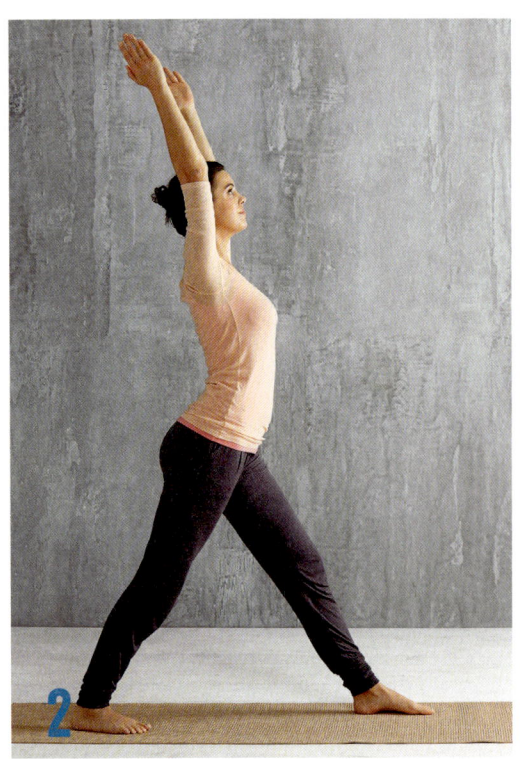
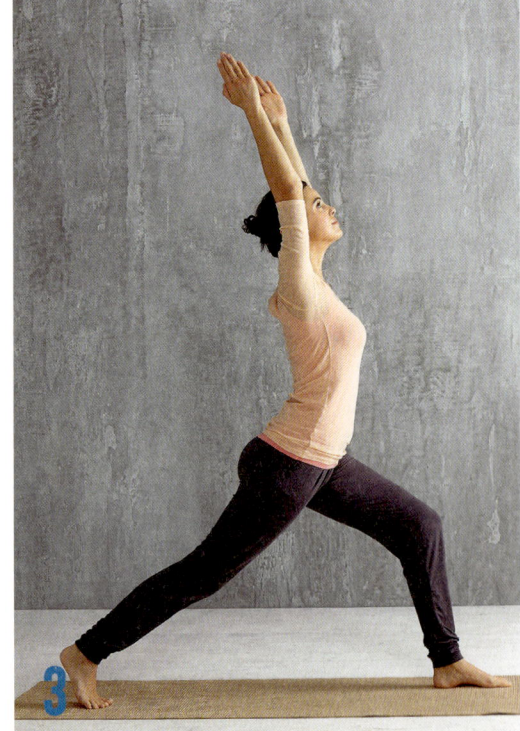

— PILATES —
STANDING SINGLE LEG BALANCE

Ziel: Verbesserung des Gleichgewichts, Stabilisierung der Aufrichtung

1 Stellen Sie sich mit hüftschmal geöffneten Beinen aufrecht hin. Erzeugen Sie Länge in Ihrem Körper, indem Sie Ihre Füße aktiv in den Boden und Ihren Scheitel kraftvoll nach oben schieben. Ihr Powerhouse ist aktiviert.

2 Verlagern Sie das Gewicht auf den rechten Fuß und heben Sie das gebeugte linke Bein nur so hoch, wie Sie Ihren Rücken in der Aufrichtung halten können. Ziehen Sie die Zehen Richtung Nase. Umfassen Sie den Oberschenkel mit den Händen oder mit einem Gurt.

3 Beim Einatmen strecken Sie das linke Knie so weit, wie Sie Ihren Rücken in einer stabilen Aufrichtung halten können. Beim Ausatmen beugen Sie das Knie wieder.

4 **Stufe 2:** Fassen Sie Ihr Bein nur mit einer Hand und ziehen Sie beim Einatmen das gebeugte Bein zur Seite. Beim Ausatmen führen Sie das Bein zurück vor Ihren Körper. Ihr Becken bleibt ruhig und stabil.

5 **Stufe 3:** Wie bei Stufe 1 heben Sie ein Bein und strecken das Knie so hoch, wie Sie Ihren Rücken aufrecht halten können. Halten Sie jedoch die Arme neben dem Körper. Spreizen Sie dazu alle Finger und schieben Sie die Hände aktiv Richtung Boden.

10 Wiederholungen je Seite

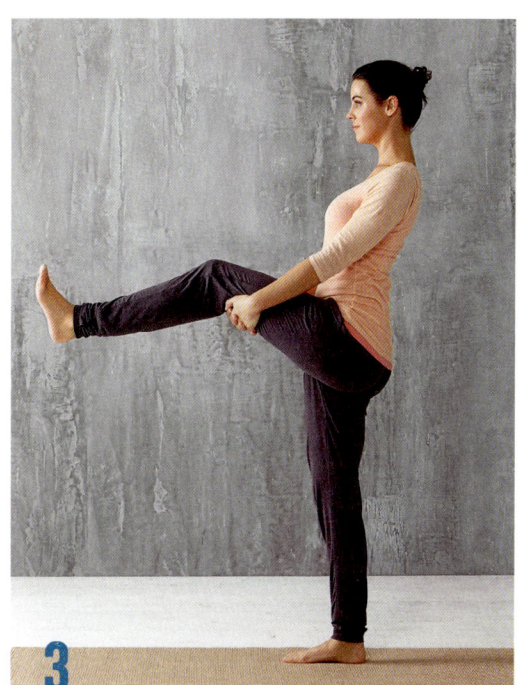

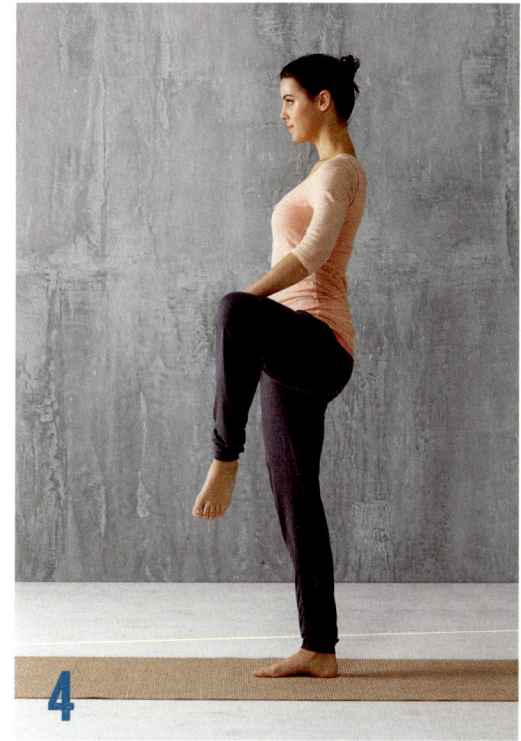

— PILATES —
LEG PULL FRONT

Ziel: *Kräftigung der gesamten Rumpfmuskulatur, Verbesserung der Stützkraft*

1 Kommen Sie in einen Vierfüßlerstand. Ihre Knie sind unter Ihren Hüftgelenken, Ihre Hände unter Ihren Schultern. Drehen Sie die Ellenbeugen nach vorne und ziehen Sie Ihre Schulterblätter weit nach hinten unten. Stellen Sie die Zehen auf. Ihr Powerhouse ist aktiviert.

2 Beim Ausatmen heben Sie beide Knie vom Boden und halten die Position. Atmen Sie ruhig weiter. Ihr Rücken bleibt lang und stabil. Bei jeder Einatmung heben Sie nun zusätzlich einen Fuß vom Boden ab, der Fuß bleibt dabei lang. Beim Ausatmen stellen Sie den Fuß wieder auf. Wechseln Sie mit jeder Einatmung die Seite.

3 **Stufe 2:** Stellen Sie in der Ausgangsposition vom Vierfüßlerstand die Knie nicht direkt unter die Hüftgelenke, sondern etwas weiter nach hinten zurück. Die Hände sind unter den Schultern und die Ellenbeugen zeigen weiterhin nach vorne.

4 **Stufe 3:** Stellen Sie in der Ausgangsposition vom Vierfüßlerstand die Füße so weit zurück, dass Sie eine Liegestützposition erreichen. Heben Sie aus dieser Position bei jeder Einatmung das gestreckte Bein, der Fuß bleibt dabei lang. Wenn Sie merken, dass Sie die Spannung im Rumpf verlieren, aktivieren Sie erneut bei einer Ausatmung Ihr Powerhouse.

8 Wiederholungen je Seite, im Wechsel

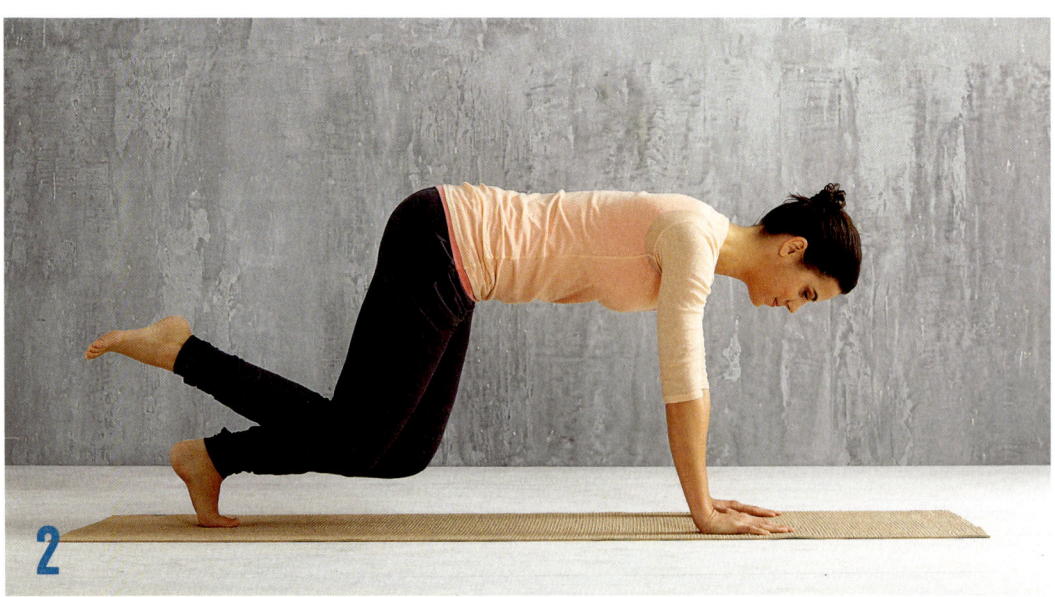

2

— PILATES —
SPINE TWIST

Ziel: Kräftigung der tiefen Bauch- und Rücken-
muskulatur, Stabilisierung in der Aufrichtung

1 Setzen Sie sich auf ein Kissen auf den Boden. Erzeugen Sie Länge in Ihrem Körper, indem Sie die Sitzbeinhöcker nach unten und den Scheitel nach oben schieben. Ihre Schultern fließen nach hinten unten. Heben Sie würdevoll Ihr Brustbein.

2 Legen Sie die Hände in die Kniekehlen und üben Sie leichten Druck auf die Oberschenkel aus. Das hilft Ihnen bei der Aufrichtung. Aktivieren Sie mit einer Einatmung Ihr Powerhouse. Lassen Sie die Füße etwas wegrutschen von Ihrem Körper, behalten Sie jedoch die Aufrichtung und die würdevolle Haltung bei.

3 Legen Sie die rechte Hand auf die rechte Schulter, die linke Hand auf die linke Schulter. Die Oberarme sind in etwa auf Schulterhöhe. Beim Ausatmen drehen Sie sich zu einer Seite, beim Einatmen kommen Sie zurück zur Mitte. Die Rotation erfolgt über die Bauch- und Rückenmuskeln. Wechseln Sie mit jedem Atemzug die Seite. Behalten Sie Ihre Aufrichtung und Ihr würdevoll gehobenes Brustbein bei.

4 **Stufe 2:** Strecken Sie Ihre Arme auf Schulterhöhe aus und drehen Sie die Handinnenflächen nach oben. Die Arme bleiben auf einer Linie.

5 **Stufe 3:** Strecken Sie die Beine am Boden aus. Behalten Sie die Aufrichtung bei.

12 Wiederholungen je Seite, im Wechsel

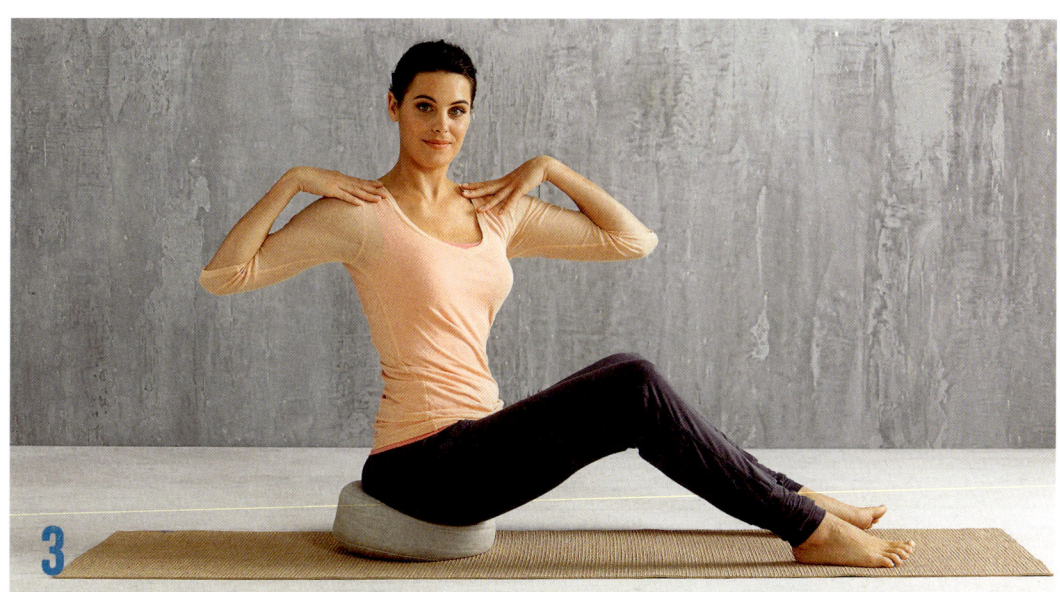

— PILATES —
CRISS CROSS

Ziel: *Kräftigung der schrägen Bauchmuskulatur*

1 Legen Sie sich mit gestreckten Beinen auf den Rücken, am besten auf eine Matte. Schieben Sie die Fersen aktiv von sich weg und ziehen Sie die Zehen in Richtung Nase. Schieben Sie die Schulterblätter weit nach hinten unten und ziehen Sie Ihren Nacken lang. Legen Sie Ihre gespreizten Finger seitlich an den Kopf hinter die Ohren und schieben Sie Ihre Ellenbogen weit nach außen. Aktivieren Sie mit einer Ausatmung Ihr Powerhouse.

2 Heben Sie Ihren Kopf und den Schultergürtel etwas vom Boden ab. Erhalten Sie sich dabei die Länge im Nacken.

3 Beim Ausatmen drehen Sie Ihren Oberkörper zu einer Seite. Die Drehung kommt aus der Brustwirbelsäule, die Arme und Hände folgen nur der Bewegung. Ihr Becken bleibt stabil und fest auf dem Boden liegen. Beim Einatmen drehen Sie zurück zur Mitte. Wechseln Sie bei jeder Ausatmung die Seite.

4 **Stufe 2:** Beugen Sie die Beine und heben Sie sie an, sodass Ihre Unterschenkel parallel zum Boden und Ihre Knie senkrecht über Ihren Hüftgelenken sind. Ihre Füße bleiben die ganze Zeit aktiv. Die Knie und Unterschenkel bleiben ruhig auf einer Höhe.

5 **Stufe 3:** Ziehen Sie beim Drehen des Oberkörpers das gegenüberliegende Knie weiter zu sich heran und strecken Sie das andere Bein parallel zum Boden von sich weg.

10 Wiederholungen je Seite, im Wechsel

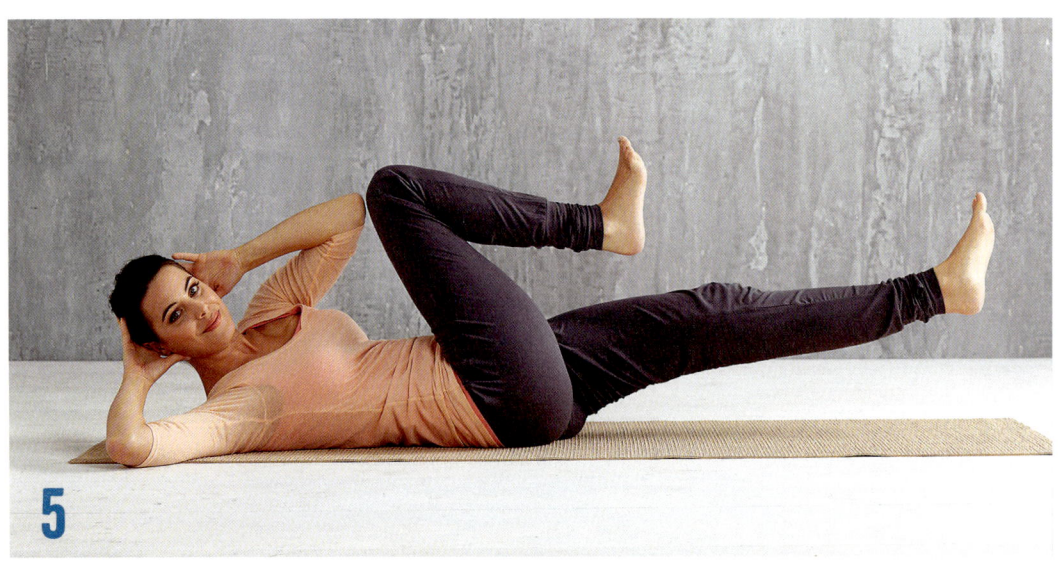

— PILATES —

BRIDGING

Ziel: *Kräftigung der Gesäß- und Beinmuskulatur sowie Mobilisierung der Wirbelsäule*

1 Legen Sie sich auf den Rücken, am besten auf eine Matte, und stellen Sie die Füße hüftschmal auf. Ziehen Sie Ihren Nacken lang und die Schultern aktiv nach hinten unten. Aktivieren Sie mit einer Ausatmung Ihr Powerhouse.

2 Beim Ausatmen rollen Sie vom Steißbein beginnend Ihren Rücken Wirbel für Wirbel bis zu den Schulterblättern auf. Halten Sie die Position während der Einatmung und rollen Sie beim nächsten Ausatmen den Rücken Wirbel für Wirbel wieder ab.

3 **Stufe 2:** Halten Sie oben inne und heben Sie abwechselnd einen Fuß nur wenige Zentimeter vom Boden ab. Der Fuß bleibt dabei lang, Ihr Becken ganz ruhig und stabil.

4 **Stufe 3:** Heben Sie beim Auf- und Abrollen einen Fuß wenige Zentimeter vom Boden ab.

10 Wiederholungen (Stufe 3: je Seite)

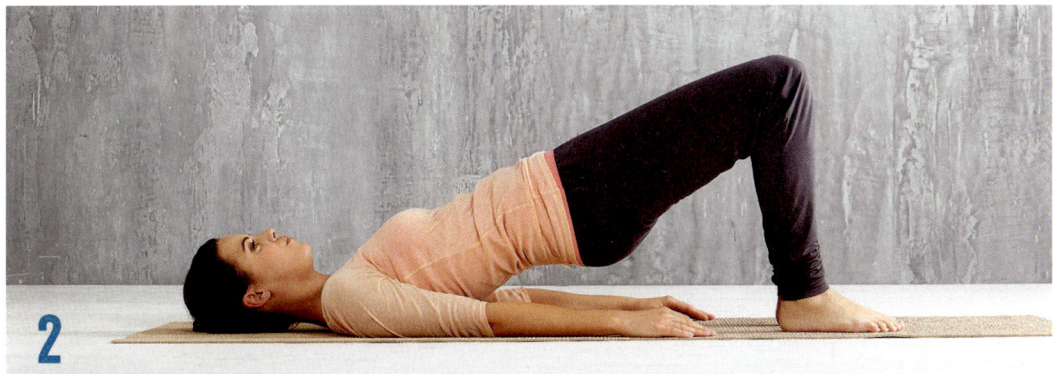

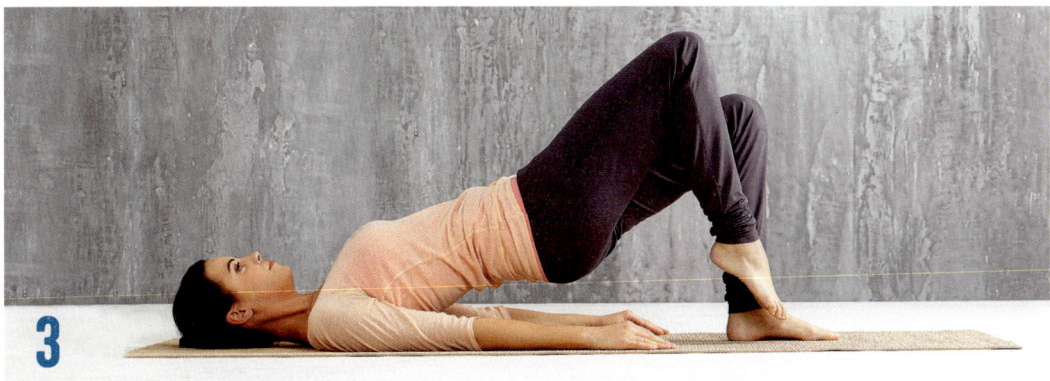

149

HIIT FÜR DEN POWER-KICK

Beim Hoch Intensiven Intervall-Training (HIIT) wechseln sich Phasen mit hoher Belastung mit aktiven Pausen ab. HIIT ist auch in unserer leichteren Variante schon sehr anstrengend, aber dafür verbrennen Sie in kürzerer Zeit mehr Kilokalorien als bei einem herkömmlichen Ausdauertraining. Zusätzlich verbessert sich Ihre Ausdauer drei- bis viermal so schnell!

Wählen Sie die geeignete Intensitätsstufe. Dazu sollten Sie zunächst den Test auf Seite 138 durchführen. Prüfen Sie dann das Ergebnis anhand einer der Ausdauerübungen (Skater, Squats – Jumps sowie Push Back – Scissor Jumps). Sie sollten dabei ordentlich aus der Puste kommen. Wenn Sie spüren, dass Sie sich nicht richtig gefordert fühlen, wechseln Sie zur nächsten Intensitätsstufe.

Beginnen Sie das HIIT immer mit einem kleinen Warm–up. Dazu können Sie ein paar Minuten tanzen, schnell gehen oder auch die Übungen Skater und Push Back in der Stufe 1 durchführen.

Während des HIIT machen Sie eine Übung so oft, wie an Wiederholungen angegeben ist. Dann gönnen Sie sich 30 Sekunden Pause und machen gleich mit der nächsten weiter. Für die 30-Sekunden-Pausen kann es hilfreich sein, eine Stoppuhr zu verwenden. Nach der letzten Übung beginnen Sie wieder von vorne. Führen Sie das komplette Programm insgesamt dreimal durch.

Das Training ist so aufgebaut, dass sich eine Ausdauer- mit einer Kräftigungsübung abwechselt. So erreichen Sie den größtmöglichen Effekt. Sie sollten die Reihenfolge der Übungen also einhalten.

Während Yoga und Pilates für jeden Tag geeignet sind, sollten Sie HIIT wegen der hohen Intensität nur zwei- bis dreimal in der Woche durchführen.

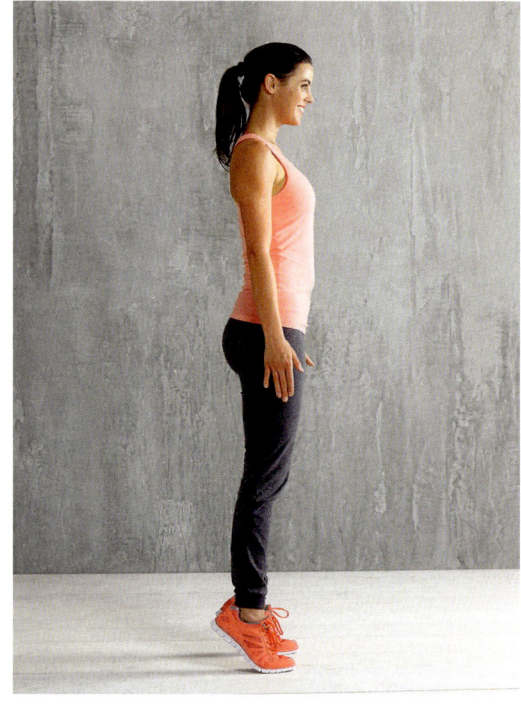

Mini-Übung für die Wadenmuskulatur: Stehen Sie aufrecht und heben und senken Sie langsam Ihre Fersen. Das klappt sogar beim Zähneputzen!

SONDERFALL HIIT

Wenn Sie statt des vollständigen HIIT-Programms mit allen fünf Komponenten gelegentlich nur einzelne Übungen durchführen möchten, finden Sie am Ende der jeweiligen Übung die empfohlene Anzahl der Wiederholungen und Sätze.

Nehmen wir als Beispiel die Push ups:
10 – 15 Wiederholungen (3 Sätze):
10 – 15 Wiederholungen, 30 Sekunden Pause, 10 – 15 Wiederholungen, 30 Sekunden Pause, 10 – 15 Wiederholungen, fertig

— HIIT —
SKATER

Ziel: *Verbesserung der Ausdauer sowie Kräftigung der Bein- und Rumpfmuskulatur*

1 Stehen Sie aufrecht in einem hüftschmalen Stand und legen Sie die Hände ganz locker auf Ihren Rücken.

2 Machen Sie mit dem rechten Bein einen großen Schritt zur Seite und tippen Sie mit links hinter dem rechten Fuß auf. Beugen Sie dabei Ihr Standbein und gehen Sie leicht in die Knie. Ihre Arme bleiben dabei auf Ihrem Rücken, und Ihr Rücken bleibt lang. Wiederholen Sie die Bewegung zur anderen Seite.

3 Stufe 2: Machen Sie den Schritt größer, gehen Sie weiter in die Knie und nehmen Sie zusätzlich kraftvoll Ihre Arme mit. Stellen Sie sich vor, Sie würden Inline-Skaten. Ihr Rücken und Ihr Nacken bleiben lang.

4 Stufe 3: Springen Sie zusätzlich von einem auf das andere Bein. Achten Sie immer auf Ihren langen Rücken.

10 – 15 Wiederholungen je Seite, im Wechsel (3 Sätze)

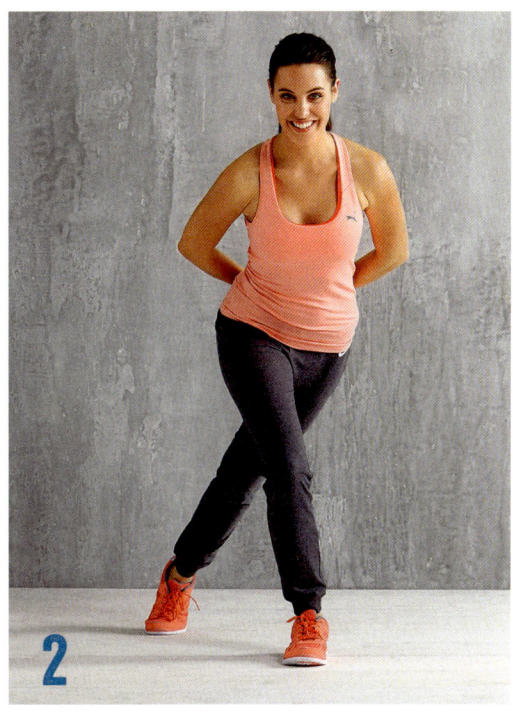

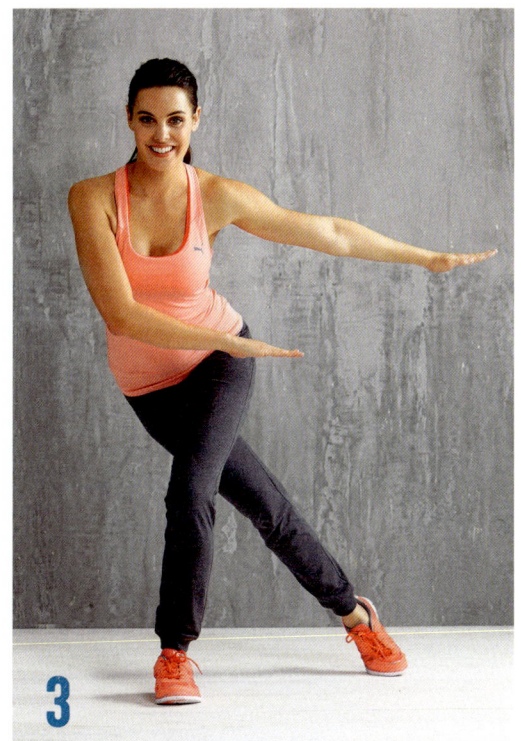

– HIIT –

PUSH UPS

Ziel: *Kräftigung des Schultergürtels und der Arm- sowie der stabilisierenden Rumpfmuskulatur*

1 Kommen Sie in den Vierfüßlerstand. Bringen Sie die Hände eine Handlänge weiter nach vorne und die Schultern über die Handgelenke. Ziehen Sie den Bauchnabel in Richtung Wirbelsäule und halten Sie ihn dort.

2 Spreizen Sie die Finger und setzen Sie die Hände so auf, dass die Mittelfinger parallel sind. Ihre Ellenbeugen zeigen nach vorne.

3 Beim Einatmen beugen Sie die Arme, die Ellenbogen zeigen in Richtung Beine und bleiben dicht am Körper. Beim Ausatmen strecken Sie die Arme.

4 **Stufe 2:** Stellen Sie in der Ausgangsposition einen Fuß auf und strecken Sie das Bein. Es berührt jetzt nur noch ein Knie den Boden. Wechseln Sie das Bein im Atemrhythmus.

5 **Stufe 3:** Strecken Sie beide Beine.

10 – 15 Wiederholungen (3 Sätze)

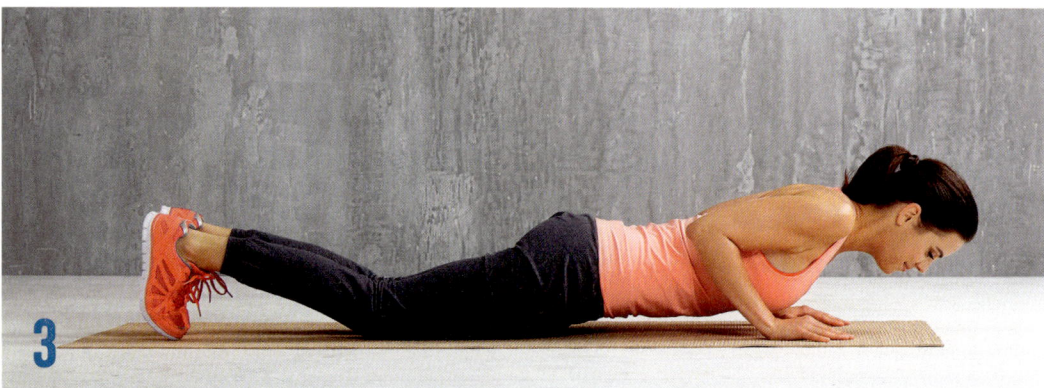

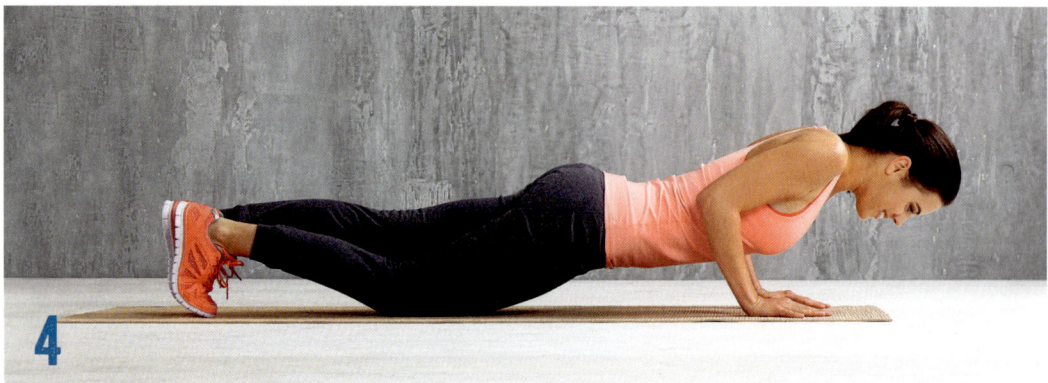

– HIIT –
SQUATS – JUMPS

Ziel: *Kräftigung der Bein- und Gesäßmuskulatur, bei den schnelleren Varianten auch Verbesserung der Ausdauer*

1 Stellen Sie sich mit hüftschmal geöffneten Beinen aufrecht hin.

2 Verlagern Sie Ihr Gewicht ein wenig in Richtung Ferse. Beim Einatmen beugen Sie die Knie und schieben Ihren Po weit zurück. Stellen Sie sich vor, Sie möchten sich setzen. Ihre Zehen bleiben stets vor Ihren Knien. Die Arme heben Sie dabei nach vorne oben. Ihre Hände sind gestreckt, die Daumen zeigen zur Decke. Halten Sie Ihre Arme angespannt, aber ziehen Sie die Schultern weit nach hinten unten.

3 Beim Ausatmen strecken Sie die Beine und lassen die Arme sinken.

4 **Stufe 2:** Holen Sie beim Ausatmen und Strecken der Knie etwas Schwung und heben Sie die Fersen vom Boden ab.

5 **Stufe 3:** Machen Sie beim Hochkommen und Strecken der Knie einen kleinen Sprung. Stellen Sie sich vor, Sie möchten sich vom Boden weg katapultieren.

15 – 20 Wiederholungen (3 Sätze)

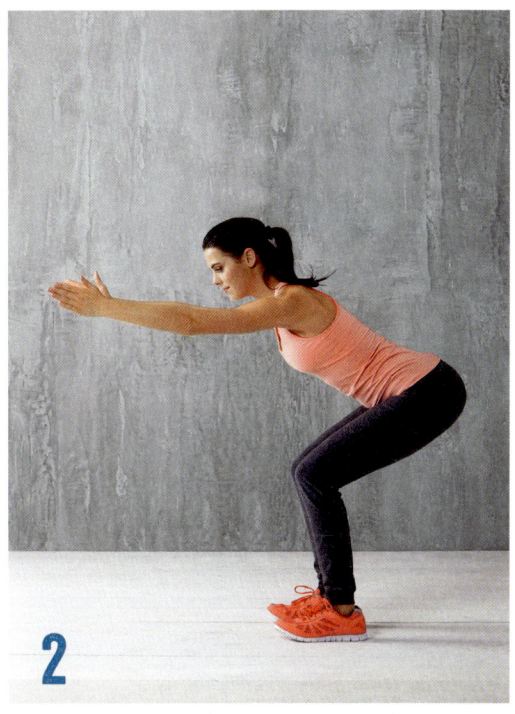

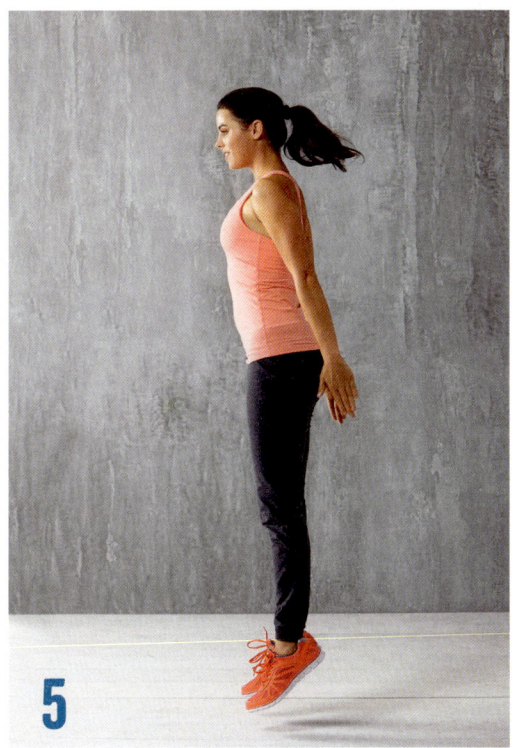

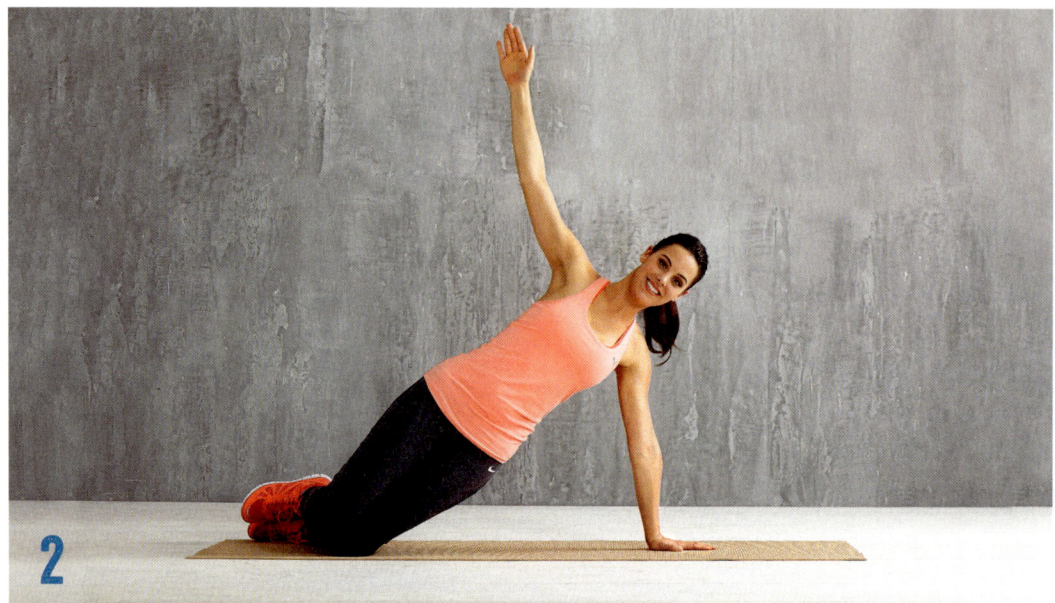

— HIIT —
SIDE LIFT TWISTED

Ziel: *Kräftigung des gesamten Körpers und der Wirbelsäulen-Rotatoren*

1 Setzen Sie sich seitlich neben Ihre Füße auf den Boden und stützen Sie eine Hand auf. Schieben Sie Ihre Beine von sich weg, bis Ihre Knie ungefähr einen rechten Winkel bilden. Die Unterschenkel liegen übereinander. Richten Sie Ihren Körper so aus, dass die Schultern, das Becken und die Knie fast auf einer gedachten Linie liegen. Strecken Sie den anderen Arm nach oben. Ziehen Sie aktiv beide Schultern weit weg von den Ohren nach hinten unten.

2 Heben Sie Ihr Becken an. Sie berühren jetzt nur noch mit einer Hand und einem Unterschenkel den Boden.

3 Bringen Sie die obere Hand in Richtung Ihres unteren Ellenbogens; Sie tauchen praktisch ein Stück unter dem Körper ein. Ihr Rücken wird dabei etwas rund, die Schultern bleiben jedoch weit weg von den Ohren. Halten Sie Ihr Becken bei dieser Bewegung ganz ruhig und stabil. Heben Sie den Arm wieder und strecken Sie ihn Richtung Decke.

4 **Stufe 2:** Strecken Sie das obere Bein in Verlängerung Ihres Körpers. Bei diesem Bein hat nur der Fuß noch Bodenkontakt. Das untere Bein bleibt am Boden.

5 **Stufe 3:** Strecken Sie beide Beine. Sie stützen sich nur noch auf Ihre Füße und eine Hand.

10 Wiederholungen je Seite (3 Sätze)

— HIIT —
PUSH BACK — SCISSOR-JUMPS

Ziel: Verbesserung der Ausdauer sowie Kräftigung der Bein- und der Tiefenmuskulatur des Rumpfs

1 Kommen Sie in einen aufrechten Stand, die Füße stehen hüftschmal nebeneinander. Schieben Sie Ihren Scheitel Richtung Decke. Ihr Nacken bleibt lang, die Schultern sind weit weg von den Ohren nach hinten unten gezogen.

2 Tippen Sie abwechselnd mit einem Fuß hinter Ihrem Körper leicht auf den Boden. Ihre Arme schwingen dabei ganz locker mit. Je weiter Sie nach hinten tippen, desto anstrengender.

3 **Stufe 2:** Verlagern Sie zusätzlich zum Auftippen Ihr Gewicht auf das weit nach hinten gestellte Bein und beugen Sie dabei leicht das vordere Knie. Ihr hinteres Knie ist fast gestreckt. Bewegen Sie Ihre Arme kraftvoll im Rhythmus der Push Backs mit.

4 **Stufe 3:** Setzen Sie springend abwechselnd einen Fuß vor und einen zurück. Landen Sie leise auf dem Boden. Die Arme schwingen mit.

10 – 15 Wiederholungen je Seite, im Wechsel
(3 Sätze)

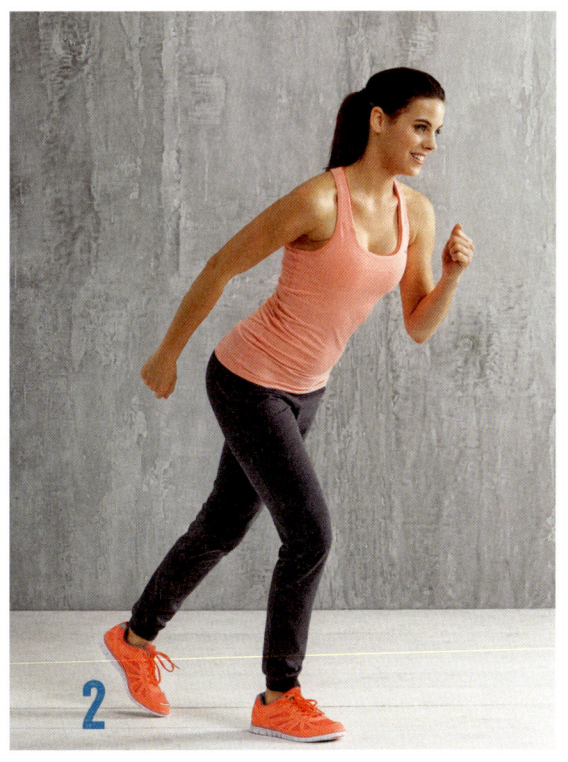

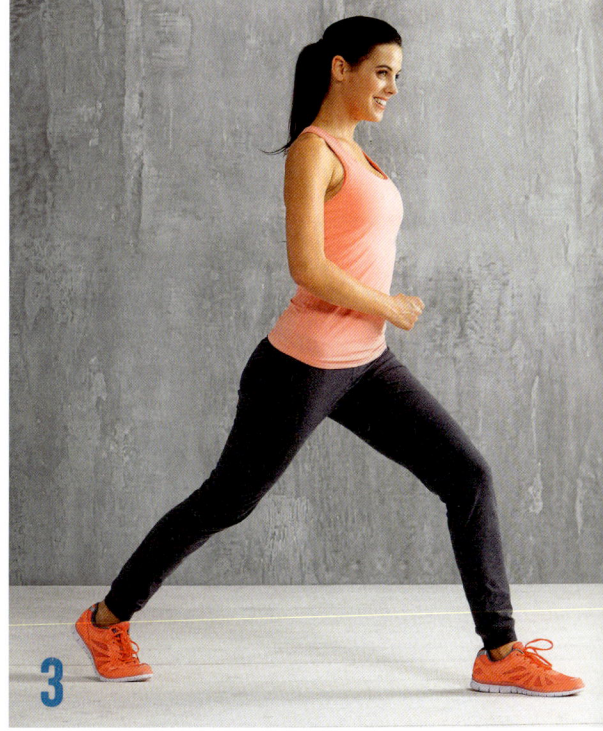

ZUM NACHSCHLAGEN UND ANKLICKEN

BÜCHER

Andrea Stensitzky-Thielemans: **Almased®: Shakes & Smoothies.** Trias Verlag

Andrea Stensitzky-Thielemans: **Das Almased® Kochbuch.** Trias Verlag

Anna Tröckes: **Yoga – Mehr Ruhe und Energie.** Gräfe und Unzer Verlag

Chantal Sandjon: **Abnehmen mit Smoothies.** Gräfe und Unzer Verlag

David Wolfe: **Superfood – Medizin der Zukunft.** Goldmann Verlag

Dr. med. Eva-Maria Kraske: **Säure-Basen-Balance.** Gräfe und Unzer Verlag

Ibrahim Elmadfa, Waltraute Aign, Erich Muskat, Doris Fritzsche: **Die große GU Nährwert-Kalorien-Tabelle 2014/2015.** Gräfe und Unzer Verlag

Jochen Auer, Norbert Seeger: **Abnehmen durch Achtsamkeit.** Gräfe und Unzer Verlag

Nina Schuhmacher, Anna Rosenberg: **Almased® Smoothies.** Gräfe und Unzer Verlag

Prof. Dr. Ingo Froböse: **Das Fitness-Minimalprogramm.** Gräfe und Unzer Verlag

Prof. Dr. Jürgen Vormann: **Säure-Basen-Balance.** Gräfe und Unzer Verlag

Susanne Bingemer: **Superfoods – Kraftpakete aus der Natur.** Gräfe und Unzer Verlag

BEZUGSQUELLEN

Almased®, Basenpulver (ohne Zucker und ohne Süßstoff) und Darmflora-Kapseln:
erhältlich in Apotheken, Drogeriemärkten und Reformhäusern

Superfoods:
http://samaranatura.ch
Schweizer Internetversand für Superfoods und andere Rohkostprodukte

https://naturkostbar.ch
Biologische Superfoods in Rohkostqualität

www.pureraw.de
Rohkostversand mit großer Auswahl an Superfoods

INTERNETADRESSEN

Almased®:
www.almased.de und www.almased-ratgeber.de
Ausführliche Informationen zum Abnehmen mit Almased und günstige Einkaufsmöglichkeiten

www.almased.de/almased/studien/
Die wichtigsten Studien zu Almased

BMI-Rechner:
www.bmi-rechner.net
Schnell und zuverlässig den BMI ausrechnen

ONLINE-COMMUNITIES

Almased®:
www.almased-info.de
Blog und allgemeine Informationen zu Almased

Erfahrungen:
www.erfahrungen.com/mit/Almased/
Erfahrungen mit Almased teilen und weitere Informationen finden

www.kilosweg.de/forums/514-almased
Forum für Almased-Erfahrungsaustausch

www.formula-diaet.com/almased-tagebuch-von-anna-woche-2-und-fazit-zur-turbo-diaet/
Erfahrungstagebuch von einer Almased-Testerin

www.abnehmen-aktuell.de
Erfahrungsaustausch mit anderen Diät-Teilnehmern

Facebook:
www.facebook.com/almased
Aktuelle Almased-Informationen sowie Erfahrungsaustausch mit anderen Diät-Teilnehmern

REZEPTREGISTER

ÜBUNGSREGISTER

SACHREGISTER

IMPRESSUM

© 2015 GRÄFE UND UNZER VERLAG GmbH, München

Alle Rechte vorbehalten. Nachdruck, auch auszugsweise, sowie Verbreitung durch Bild, Funk, Fernsehen und Internet, durch fotomechanische Wiedergabe, Tonträger und Datenverarbeitungssysteme jeder Art nur mit schriftlicher Genehmigung des Verlages.

Projektleitung: Marline Ernzer, Simone Kohl
Lektorat: Katharina Lisson, Adelheid Schmidt-Thomé
Bildredaktion: Henrike Schechter
Umschlaggestaltung und Layout: independent Medien-Design, Horst Moser, München
Herstellung: Martina Koralewska
Satz: griesbeckdesign, München
Reproduktion: Longo AG, Bozen
Druck: F + W, Druck- und Mediencenter, Kienberg
Bindung: Conzella, Pfarrkirchen

Printed in Germany

ISBN 978-3-8338-4825-4

2. Auflage 2016

In Kooperation mit **Almased®** Wellness GmbH, www.almased.de
Almased® ist keine Marke des Gräfe und Unzer Verlags.

Bildnachweis

Fotoproduktionen:
Cover: Kramp & Gölling, Reßum
Food: Kramp & Gölling, Reßum
Übungen: Johannes Rodach, München
Illustration: Nadine Schurr, Stuttgart

Weitere Fotos: a1pix: S. 4; ddp: S. 37, 63; F1Online: S. 15, 21, 26, 34; Fotolia: S. 6, 24, 52; Getty Images: S. 40, S. 74; J. Rynio: S. 68; Mauritius: S. 39b; Plainpicture: S. 30; Shutterstock: S. 46; Stockfood: S. 77; Stocksy: S. 27

Syndication:
www.jalag-syndication.de

Wichtiger Hinweis

Die Gedanken, Methoden und Anregungen in diesem Buch stellen die Meinung bzw. Erfahrung der Verfasser dar. Sie wurden von den Autoren nach bestem Wissen erstellt und mit größtmöglicher Sorgfalt geprüft. Sie bieten jedoch keinen Ersatz für persönlichen kompetenten medizinischen Rat. Jede Leserin, jeder Leser ist für das eigene Tun und Lassen auch weiterhin selbst verantwortlich. Weder Autoren noch Verlag können für eventuelle Nachteile oder Schäden, die aus den im Buch gegebenen praktischen Hinweisen resultieren, eine Haftung übernehmen.

Die GU-Homepage finden Sie unter www.gu.de

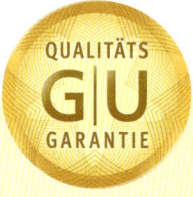

Liebe Leserin, lieber Leser,
haben wir Ihre Erwartungen erfüllt? Sind Sie mit diesem Buch zufrieden? Haben Sie weitere Fragen zu diesem Thema? Wir freuen uns auf Ihre Rückmeldung, auf Lob, Kritik und Anregungen, damit wir für Sie immer besser werden können.

GRÄFE UND UNZER Verlag
Leserservice
Postfach 86 03 13
81630 München
E-Mail:
leserservice@graefe-und-unzer.de

Telefon: 00800 / 72 37 33 33*
Telefax: 00800 / 50 12 05 44*
Mo–Do: 9.00 – 17.00 Uhr
Fr: 9.00 – 16.00 Uhr
(* gebührenfrei in D, A, CH)

Ihr GRÄFE UND UNZER Verlag
Der erste Ratgeberverlag – seit 1722.

Umwelthinweis

Dieses Buch wurde auf PEFC-zertifiziertem Papier aus nachhaltiger Waldwirtschaft gedruckt.

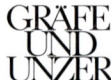 www.facebook.com/gu.verlag

GRÄFE UND UNZER
Ein Unternehmen der
GANSKE VERLAGSGRUPPE